「十三五」国家重点图书出版规划项目

中医古籍名家点评丛书

总主编◎吴少祯

元·朱震亨◎撰

盛增秀◎主审

王　英◎点评

丹溪心法

中国健康传媒集团

中国医药科技出版社

图书在版编目（CIP）数据

丹溪心法／（元）朱震亨撰；王英点评 . —北京：中国医药科技出版社，2020.6
（中医古籍名家点评丛书）
ISBN 978 - 7 - 5214 - 1716 - 6

Ⅰ.①丹…　Ⅱ.①朱…②王…　Ⅲ.①《丹溪心法》　Ⅳ.①R2 - 52

中国版本图书馆 CIP 数据核字（2020）第 059157 号

美术编辑　陈君杞
版式设计　南博文化

出版　**中国健康传媒集团** | 中国医药科技出版社
地址　北京市海淀区文慧园北路甲 22 号
邮编　100082
电话　发行：010 - 62227427　邮购：010 - 62236938
网址　www.cmstp.com
规格　710 × 1000mm $\frac{1}{16}$
印张　22 $\frac{1}{2}$
字数　271 千字
版次　2020 年 6 月第 1 版
印次　2020 年 6 月第 1 次印刷
印刷　三河市万龙印装有限公司
经销　全国各地新华书店
书号　ISBN 978 - 7 - 5214 - 1716 - 6
定价　**69.00 元**

获取新书信息、投稿、
为图书纠错，请扫码
联系我们。

✿ | 出版者的话

　　中医药是中国优秀传统文化的重要组成部分之一。中医药古籍中蕴藏着历代名家的思维智慧与实践经验。温故而知新，熟读精研中医古籍是当代中医继承、创新的基石。新中国成立以来，中医界对古籍整理工作十分重视，因此在经典、重点中医古籍的校勘注释，常用、实用中医古籍的遴选、整理等方面，成果斐然。这些工作在帮助读者精选版本、校准文字、读懂原文方面发挥了良好的作用。

　　习总书记指示，要"切实把中医药这一祖先留给我们的宝贵财富继承好、发展好、利用好"，从而对弘扬中医药学、更进一步继承利用好中医药古籍提出了更高的要求。为此我们策划组织了《中医古籍名家点评丛书》，试图在前人整理工作的基础上，通过名家点评的方式，更进一步凸显中医古代要籍的学术精华，为现代中医药的发展提供借鉴。

　　本丛书遴选历代名医名著百余种，分批出版。所收医药书多为传世、实用，且在校勘整理方面已比较成熟的中医古籍。其中包括常用经典著作、历代各科名著，以及古今临证、案头常备的中医读物。本丛书致力于将现有相关的最新研究成果集于一体，使之具备版本精良、校勘细致、内容实用、点评精深的特点。

参与点评的学者，多为对所点评古籍研究有素的专家。他们学验俱丰，或精于临床，或文献功底深厚，均熟谙该古籍所涉学术领域的整体状况，又对其书内容精要揣摩日久，多有心得。本丛书的"点评"，并非单一的内容提要、词语注释、串讲阐发，而是抓住书中的主旨精论、蕴含深义、疑惑谬误之处，予以点拨评议，或考证比勘，溯源寻流。由于点评学者各有专擅，因此点评的形式风格也或有不同。但其共同之点是有益于读者掌握、鉴识所论医籍或名家的学术精华，领会临床运用关键点，解疑破惑，举一反三，启迪后人，不断创新。

我们对中医药古籍点评工作还在不断探索之中，本丛书可能会有诸多不足之处，亟盼中医各科专家及广大读者给予批评指正。

中国医药科技出版社
2017年8月

余序

作为毕生研读整理、编纂古今中医临床文献的一员，前不久，我有幸看到张同君编审和全国诸多相关教授专家们合作编撰《中医古籍名家点评丛书》的部分样稿。感到他们在总体设计、精选医籍、订正校注，特别是名家点评等方面卓有建树，并能将这些名著和近现代相关研究成果予以提示说明，使古籍的整理探索深研，呈现了崭新的面貌。我认为这部丛书不但能让读者系统、全面地传承优秀文化，而且有利于加强对丛书所选名著学验主旨的认识。

在我国优秀、靓丽的文化中，岐黄医学的软实力十分强劲。特别是名著中的学术经验，是体现"医道"最关键的文字表述。

《礼记·中庸》说："道也者，不可须臾离也。"清代徽州名儒程瑶田说："文存则道存，道存则教存。"这部丛书在很大程度上，使医道和医教获得较为集中的"文存"。丛书的多位编集者在精选名著的基础上，着重"点评"，让读者认识到中医药学是我国优秀传统文化中的瑰宝，有利于读者在系统、全面的传承中，予以创新、发展。

清代名医程芝田在《医约》中曾说："百艺之中，惟医最难。"特别是在一万多种古籍中选取精品，有一定难度。但清代造诣精深的名医尤在泾在《医学读书记》中告诫读者说："盖未有不师古而有济于今者，亦未有言之无文而能行之远者。"这套丛书的"师古济今"十分昭著。中国医药科技出版社重视此编的刊行，使读者如获宝璐，今将上述感言以为序。

中国中医科学院

余瀛鳌

2017年8月

目录 | Contents

全书点评 | ⊛

　　《丹溪心法》是一部综合朱丹溪医学理论和临床经验的医学著作，全面反映了朱丹溪的主要学术思想与临证经验，具有较高的学术价值，是传人整理朱丹溪医学思想著作中影响最大的一部，备受后世医家推崇，至今对临床仍有积极的指导意义。

一、成书背景

　　朱丹溪（1282—1358），名震亨，字彦修，号丹溪。浙江省金华市义乌赤岸镇人。丹溪于医学理论与临床实践均有独特的见解与发挥，创立了有名的"阳常有余，阴常不足""相火论""湿热致病论"等学说，并于杂病提出了气、血、痰、郁的辨证治疗方法，为滋阴学派的代表人物，被后世誉为"金元四大家"之一。

　　《丹溪心法》最早为杨珣所辑，名曰《丹溪心法类集》，成书于明景泰（1450～1456）年间，刊刻于西安，被称为"陕板"。至成化初年（1465），王季璲在此基础上，又增附方，重刊于西蜀，被称为"蜀板"。后学程充认为，杨氏所辑之《心法》"文多重出，又取别论附于其间。虽能补其缺略，不免混淆难别，致丹溪主病之旨不明"，而王季璲所增之附录"不录丹溪原方，却于他书取方名相同增入，药味与病悬隔"。鉴于此，程充"窃取《平治会萃》、经验等方，及《玉机微义》《卫生宝鉴》《济生拔萃》、东垣、河间诸书校之。究尾会首，因证求方，积日既久，复得今中书乌伤王允达先生，以丹溪曾孙朱贤家藏的本寄示，合而参考"，经重新考证厘订，于成化十七年（1481）刊刻于新安，被称为"徽板"。目前以程充刊刻之《丹溪心法》为通行本。

《丹溪心法》共5卷，首载"十二经见证"等医论6篇，而后5卷分列以内科杂病为主的各科病证100篇。每一病证，先引朱氏的原论，次记其弟子戴元礼有关辨证的论述，再介绍治疗该病症的方药。附录、附方部分乃程充在杨楚玉《类集心法》的基础上补充而成。卷末附录宋濂"故丹溪先生朱公石表辞"、戴良"丹溪翁传"，全面介绍了丹溪先生的生平事迹，主要医事活动，对于读者全面了解朱丹溪起到很好的启示作用。《丹溪心法》刊行后，深受后世医家的青睐，流传甚广。本次整理，采用程充校订的刊于明成化十七年辛丑（1481）的版本为底本，并参考明嘉靖三十三年（1554）养正书馆刻本、上海科技出版社1959年刊本进行整理点评。

二、主要学术思想

1. 阳常有余，阴常不足

丹溪在《格致余论·序》中明言："人之一身，阴不足而阳有余，虽谆谆然见于《素问》，而诸老犹未表彰，是宜《局方》之盛行也。"丹溪所提出的"阳常有余，阴常不足"名论，是以理学的概念，结合人体的生理病理而言。《格致余论》专设"阳有余阴不足论"篇予以阐述。阴不足者，是指人体的精血阴气难成而易亏；阳有余者，是指病理上的相火亢动。亢动的相火更易耗伤阴精，故强调时时顾护阴精，治疗倡以"滋阴降火"之法损有余而补不足。丹溪的"阳有余阴不足"论在本书中得到了充分的体现，如《火》篇指出："阴虚证本难治，用四物汤加炒黄柏，降火补阴"；《吐血》篇谓吐血而见痰嗽，"多是阴虚火动，痰不下降"；《喘》篇亦曰："阴虚，自小腹下火起，冲于上喘者，宜降心火补阴。"可见"滋阴降火"法在朱丹溪的临证中运用十分广泛。需要注意的是，丹溪的滋阴降火法虽然运用广泛，但只是针对相火妄动、阴精不足的情况而言，并不是所有的疾病都概用一派滋阴降火的药。

2. 湿热相火为病

丹溪的老师罗知悌曰："湿热相火为病最多。"丹溪在此理论启发下，对湿热相火为病也有颇多阐发。丹溪所论"相火"，包含了生理性相火，"天非此火不能生物，人非此火不能有生"；也包含了病理性相火，"相火，元气之贼"（详见《格致余论》）。在本书中，丹溪重视对湿热相火为病的治疗。《火》篇云："火，阴虚火动难治。火郁当发，看何经。轻者可降，重者则从其性而升之。实火可泻，黄连解毒之类，虚火可补。"阳动而阴亏，故丹溪治疗相火妄动，除用黄连、黄柏、山栀等清泻火邪外，还常用"滋阴降火"的方法治疗，如大补阴丸、虎潜丸等即是滋阴降火的代表方。对湿热的治疗，《格致余论》云："六气之中，湿热为患，十之八九。"可见丹溪非常重视湿热的致病作用。《疸》篇云："疸不用分其五，同是湿热。"《痢》篇也谓："赤痢乃自小肠来，白痢乃自大肠来，皆湿热为本。"《吞酸》篇云："吞酸者，湿热郁积于肝而出。"同时，丹溪创制的一些治疗湿热的方药，对后世临床起到了积极的指导作用。如著名的二妙散，"治筋骨疼痛因湿热者"，药仅苍术、黄柏二味，功效却十分显著，被后世广泛应用于各种湿热证的治疗。又如《湿》篇曰："去上焦湿及热，须用黄芩，泻肺火故也。……去中焦湿与痛，热用黄连，泻心火故也……若中焦湿热积久而痛，乃热势甚盛，宜黄连，用姜汁炒。去下焦湿肿及痛，并膀胱有火邪者，必须酒洗防己、黄柏、知母、草龙胆。"论述了祛上、中、下三焦湿热的用药，均为丹溪经验有得之言，被后世医家所采用。

3. 气血痰郁四伤学说

丹溪对杂病的治疗颇有心得，其所创的"气血痰郁"四伤学说，在本书中得到了充分的体现，为后世治疗杂病奠定了基础，故有"杂病宗丹溪""杂病规朱彦修"之说。

本书中虽无气血论专篇，但丹溪的气血论贯穿在整个杂病的治疗过程中。丹溪认为，正气虚是疾病发生的关键，所以补虚是其气血论的特点。在用药上，补气常用四君子汤，补血常用四物汤。如治疗厥证，丹溪明确提出了"气虚四君子，血虚四物"；治疗痿证云"气虚，四君子汤加黄芩、黄柏、苍术之类；血虚，四物汤加黄柏、苍术，煎送补阴丸"；小儿"痘疮分气虚、血虚，用补。气虚者人参、白术加解毒药，血虚者四物汤中加解毒药"。书中用四君子汤、四物汤加减治疗的案例比比皆是。在强调补气补血的同时，丹溪又非常重视气机的畅达，"顺气为先"也是其气血论的一个重要部分。

对"痰"在发病学上的作用丹溪高度重视。其云："痰之为物，随气升降，无处不到。……百病中多有兼痰者，世所不知也。"对于痰证的治疗，其以二陈汤为基本方，并强调随证加减，云："二陈汤一身之痰都治管，如要下行，加引下药，在上加引上药。"在药物的选用上，丹溪根据自己的临床经验，总结出"黄芩治热痰，……竹沥滑痰，……五倍子能治老痰，佐他药大治顽痰""火动其痰，用二陈汤加山栀子、黄连、黄芩之类。……痰在胁下，非白芥子不能达；痰在皮里膜外，非姜汁、竹沥不可导达；痰在四肢，非竹沥不开；痰结在咽喉中，燥不能出入，用化痰药加咸药软坚之味""海粉即海石，热痰能降，湿痰能燥，结痰能软，顽痰能消"等用药经验，为后世所取法。

丹溪曰："气血冲和，万病不生，一有怫郁，诸病生焉，故人身诸病多生于郁。"强调了在气、血、痰、郁的致病问题上，"郁"起着主要的作用。其弟子戴元礼亦强调指出："郁者，结聚而不得发越也，当升者不得升，当降者不得降，当变化者不得变化也。此为传化失常，六郁之病见矣。"所以丹溪论治疾病，每每参用解郁之法。其创制辛开苦降的左金丸，治疗"津液随上升之气，郁积而久，湿中生热，故从火化"之吞酸吐酸，是郁证理论的具体运用。其所创制的解郁名方越鞠丸，成为后世医家治疗郁证的经典方。"苍术、抚芎，总解诸郁，随证加入诸药。凡郁皆在中焦，以苍术、抚芎开提其气以升之，假如食在气上，提其气则食自降矣，余皆仿此"。越鞠丸重在行气解郁，使气行则血行，气畅则痰、火、湿、食诸郁亦易消解。

丹溪"气血痰郁"四伤学说对后世临床起着非常重要的指导作用，气血痰郁的治疗并非是孤立的，而是相互影响，《痰》篇曰："善治痰者，不治痰而治气，气顺则一身之津液亦随气而顺矣。"程充也总结道：丹溪"大抵治法，以气血痰为主，凡病血虚四物，气虚四君子，有痰二陈，酌量轻重，加入主病引经之药，一循活法，不执专方，学者推此求之，则达其蹊径矣"。

三、学习要点

1. 灵机活法探学术，编排体例当了解。

丹溪一生著述颇丰，据文献记载，具名丹溪的医著不下二十余种，除丹溪自撰的《格致余论》《局方发挥》《本草衍义补遗》外，其余均为丹溪门人或私淑者所编写。《丹溪心法》是由丹溪的学生根据其学术经验和平素所述编纂而成的具有代表性的综合性医书。书中对丹溪所提出的"阳有余阴不足论""相火论""湿热致病论""气血痰郁"四伤学说均有很好的阐述。且此书对临床各科疾病的治疗原则、选方用药做了详细论述，阅读此书将会使我们对丹溪的主要学术思想及其临证经验有全面了解。丹溪的主要学术观点不仅在其自撰的《格致余论》《局方发挥》等著述中有专篇论述，其门人所编写的其他著作中也有所体现。所以，要全面客观地了解丹溪之学，深刻领会丹溪的主要学术思想，还应当结合丹溪的其他书籍进行学习。

丹溪学医于罗知悌，而罗氏为刘完素的再传弟子，旁通张子和、李东垣二家之学。罗知悌倾其医术授予丹溪，所以丹溪在学术上深受刘、张、李三家的影响。尽管如此，丹溪不为诸家所囿，而是能够融会诸家之长，形成自己的学术观点，并结合临床实践创立新学说。正如程敏政在本书的序中所言："朱氏实渊源于张、刘、李三君子，尤号集其大成。"读者学习本书时可有所体会。

同时，在阅读本书时，需要对全书的编排体例有所了解。《丹溪心法》共5卷，首载医论6篇，后5卷分列以内科杂病为主的各科病证及方药共100种。在编排上，每一病证先引朱丹溪的原论，次录戴元礼辨证，并录方药。附录、附方二部分，并非丹溪原论，而是程充在杨楚玉《类集心法》的基础上补充而成，附录"用存编者之意也"；附方则"尽载附论中方""恐人妄去取也"。由于附录、附方部分为后人所加，所以在阅读本书时，对这二部分的内容要有分析地看，方广在《丹溪心法附余》中指出：程充所编《心法》中"附录不尽削去，而与正法矛盾焉"。所以读者在学习时要注意区分，正确理解。

2. 气血痰郁治杂病，传世名方应详熟。

丹溪注重临床实践，《丹溪心法》正是丹溪临床经验的最好总结。所以通过对本书的学习，要掌握丹溪临证的立法原则、用药规律以及组方特点等。

丹溪虽以滋阴为名，善于运用"滋阴泻火法"泻相火、补真阴，但在辨证治疗上并无偏废，创立了"气血痰郁"四伤学说治疗杂病。其气血痰郁四伤学说主要体现在：①气血论治注意补虚。丹溪认为正气虚是疾病发生的关键，所以补虚是其气血论的特点。补气常用四君子汤，补血常用四物汤。"血虚者，四物为主；气虚者，四君子为主"。②重视痰在发病学上的重要作用。丹溪将许多疾病因责之于痰，善用祛痰之方，言"二陈汤一身之痰都治管""痰以二陈为主"，运用二陈汤治痰乃是其基本法则。③开创性地提出"郁"为诸病的主要病因。言"人身诸病多生于郁"，创制了著名的"越鞠丸"以解诸郁。丹溪弟子王纶在《名医杂著》中对丹溪的四伤学说作了很好的总结，云："丹溪治病，不出乎气血痰，故用药之要有三：气用四君子汤，血用四物汤，痰用二陈汤。又云久病属郁，立治郁之方，曰越鞠丸。"

丹溪创制了不少的经典名方，至今仍广为临床所习用。如越鞠丸（苍术、香附、川芎、神曲、炒栀子）、大补阴丸（原名大补丸，黄柏、知母、熟地黄、龟板、猪脊髓）、二妙散（黄柏、苍术）、左金丸（黄连、吴茱萸）、上中下通用痛风方（南星、苍术、黄柏、川芎、白芷、神曲、桃仁、威灵仙、羌活、防己、桂枝、红花、草龙胆）、保和丸（山楂、神曲、半夏、茯苓、陈皮、连翘、莱菔子）、虎潜丸（黄柏、陈皮、龟板、干姜、知母、熟地黄、白芍药、锁阳、虎骨）等。读者在阅读本书时，对这些名方的出处、组方原则、治疗病证等应做到耳熟能详，对于临证治疗将会有很大的帮助。目前临床上运用丹溪之方或在丹溪方的基础上加减治疗各种疑难杂症，每每获得良好的效果。

3. 学习丹溪治病观，未病先防治求本。

本书开篇所设医论6篇，主要反映了丹溪的临证治疗观，体现了丹溪重视人体经络、内外、人与自然的关系，强调内外统一、天人相应、未病先防、治病求本的医学思想。

丹溪的治未病思想是在《内经》的基础上发展起来的，医论曰"昔黄帝与天师难疑答问之书，未曾不以摄养为先"，故此，丹溪提出了"不治已病治未病"的学术观点，云："与其救疗于有疾之后，不若摄养于无疾之先，盖疾成而后药者，徒劳而已。是故已病而不治，所以为医家之法，未病而先治，所以明摄生之理。夫如是则思患而预防之者，何患之有哉？此圣人不治已病治未病之意也。"将《内经》预防医学的思想阐发得淋漓尽致。并明确了"治未病"之内涵：摄养之道为"未病先防"，要做到适四时之气、饮食有节、起居有常；医家之道重视"既病防变""意欲治未然之病，无使至于已病难图也"；在疾病的治疗上强调"必求于本"，医论曰："将以施其疗疾之法，当以穷其受病之源。……穷此而疗之，厥疾弗瘳者鲜矣。……诚能穷源疗疾，各得其法，万举万全之功，可坐而致也。"审证求因，治病求本，如对痰病的治疗，他针对临床"大凡治痰利药过多，致脾气虚，则痰易生而多"的弊病，提出"治痰法，实脾土，燥脾湿，是治其本也"。丹溪的临证治疗观贯穿于杂病治疗的始终。所以我们在学习《丹溪心法》时，对其所载医论也要细读，深刻体会，这样才能对丹溪的临证医学思想有一个全面的了解。

《丹溪心法》是一部综合性的医著，既反映了朱丹溪的主要学术思想，同时也是其临床经验的总结，广受后世医家的推崇。读者在阅读本书时，当触类旁通，对朱丹溪学术思想的形成渊源及诊疗特点有全面的了解，这将对于传承丹溪学说，提高临床诊疗水平有非常重要的意义。

王　英
2019 年 2 月

丹溪心法序 🌑

医之先，谓出于神农、黄帝，儒者多不以为然。予尝考医之与卜，并见于《周礼》，曰：医师隶冢宰①，筮人②隶宗伯③。并称于孔子，曰：人而无恒，不可以作巫医。巫、筮字，盖古通也。然卜之先，实出于羲文④、周孔⑤，则医之先，谓出于神农、黄帝，亦必有所从来。大约羲文、周孔之书存，故卜之道尊；神农、黄帝之书亡，故医之道卑。然其书虽亡，而余绪之出于先秦者，殆亦有之。若今《本草》《素问》《难经》《脉经》，此四书者，其察草木、鸟兽、金石之性，论阴阳、风寒、暑湿之宜，标其穴以施针焫⑥，诊其脉以究表里，测诸秋毫之末，而活之危亡之余，类非神人异士，不足以启其机

---

① 冢（zhǒng 肿）宰：官名。在《周礼》为辅佐天子之官。后世以冢宰称宰相。

② 筮（shì 世）人：古官名。掌卜筮的人；司占卦的人。

③ 宗伯：官名。在《周礼》为春官，辅佐天子掌管宗室之事。春秋时鲁国设置，掌宗庙祭祀等礼仪。

④ 羲文：伏羲氏和周文王的并称。《后汉书·班固传下》云："今论者但知诵虞夏之《书》，咏殷周之《诗》，讲羲文之《易》。"李贤注："伏羲画八卦，文王作卦辞。"

⑤ 周孔：周公和孔子的并称。汉·张衡《归田赋》云："弹五弦之妙指，咏周孔之图书。"

⑥ 焫（ruò 若）：中医指用火烧针以刺激体表穴位。《素问·异法方宜论》云："藏寒生满病，其治宜灸焫。"

缄①，而发其肯綮②。则此四书者，诚有至理，不可谓非出于圣笔而遂少之也。然则医之与卜，皆圣人之一事，必儒者乃能知之，其不以为然者，不能通其说者也。医之方书，皆祖汉张仲景，仲景之言，实与前四书相出入，亦百世不能易者。自汉而后，代不乏贤，中古以来，予所取五人，曰孙思邈氏，其言尝见录于程子③；曰张元素氏，曰刘守真氏，曰李杲氏，皆见称于鲁斋许文正公④；曰朱震亨氏，实白云许文懿公⑤高第弟子，斯五人皆儒者也。而朱氏实渊源于张、刘、李三君子，尤号集其大成。朱氏每病世之医者，专读宋之《局方》，执一定之法，以应无穷之疾，譬之儒者，专诵时文，以幸一第，而于圣经贤传，反不究心。乃作《局方发挥》《格致余论》等书，深有补于医道，而方书所传，则有《丹溪心法》若干卷，推脉以求病，因病而治药，皆已试之方也。朱氏没而其传泯焉，近世儒者始知好之，稍稍行世。然业医者乐检方之易，而惮⑥读书之难，于《素》《难》诸书，盖皆不能以句，而于五人者之著述，则亦视为迂阔之论，其茫然不知所用力，无足怪者。其以药试人之疾，间一获效，则亦如村氓牧竖⑦，望正鹄⑧而射之，偶尔中焉。或从其旁问之射法，瞠目相视，

---

① 机缄：古代道家所谓主宰并制约事物的力量。《庄子·天运》云："孰主张是，孰维纲是，孰居无事推而行是。意者其有机缄而不得已邪?"成玄英疏："机，关也；缄，闭也……谓有主司关闭，事不得已，致令如此。"

② 肯綮：筋骨结合处。《庄子·养生主》云："技经肯綮之未尝。"《释文》注："肯，著骨肉。"司马云："綮犹结处也。"后比喻要害、最关紧要处。

③ 程子：对宋代理学家程颢、程颐的尊称。宋·朱熹《答吕伯恭书》之四载："熹旧读程子之书有年矣，而不得其要。"

④ 许文正公：指许衡，元代河内人，字仲平。元世祖命其议事中书省，后为集贤大学士，兼国子祭酒，培育人才，善教，学者称之鲁斋先生。

⑤ 许文懿公：指许谦，元代金华人，字益之。居东阳八华山讲学，学者甚众，丹溪曾从其学。晚年以白云山人自号，世称白云先生。

⑥ 惮(dàn旦)：怕，敬畏。《论语·学而》载："过则勿惮改。"

⑦ 村氓牧竖：氓，古指农村居民；竖，古称童仆为"竖子"。村氓牧竖，是指乡村中的牧牛童子。

⑧ 正鹄：箭靶的中心。《礼记·中庸》云："射有似乎君子，失诸正鹄，反求诸其身。"郑玄注："画布曰正，栖皮曰鹄。"

不知所对。彼老成者，日从事乎内志外体之间，虽或小有所失，而矢之所向，终无大远，此观射之法也。审医之能，何以异此？予宗人用光，世业儒而好医，其读《素》《难》之书甚稔①，最喜朱氏之说。尝以《丹溪心法》有川、陕二本，妄为世医所增附，深惧上有累于朱氏，乃为之彪分胪列②，厘其误而去其复，以还其旧。凡朱氏之方有别见者，则以类入之。书成，将刻梓以传，请予序。予故以多病好医而未能也，辄以医卜并言于编首，使业医者知其道本出于圣人，其书本足以比冀，而非可以自卑，则日勉焉。以致力乎《本草》《素》《难》《脉经》之书，以及五君子之说，而尤以朱氏为入道之门，则庶几乎上可以辅圣主拯世之心，下可以见儒者仁民之效，而医不失职矣。用光名充，休宁汉口人，与予同出梁将军忠壮公后。

成化十八年岁次壬寅春二月既望赐进士及第奉训大夫左春坊左谕德同修国史经筵官兼太子讲读官休宁程敏政序

【点评】本序论述医学起源于神农、黄帝，方书发展于张仲景，后学代有所传。特别推崇孙思邈、张元素、刘守真、李杲、朱丹溪五人，尤其对朱丹溪之学大为赏识，赞其"渊源于张、刘、李三君子，尤号集其大成"。

序中还指出了程充修订本书的缘由。《丹溪心法》为丹溪方书之所传，是其临证心得所集，而当时流传之《丹溪心法》(川、陕板)掺杂了后人的附论，程氏因"深惧上有累于朱氏"，故对《丹溪心法》重新校订、删繁存要，此书乃成。

---

① 稔(rěn 忍)：熟悉，习知。《徐霞客游记·浙游日记》载："水穴石中，莫稔所去。"
② 胪列：罗列；列举。清·袁枚《随园诗话补遗》卷三载："诗家百体，严沧浪《诗话》胪列最详。"

丹溪先生心法序

　　夫驱邪扶正，保命全真，拯夭阏①于长年，济疲癃②于仁寿者，非资于医，则不能致之矣。医之道，肇自轩岐，论《难》《灵》《素》出焉，降而和、缓、扁、仓，咸神其术，至汉张仲景作《伤寒杂病论》，始制方剂，大济烝民。晋王叔和撰次其书，复集《脉经》，全生之术，于斯备矣。他如华氏剖腹、王氏针妖，与夫奇才异士，间有一节一法取炫于时者亦多，非百代可行之活法也。嗟夫！去古愈远，正道湮微③，寥寥千载之下，孰能继往开来而垂法于无穷者？宋金间，上谷张元素、河间刘守真，俱以颖特之资，深达阃奥④，高出前古。元素之学，东垣李杲深得之，明内伤之旨，大鸣于时。王海藏、罗谦甫又受业于东垣，罗太无亦私淑诸贤者也。明哲迭兴⑤，肩摩踵接，著为方论，究极精微，犹水火谷粟之在天下，不可一日无。遵而用之，困苏废起，斯民何其幸欤！泰定中，丹溪朱先生起江东。先生许文懿公高第，讳震亨，字彦修，婺之乌伤人，为元钜儒。因母病脾，刻志于

---

　　① 夭阏：亦作"夭遏"，摧折；遏止。《庄子·逍遥游》云："而后乃今培风，背负青天，而莫之夭阏者。"

　　② 疲癃：残疾人。指弯腰驼背及身体极其矮小者。《后汉书·殇帝纪》云："疲癃羸老，皆上其名。"

　　③ 湮微：没落衰微。明·宋濂《吕氏采史目录·序》云："慨然悯胜国之亡，其史将遂湮微。"

　　④ 阃（kǔn捆）奥：本指内室深处，用以比喻学问、事理的精微深奥。阃，内室。

　　⑤ 迭兴：交替兴起；相继兴起。《大戴礼记·诰志》云："雌雄迭兴而顺至正之统也。"

医，曰：医者，儒家格物致知①一事，养亲不可缺。遂遍游江湖寻师，无所遇。还杭拜罗太无，乃得刘、张、李之学以归。穷研《素问》之旨，洞参运气之机，辟《局方》之非宜，悟戴人之攻击，别阴阳于疑似，辨标本于隐微，审察血气实虚，探究真邪强弱，一循活法，无泥专方。诚医道之宗工，性命之主宰，而集先贤之大成者也。其徒赵以德、刘叔渊、戴元礼氏，咸能翼其道，遗书传播有年。景泰中，杨楚玉集其心法，刊于陕右。成化初，王季瓛附方重梓于西蜀，志欲广布海内，使家传人诵，不罹夭枉，其用心仁矣。而杨之集，篇目或有重出，而亦有遗，附以他论，使玉石不分。王因之附添诸方，多失本旨。充，江左一愚，夙志于此，每阅是书，实切病焉。辄不自揆②妄意，窃取《平治会萃》、经验等方，及《玉机微义》《卫生宝鉴》《济生拔萃》、东垣、河间诸书校之。究尾会首，因证求方，积日既久，复得今中书乌伤王允达先生，以丹溪曾孙朱贤家藏的本寄示，合而参考。其或文理乖讹、意不相贯者，详求原论以正其误；篇目错综、前后重叠者，芟去繁冗以存其要；此有遗而彼有载者，采之以广其法；论既详而方未备者，增之以便检阅。一言去取，无敢妄有损益。庶几丹溪之书，犹泾渭合流，清浊自别，乌鹭同栖，皂白攸分。学者免惑于他歧，疾疢得归于正治，未知其然否乎？极知僭逾③，无所逃罪，同志之士，倘矜其愚，正其讹舛④而赐教之，则充之至愿也，于是乎书。

成化十七年岁次辛丑仲冬休宁后学复春居士程充谨识

---

① 格物致知：中国古代认识论的命题。《礼记·大学》载："致知在格物，物格而后知至。"谓推究事物的原理而获得知识。

② 揆（kuí 葵）：度量；揣度。《诗·鄘风·定之方中》载："揆之以日，作于楚室。"

③ 僭（jiàn 见）逾：超越本分。古代指地位在下的冒用在上的名义或礼仪、器物。宋·邵伯温《闻见前录》载："恐劳宵旰之忧，宁避僭踰之罪。"

④ 讹舛（chuǎn 喘）：错误；误谬。多指文字方面。明·钱希言《戏瑕·姓误》载："苻姓从草，今并书竹；皇甫覆姓，今止呼皇，种种讹舛，何不正之。"

【点评】程充（1433—1489），明代医家，字用光，号后庵居士，休宁（今属安徽）人。业儒而精医，推崇丹溪之学。称丹溪"医道之宗工，性命之主宰，而集先贤之大成者也"。

《丹溪心法》一书，最早于景泰年间，由杨楚玉辑刊于陕右。至成化初，王季璲又增附方重梓于西蜀。程充有鉴于杨楚玉（陕板）和王季璲（蜀板）之《丹溪心法》篇目重出、遗漏，或增附他论，有失丹溪之本意，遂"窃取《平治会萃》、经验等方，及《玉机微义》《卫生宝鉴》《济生拔萃》、东垣、河间诸书校之"，并参以丹溪曾孙的家藏本，予以重新厘定校正，"其或文理乖诡、意不相贯者，详求原论以正其误；篇目错综、前后重叠者，芟去繁冗以存其要；此有遗而彼有载者，采之以广其法；论既详而方未备者，增之以便检阅"，于明成化十七年（1481）重新刊刻于新安，即为现今流传之《丹溪心法》（徽板）。

十二经见证

足太阳膀胱经见证

头苦痛　目似脱　头两边痛　泪出　脐反出　下肿，便脓血　肌肉痿　项似拔　小腹胀痛，按之欲小便不得

足阳明胃经见证

恶与火，闻木声则惊狂，上登而歌，弃衣而走　颜黑　不能言　唇胗　呕　呵欠　消谷善饮　颈肿　膺、乳、冲、股、伏兔、胻外廉、足跗皆痛　胸傍过乳痛　口㖞　腹大水肿　奔响腹胀　跗内廉胻痛　髀不可转，腘似结，腨似裂　膝膑肿痛　遗溺失气　善伸数欠　癫疾　湿浸心欲动，则闭户独处　惊　身前热，身后寒栗

足少阳胆经见证

口苦　马刀挟瘿　胸中、胁肋、髀、膝外至胻绝骨外踝前诸节痛　足外热　寝寒憎风　体无膏泽　善太息

手太阳小肠经见证

面白　耳前热，苦寒　颊颔肿不可转　腰似折　肩、臑、肘、臂外后廉肿痛　臑、臂内前廉痛

手阳明大肠经见证

手大指、次指难用　耳聋辉辉焞焞，耳鸣嘈嘈　耳后、肩、臑、肘、臂外背痛　气满，皮肤壳壳然，坚而不痛

足太阴脾经见证

五泄注下五色　大小便不通　面黄　舌本强痛，口疮　食即吐，食不下咽　怠惰嗜卧　抢心　善饥善味，不嗜食，不化食　尻、阴、股、膝、臑、胻、足背痛　烦闷，心下急痛　有动痛，按之若牢，痛当脐　心下若痞　腹胀肠鸣，飧泄不化　足不收，行善瘈，脚下痛　九窍不通　溏泄，水下后出余气则快然　饮发中满，食减善噫，形醉，皮肤润而短气，肉痛，身体不能动摇　足胻肿若水

足少阴肾经见证

面如漆　眇中清　面黑如炭　咳唾多血　渴　脐左、胁下、背、肩、髀间痛　胸中满，大小腹痛　大便难　饥不欲食，心悬如饥　腹大颈肿，喘嗽　脊、臀、股后痛，脊中痛，脊、股内后廉痛，腰冷如冰及肿　足痿，厥，脐下气逆，小腹急痛，泄　下踵①、足胻寒而逆　肠澼，阴下湿　四指正黑　手指清，厥　足下热，嗜卧，坐而欲起　冻疮　下痢　善思　善恐　四肢不收，四肢不举

---

① 踵（zhǒng 肿）：脚后跟。《晏子春秋·内篇·杂下》云："比肩继踵而在，何为无人？"

足厥阴肝经见证

头痛　脱色善洁　耳无闻　颊肿　肝逆颊肿　面青　目赤肿痛　两胁下痛引小腹　胸痛，背下则两胁肿痛　妇人小腹肿　腰痛不可俯仰　四肢满闷　挺长热　呕逆　血　肿睪，疝　暴痒　足逆寒　胕善瘈，节时肿　遗沥，淋溲，便难，癃，狐疝，洞泄，大人癫疝　眩冒转筋　阴缩，两筋挛　善恐，胸中喘，骂詈　血在胁下　喘

手太阴肺经见证

善嚏　缺盆中痛　脐上、肩痛　肩背痛　脐右、小腹胀引腹痛　小便数　溏泄　皮肤痛及麻木　喘，少气，颊上气见　交两手而瞀，悲愁欲哭　洒淅寒热

手少阴心经见证

消渴　两肾内痛　后廉、腰背痛　浸淫　善笑　善恐善忘　上咳吐，下气泄　眩仆　身热而腹痛　悲

手厥阴别脉经见证心主

笑不休　手心热　心中大热　面黄目赤　心中动

手足阴阳经合生见证

头顶痛：足太阳、手少阴　黄疸：足太阴、少阴　面赤：手少阴、厥阴，手、足阳明　目黄：手阳明、少阴、太阳、厥阴，足太阳

耳聋：手太阳、阳明、少阳、太阴，足少阴　　喉痹：手、足阳明，手少阳　　鼻鼽衄：手足阳明、太阳　　目䀮䀮无所见：足少阴、厥阴　　目瞳仁痛：足厥阴　　面尘：足厥阴、少阳　　咽肿：足少阴、厥阴　　嗌干：手太阴，足少阴、厥阴，手少阴、太阳　　哕：手少阳，足太阴　　膈咽不通，不食：足阳明、太阴　　胸满：手太阴，足厥阴，手厥阴　　胸支满：手厥阴、少阴　　腋肿：手厥阴，足少阳　　胁痛：手少阴，足少阳　　胸中痛：手少阴，足少阳　　善呕苦汁：足少阳、足阳明　　逆，少气咳嗽，喘渴上气：手太阴，足少阴　　喘：手阳明，足少阴，手太阴　　臂外痛：手太阳、少阳　　掌中热：手太阳、阳明、厥阴　　肘挛急：手厥阴、太阴　　肠满胀：足阳明、太阴　　心痛：手少阴、厥阴，足少阴　　痔：足太阳，手、足太阴　　热，凄然振寒：足阳明、少阳　　如人将捕：足少阴、厥阴　　疟：足太阴，足三阳　　汗出：手太阳、少阴，足阳明、少阳　　身体重：手太阴、少阴

【点评】十二经脉，包括手三阴经(手太阴肺经、手厥阴心包经、手少阴心经)、手三阳经(手阳明大肠经、手少阳三焦经、手太阳小肠经)、足三阳经(足阳明胃经、足少阳胆经、足太阳膀胱经)、足三阴经(足太阴脾经、足厥阴肝经、足少阴肾经)。十二经脉具有运行气血、联接脏腑内外、沟通上下等功能，无论感受外邪或脏腑功能失调，都会引起经络的病变。《丹溪心法》将十二经脉所见的各证病症详述于全书之首，强调不同经脉的病证特点，从而为临床治疗奠定基础。

不治已病治未病

与其救疗于有疾之后，不若摄养于无疾之先，盖疾成而后药者，徒劳而已。是故已病而不治，所以为医家之法；未病而先治，所以明

摄生之理。夫如是则思患而预防之者，何患之有哉？此圣人不治已病治未病之意也。尝谓备土以防水也，苟不以闭塞其涓涓之流，则滔天之势不能遏；备水以防火也，若不以扑灭其荧荧之光，则燎原之焰不能止。其水火既盛，尚不能止遏，况病之已成，岂能治欤？故宜夜卧早起于发陈①之春，早起夜卧于蕃秀②之夏，以之缓形无怒而遂其志，以之食凉食寒而养其阳，圣人春夏治未病者如此；与鸡俱兴于容平③之秋，必待日光于闭藏④之冬，以之敛神匿志而私其意，以之食温食热而养其阴，圣人秋冬治未病者如此。或曰：见肝之病，先实其脾脏之虚，则木邪不能传；见右颊之赤，先泻其肺经之热，则金邪不能盛，此乃治未病之法。今以顺四时调养神志，而为治未病者，是何意邪？盖保身长全者，所以为圣人之道；治病十全者，所以为上工术。不治已病治未病之说，著于《四气调神大论》，厥⑤有旨哉。昔黄帝与天师难疑答问之书，未曾不以摄养为先，始论乎天真，次论乎调神，既以法于阴阳，而继之以调于四气，既曰食饮有节，而又继之以起居有常，谆谆然⑥以养身为急务者，意欲治未然之病，无使至于已病难

① 发陈：指二十四节气自立春开始的三个月，为一年之始。《素问·四气调神大论》云："春三月，此谓发陈，天地俱生，万物以荣，夜卧早起，广步于庭，被发缓形，以使志生，生而勿杀，予而勿夺，赏而勿罚，此春气之应，养生之道也。"发陈，春季万物生发的意思。

② 蕃秀：指农历的四、五、六三个月。《素问·四气调神大论》云："夏三月，此谓蕃秀，天地气交，万物华实，夜卧早起，无厌于日，使志无怒，使华英成秀，使气得泄，若所爱在外，此夏气之应，养长之道也。"《素问吴注》云："物生以长，故蕃茂而华秀。"蕃秀，夏季万物茂盛的意思。

③ 容平：指农历的七、八、九三个月。《素问·四气调神大论》云："秋三月，此谓容平，天气以急，地气以明，早卧早起，与鸡俱兴，使志安宁，以缓秋刑，收敛神气，使秋气平，无外其志，使肺气清，此秋气之应，养收之道也。"容平，秋季万物平定的意思。

④ 闭藏：这里指农历的十、十一、十二这三月。《素问·四气调神大论》云："冬三月，此谓闭藏。水冰地坼，无扰乎阳，早卧晚起，必待日光，使志若伏若匿，若有私意，若已有得，去寒就温，无泄皮肤，使气亟夺，此冬气之应，养藏之道也。"闭藏，冬季万物潜藏的意思。

⑤ 厥：乃，于是。

⑥ 谆谆然：耐心引导，恳切教诲的样子。

图也。厥后秦缓达乎此，见晋侯病在膏肓，语之曰不可为也；扁鹊明乎此，视齐侯病至骨髓，断之曰不可救也。噫！惜齐、晋之侯不知治未病之理。

[点评]"不治已病治未病"的观点始见于《内经》，《素问·四气调神大论》指出："是故圣人不治已病治未病，不治已乱治未乱，此之谓也。夫病已成而后药之，乱已成而后治之，譬犹渴而穿井，斗而铸锥，不亦晚乎?"丹溪继承《内经》"治未病"的学术思想并着意发挥，云："与其救疗于有疾之后，不若摄养于无疾之先，盖疾成而后药者，徒劳而已。是故已病而不治，所以为医家之法；未病而先治，所以明摄生之理。"言简意赅，明确了"治未病"之内涵：医者治应"既病防变"，摄养则应"未病先防"，要做到适四时之气、饮食有节、起居有常。丹溪的治未病观紧紧贯穿于其医学思想之中，其在《格致余论》中就有"阳常有余阴常不足""饮食色欲箴""养老论""慈幼论"等专篇予以论述，可参阅。

亢则害承乃制

气之来也，既以极而成灾，则气之乘也，必以复而得平，物极则反，理之自然也。大抵寒、暑、燥、湿、风、火之气，木、火、土、金、水之形，亢极则所以害其物，承乘则所以制其极，然则极而成灾，复而得平，气运之妙，灼然而明矣，此亢则害承乃制之意。原夫天地阴阳之机，寒极生热，热极生寒，鬼神不测，有以斡旋①宰制于其间也。故木极而似金，火极而似水，土极而似木，金极而似火，水极而似土。盖气之亢极，所以承之者，反胜于己也。夫惟承其亢而制

———————

① 斡旋：调解周旋。

其害者，造化之功可得而成也。今夫相火之下，水气承而火无其变；水位之下，土气承而水气无其灾；土位之下，木承而土顺；风位之下，金乘而风平；火热承其燥金，自然金家之疾；阴精承其君火，自然火家之候，所谓亢而为害，承而乃制者，如斯而已。且尝考之《六元正纪大论》云：少阳所至为火生，终为蒸溽。火化以生，则火生也。阳在上，故终为蒸溽。是水化以承相火之意。太阳所至为寒雪、冰雹、白埃，是土化以承寒水之意也。霜雪、冰雹，水也。白埃，下承土也。以至太阴所至为雷霆骤注、烈风。雷霆骤注，土也。烈风，下承之木气也。厥阴所至为风生，终为肃。风化以生，则风生也。肃，静也。阳明所至为散落，温。散落，金也。温，下乘之火气也。少阴所至为热生，中为寒。热化以生，则热生也。阴精承上，故中为寒也。岂非亢为害，则承乃制者欤？昔者黄帝与岐伯，上穷天纪，下极地理，远取诸物，近取诸身，更相问难，以作《内经》。至于《六微旨大论》有极于六气相承之言，以为制则生化，外列盛衰，害则败乱，生化大病，诸以所胜之气来于下者，皆折其标盛也。不然，曷[①]以水发而雹雪，土发而骤飘，木发而毁折，金发而清明，火发而曛昧？此皆郁极乃发，以承所亢之意也。呜呼！通天地人曰儒，医家者流，岂止治疾而已？当思其"不明天地之理，不足以为医工"之语。

【点评】"亢则害承乃制"语出《素问·六微旨大论》，"亢则害，承乃制，制则生化，外列盛衰，害则败乱，生化大病"。说明在自然界的万物生长过程中，普遍存在着生化和制约的现象，以保证万物之间的相对平衡。如果某一方面过亢或不及，这种平衡就遭到了破坏，从而产生一系列的变乱。

此论阐明，人体的内在环境与自然界一样，"金木水火土"五行保持着相对的动态平衡，若五行之气中任何一行亢盛过极，人体就会发生病变，所以必须有相应的一行来加以控制，才能生化正常。故丹溪云："夫惟承其亢而制其害者，造化之

---

① 曷（hé 和）：何故；为什么。《书·盘庚上》云："汝曷弗告朕？"

功可得而成也。"

审察病机无失气宜

邪气各有所属也，当穷其要于前；治法各有所归也，当防其差于后。盖治病之要，以穷其所属为先，苟不知法之所归，未免于无差尔。是故疾病之生，不胜其众，要其所属，不出乎五运六气而已。诚能于此审察而得其机要，然后为之治，又必使之各应于运气之宜，而不至有一毫差误之失。若然，则治病求属之道，庶乎其无愧矣。《至真要大论》曰：审察病机，无失气宜。意蕴诸此。尝谓医道有一言而可以尽其要者，运气是也。天为阳，地为阴，阴阳二气，各分三品，谓之三阴三阳。然天非纯阳而亦有三阴，地非纯阴而亦有三阳，故天地上下，各有风、热、火、湿、燥、寒之六气，其斡旋运动乎两间者，而又有木、火、土、金、水之五运。人生其中，脏腑气穴亦与天地相为流通，是知众疾之作，而所属之机无出乎是也。然而医之为治，当如何哉？惟当察乎此，使无失其宜而后可。若夫诸风掉眩，皆属肝木；诸痛痒疮，皆属心火；诸湿肿满，皆属脾土；诸气膹郁，皆属肺金；诸寒收引，皆属肾水。此病属于五运者也。诸暴强直，皆属于风；诸呕吐酸，皆属于热；诸躁扰狂越，皆属于火；诸痉强直，皆属于湿；诸涩枯涸，皆属于燥；诸病水液，澄彻清冷，皆属于寒。此病机属于六气者也。夫惟病机之察，虽曰既审，而治病之施，亦不可不详。故必别阴阳于疑似之间，辨标本于隐微之际。有无之殊者，求其有无之所以殊；虚实之异者，责其虚实之所以异。为汗、吐、下，投其所当投，寒、热、温、凉，用其所当用，或逆之以制其微，或从之以导其甚，上焉以远司气之犯，中焉以辨岁运之化，下焉以审南北之宜，使小大适中，先后合度，以是为治，又岂有差殊乖乱之失耶？又考之《内经》曰：治病必求其本。《本草》曰：欲疗病者，先察病机。

此审病机之意也。《六元正纪大论》曰：无失天信，无逆气宜。《五常大论》曰：必先岁气，无伐天和。此皆无失气宜之意也。故《素问》《灵枢》之经，未尝不以气运为言，既曰先立其年以明其气，复有以戒之曰，治病者必明天道、地理、阴阳更胜，既曰不知年之所加，气之盛衰虚实之所起，不可以为工矣。谆谆然若有不能自已者，是岂圣人私忧过计哉？以医道之要，悉在乎此也。观乎《原病式》一书，比类物象，深明乎气运造化之妙，其于病机气宜之理，不可以有加矣。

【点评】五运六气是以天干地支相配而成的。其中以十天干的甲己配为土运，乙庚配为金运，丙辛配为水运，丁壬配为木运，戊癸配为火运，统称五运；以十二地支的巳亥配为厥阴风木，子午配为少阴君火，寅申配为少阳相火，丑未配为太阴湿土，卯酉配为阳明燥金，辰戌配为太阳寒水，称为六气。医者可从年干推算五运，从年支推算六气，并根据五运与六气之间的相互关系判断该年气候的变化与疾病的发生。

人与大自然是一个有机的整体，疾病之作常常受到自然界五运六气、气候变化的影响。所以医者在诊治疾病时，"必明天道、地理、阴阳更胜"，辨病机于疑似之间。根据运气之变化明确外界气候与疾病发生发展的相关性，确立汗、吐、下法，选定寒、热、温、凉，无失气宜，方得良效。

能合色脉可以万全

欲知其内者，当以观乎外，诊于外者，斯以知其内。盖有诸内者形诸外，苟不以相参，而断其病邪之逆顺，不可得也。为工者深烛厥理，故望其五色，以青、黄、赤、白、黑以合于五脏之脉，穷其应与不应；切其五脉，急、大、缓、涩、沉以合其五脏之色，顺与不顺。

诚能察其精微之色，诊其微妙之脉，内外相参而治之，则万举万全之功，可坐而致矣。《素问》曰：能合色脉，可以万全。其意如此。原夫道之一气，判而为阴阳，散而为五行，而人之所禀皆备焉。夫五脉者，天之真，行血气，通阴阳，以荣于身；五色者，气之华，应五行，合四时，以彰于面。惟其察色按脉而不偏废，然后察病之机，断之以寒热，归之以脏腑，随证而疗之，而获全济之效者，本于能合色脉而已。假令肝色如翠羽之青，其脉微弦而急，所以为生，若浮涩而短，色见如草滋者，岂能生乎？心色如鸡冠之赤，其脉当浮大而散，所以为顺，若沉濡而滑，色见如衃①血者，岂能顺乎？脾色如蟹腹之黄，其脉当中缓而大，所以为从，若微弦而急，色见如枳实者，岂能从乎？肺色如豕膏之白，其脉当浮涩而短，所以为吉，若浮大而散，色见如枯骨者，岂能吉乎？以至肾色见如乌羽之黑，其脉沉濡而滑，所以为生，或脉来缓而大，色见如炲②者，死。死生之理，夫惟诊视相参，既以如此，则药证相对，厥疾弗瘳者，未之有也。抑尝论之，容色所见，左右上下各有其部；脉息所动，寸关尺中皆有其位。左颊者，肝之部，以合左手关位，肝胆之分，应于风木，为初之气；颜为心之部，以合于左手寸口，心与小肠之分，应于君火，为二之气；鼻为脾之部，合于右手关脉，脾胃之分，应于湿土，为四之气；右颊肺之部，合于右手寸口，肺与大肠之分，应于燥金，为五之气；颐为肾之部，以合于左手尺中，肾与膀胱之分，应于寒水，为终之气；至于相火，为三之气，应于右手，命门、三焦之分也。若夫阴阳五行，相生相胜之理，当以合之于色脉而推之也，是故《脉要精微论》曰：色合五行，脉合阴阳。《十三难》曰：色之与脉，当参相应，然而治病，万全之功，苟非合于色脉者，莫之能也。《五脏生成篇》云：心之合

---

① 衃(pēi 胚)：凝积的败血。《素问·五脏生成论》云："赤如衃血者死。"王冰注："衃血，败恶凝聚之血，色赤黑也。"

② 炲：同"炱"。火烟凝成的黑灰。《通俗文》云："积烟为炱煤。"也指黑色。《素问·风论》云："其色炱。"

脉也，其荣色也。夫脉之大小、滑涩、沉浮，可以指别，五色微诊可以目察，继之以能合色脉可以万全。谓夫赤脉之至也，喘而坚；白脉之至也，喘而浮；青脉之至也，长而左右弹；黄脉之至也，大而虚；黑脉之至也，上坚而大。此先言五色，次言五脉，欲后之学者，望而切之以相合也。厥后扁鹊明乎此，述之曰：望而知之谓之神，切脉而知之谓之巧。深得《内经》之理也。下逮后世，有立方者，目之曰神巧万全，厥有旨哉！

【点评】望闻问切又称"四诊"，是中医诊病的独特方法，最早见于《难经·六十一难》"经言望而知之谓之神，闻而知之谓之圣，问而知之谓之工，切脉而知之谓之巧。……望而知之者，望见其五色，以知其病；闻而知之者，闻其五音，以别其病；问而知之者，问其所欲五味，以知其病所起所在也；切脉而知之者，诊其寸口，视其虚实，以知其病，病在何脏腑也"。以神、圣、工、巧概言望闻问切之重要作用。

本论"合色脉"者，是以"望其五色，以青、黄、赤、白、黑以合于五脏之脉，穷其应与不应；切其五脉，急、大、缓、涩、沉以合其五脏之色，顺与不顺。诚能察其精微之色，诊其微妙之脉，内外相参而治之，则万举万全之功，可坐而致矣"。当然，闻其五音、问其五味也是必不可少的，只有四诊合而参之方能做出正确的诊断，"盖有诸内者形诸外，苟不以相参，而断其病邪之逆顺，不可得也"。

治病必求于本

将以施其疗疾之法，当以穷其受病之源。盖疾疢之原，不离于阴阳之二邪也，穷此而疗之，厥疾弗瘳者鲜矣。良工知其然，谓夫风、热、火之病，所以属乎阳邪之所客，病既本于阳，苟不求其本而治之，则阳邪滋蔓而难制；湿、燥、寒之病，所以属乎阴邪之所客，病既本于阴，苟不求其本而治之，则阴邪滋蔓而难图。诚能穷原疗疾，各得其法，万举万全之功，可坐而致也。治病必求于本，见于《素问·阴阳应象大论》者如此。夫邪气之基，久而传化，其变证不胜甚众也。譬如水之有本，故能游至汪洋浩瀚，派而趋下以渐大；草之有本，故能荐生茎叶实秀，而在上以渐蕃。若病之有本，变化无穷，苟非必求其本而治之，欲去深感之患，不可得也。今夫厥阴为标，风木为本，其风邪伤于人也，掉摇而眩转，瞤动而瘛疭，卒暴强直之病生矣；少阴为标，君火为本，其热邪伤于人也，疮疡而痛痒，暴注而下迫，水液浑浊之病生矣；少阳为标，相火为本，其热邪伤于人也，为热而瞀瘛，躁扰而狂越，如丧神守之病生矣。善为治者，风淫所胜，平以辛凉；热淫所胜，平以咸寒；火淫所胜，平以咸冷，以其病本于阳，必求其阳而疗之，病之不愈者，未之有也。太阴为标，湿土为本，其湿邪伤于人也，腹满而身肿，按之而没指，诸痉强直之病生矣；阳明为标，燥金为本，其燥邪伤于人也，气滞而膹郁，皮肤以皴揭，诸涩枯涸之病生矣；太阳为标，寒水为本，其寒邪伤于人也，吐利而腥秽，水液以清冷，诸寒收引之病生矣。善为治者，湿淫所胜，平以辛热，以其病本于阴，必求其阴而治之，病之不愈者，未之有也。岂非将以疗疾之法，当以穷其受病之源者哉？抑尝论之，邪气为病，各有其候，治之之法，各有其要，亦岂止于一端而已。其在皮者，汗而发之；其入里者，下而夺之；其在高者，因而越之，谓可吐也；慓悍者，按而收之，谓按摩也；藏寒虚夺者，治以灸焫①；脉病挛痹者，治以针刺；血实蓄结肿热者，治以砭石；气滞、痿厥、寒热者，治以导引；经络不通，病生于不仁者，治以醪醴；血气凝泣，病生于筋脉者，治以熨药。始焉求其受病之本，终焉蠲②其为病之邪

---

① 灸焫(ruò 弱)：火烧针以刺激体表穴位。焫，古同"爇"，点燃；焚烧。

② 蠲(juān 捐)：除去，驱除。

者，无出于此也。噫！昔黄帝处于法宫之中，坐于明堂之上，受业于岐伯，传道于雷公，曰：阴阳者，天地之道也，纲纪万物，变化生杀之妙。盖有不测之神，斡旋宰制于其间也。人或受邪生病，不离于阴阳也，病既本于此，为工者岂可他求哉？必求于阴阳可也。《至真要大论》曰：有者求之，无者求之。此求其病机之说，与夫求于本其理一也。

【点评】此论可谓医家箴言。

"治病必求于本"语出《素问·阴阳应象大论》，是中医"辨证论治"基本的原则之一。所谓求本，就是要探求引起疾病的根本原因，这样才能针对其病因进行正确的治疗。例如患者出现头痛的症状，此乃为标，而引起头痛的原因有外感内伤之别，外感有风寒、风热、风湿之不同，内伤则有肝阳上亢、瘀血阻滞、痰浊蒙闭等。所以医者必须通过辨证分析引起头痛的真正原因，针对疾病本源而进行有效的治疗，方能取效。故丹溪曰："诚能穷原疗疾，各得其法，万举万全之功，可坐而致也。"

当然中医学的"标""本"是相对而言的，存在于疾病发生发展的各个方面：就正、邪来说，正气是本，邪气是标；从发病原因与临床症状而说，病因是本，症状是标；拿发病的先后发展来说，久病是本，继发病是标。任何疾病的发生，都存在标本两个方面，求本而治即抓住矛盾的主要方面，有的放矢，而收万全之功。

治病求本是中医的根本法则，但疾病的发展是千变万化的，标与本在一定的条件下可以相互转化，或为标本并重，或标病甚急于本，所以临床治疗也应灵机活法，根据病情采用"急则治标，缓则治本"，或"标本同治"的方法。

丹溪先生心法卷一

中风一

中风大率主血虚有痰，治痰为先，次养血行血。或属虚挟火一作痰与湿，又须分气虚、血虚。半身不遂，大率多痰，在左属死血、瘀一作少。血，在右属痰、有热，并气虚。左以四物汤加桃仁、红花、竹沥、姜汁；右以二陈汤、四君子等汤，加竹沥、姜汁。痰壅盛者，口眼㖞斜者，不能言者，皆当用吐法，一吐不已再吐。轻者用瓜蒂一钱，或稀涎散，或虾汁。以虾半斤，入酱、葱、姜等料物水煮，先吃虾，次饮汁，后以鹅翎探引吐痰。用虾者，盖引其风出耳。重者用藜芦半钱，或三分，加麝香少许，齑①汁调，吐。若口噤昏迷者，灌入鼻内吐之。虚者不可吐。气虚卒倒者，用参、芪补之。有痰，浓煎参汤加竹沥、姜汁。血虚用四物汤，俱用姜汁炒，恐泥痰故也。有痰再加竹沥、姜汁入内服。能食者，去竹沥，加荆沥。肥白人多湿，少用乌头、附子行经。凡用乌、附，必用童便煮过，以杀其毒。初昏倒，急掐人中至醒，然后用痰药，以二陈汤、四君子汤、四物汤加减用之。瘦人阴虚火热，用四物汤加牛膝、竹沥、黄芩、黄柏，有痰者，加痰药。治痰，气实而能食，用荆沥；气虚少食，用竹沥。此二味开经络，行血气故也。入四物汤必用姜汁助之。遗尿属气，以参、芪补之。筋枯者，举动则痛，是无血，不能滋养其筋，不治也。《脉诀》内言诸不治证：口开手撒，眼合遗尿，吐沫直视，喉如鼾睡，肉脱筋

---

① 齑(jī机)：捣碎的姜、蒜、韭菜等。

痛，发直摇头上窜，面赤如妆，或头面青黑，汗缀如珠，皆不可治。

案：《内经》已下皆谓外中风邪，然地有南北之殊，不可一途而论。惟刘守真作将息失宜，水不能制火，极是。由今言之，西北二方，亦有真为风所中者，但极少尔。东南之人，多是湿土生痰，痰生热，热生风也。邪之所凑，其气必虚，风之伤人，在肺脏为多。许学士谓：气中者，亦有此七情所伤，脉微而数，或浮而紧，缓而迟必也。脉迟浮可治，大数而极者死。若果外中者，则东垣所谓中血脉、中腑、中脏之理。其于四肢不举，亦有与痿相类者，当细分之。《局方》风痿同治，大谬，《发挥》甚详。子和用三法，如的系邪气卒中、痰盛实热者可用，否则不可。

入方

肥人中风，口喎，手足麻木，左右俱作痰治。

贝母　瓜蒌　南星　荆芥　防风　羌活　黄柏　黄芩　黄连　白术　陈皮　半夏　薄桂　甘草　威灵仙　天花粉

多食湿面，加附子、竹沥、姜汁、酒一匙，行经。

一妇手足左瘫，口不能语，健啖①。

防风　荆芥　羌活　南星　没药　乳香　木通　茯苓　厚朴　桔梗　麻黄　甘草　全蝎

上为末，汤酒调下。不效，时春脉伏，渐以淡盐汤、齑汁，每早一碗，吐五日。仍以白术、陈皮、茯苓、甘草、厚朴、菖蒲，日二贴。后以川芎、山栀、豆豉、瓜蒂、绿豆粉、齑汁、盐汤吐之，吐甚快。不食，后以四君子汤服之，以当归、酒芩、红花、木通、粘子、苍术、姜南星、牛膝、茯苓为末，酒糊丸。服十日后，夜间微汗，手足动而能言。

一人瘫左。

酒连　酒芩　酒柏　防风　羌活　川芎　当归半两　南星　苍术

① 啖（dàn旦）：吃或给人吃。计胡功《唐诗纪事·贾岛》载："岛至者无子，因啖牛肉，得疾，终于传舍。"

人参一两　麻黄　甘草三钱　附子三片

上丸如弹子，酒化下。

一人体肥中风，先吐，后以药：

苍术　南星　酒芩　酒柏　木通　茯苓　牛膝　红花　升麻　厚朴　甘草

【附录】风者，百病之始，善行而数变。行者，动也。风本为热，热胜则风动，宜以静胜其燥，养血是也。治须少汗，亦宜少下。多汗则虚其卫，多下则损其荣。治其在经，虽有汗下之戒，而有中脏中腑之分。中腑者，宜汗之；中脏者，宜下之。此虽合汗下，亦不可太过，汗多则亡阳，下多则亡阴，亡阳则损其气，亡阴则损其形。初谓表里不和须汗下之，表里已和是宜治之在经。其中腑者，面显五色，有表证而脉浮，恶风恶寒，拘急不仁，或中身之后、身之前、身之侧，皆曰中腑也，其治多易。中脏者，唇吻不收，舌不转而失音，鼻不闻香臭，耳聋而眼瞀①，大小便秘结，或眼合直视，摇头口开，手撒遗溺，痰如拽锯，鼻鼾，皆曰中脏也。中脏者，多不治也。六腑不和，留结为痈；五脏不和，九窍不通。无此乃在经也。辨证既真，宜以大药养之，当顺时令而调阴阳，安脏腑而和营卫，少有不愈者也。风中腑者，先以加减续命汤，随证发其表，如兼中脏，则大便多秘涩，宜以三化汤通其滞，初证已定，别无他变，以大药和治之。大抵中腑者多著四肢，中脏者多滞九窍。中腑者，多兼中脏之证，至于舌强失音，久服大药能自愈也。又因气中，其证与中风相似，但风中多痰涎，气中口中无涎，治之之法，调气为先。经言：治风者以理气，气顺则痰消，徐理其风庶可收效。又有中暑，言不变，志不乱，病在分腠之间者，只宜温卧取小汗为可复也。凡中风，脉多沉伏，大法浮迟者吉，沉实者凶。先用麻油调苏合香丸，或用姜汁，或葱白汤调。如口噤，抉开灌之，稍苏则服八味顺气散。若痰盛者，只以省风导痰

---

① 瞀(mào 冒)：目眩，眼花。

汤服之，若卧则昏沉不省人事，口噤，急以生半夏末吹入鼻中，或用细辛、皂角为末吹之，喷嚏则苏，无嚏者不治。肥人中者，以其气盛于外而欺于内也。肺为气出入之道，肥者气必急，气急必肺邪盛，肺金克木，胆为肝之腑，故痰涎壅盛，所以治之必先理气为急。中后气未顺，痰未除，调理之剂惟当以藿香正气散和星香散煎服。此药非特可治中风之证，治中气、中恶尤宜，寻常止呕多痰者，亦可用之。若前症多怒，宜小续命汤加羚羊角；热而渴者，汤中去附子，加秦艽半钱；恍惚错语，加茯神、远志各半钱；不得睡，加酸枣仁半钱；不能言，加竹沥一蚬壳许；人虚无力者，去麻黄，加人参如其数。若人自苏，能言能食，惟身体不遂，急则挛蜷，缓则𤸷曳①，经年不愈，以加减地仙丹常服。若饮食坐卧如常，但失音不语，只以小续命去附子，加石菖蒲一钱。治风之法，初得之即当顺气，及日久即当活血，此万古不易之理，惟可以四物汤吞活络丹，愈者正是此义。若先不顺气化痰，遽用乌、附，又不活血，徒用防风、天麻、羌活辈，吾未见能治也。又见风中于肤腠，辄用脑、麝治之者，是引风入骨髓也，尤为难治，深可戒哉。如口㖞斜未正者，以蓖麻去壳烂捣，右㖞涂左，左㖞涂右，或鳝鱼血入麝香少许，涂之即正。嚏嚏，初卒倒僵仆，不知人事，急以皂角末或不卧散于鼻内吹之，就提头顶发，立苏。若有嚏者可治，无嚏者不治。经曰：风从汗泄，以可微汗。正如解表，表实无汗者，散之劫之；表虚自汗者，温之解之。若气滞者，难治，宜吐之。余证见前。可下者，此因内有便溺之阻隔，故里实，若三五日不大便者，可与《机要》三化汤，或子和搜风丸，老人只以润肠丸。理气者，气滞、气郁、肩膊麻痛之类，此七情也，宜乌药顺气、八味顺气之类；理血者，无表里之急，血弱举发不时者，用大秦艽汤，或羌活愈风汤，兼用化痰丸子。灸，可灸风池、百会、曲池、合谷、风市、绝骨、环跳、肩髃、三里等穴，皆灸之以凿窍疏风。

---

① 𤸷(duǒ 朵)曳：筋脉弛缓无力，类似四肢不收。《备急千金要方·诸风》载："风懿不能言，四肢不收，手足𤸷曳。"

【附方】

二陈汤

半夏_泡　陈皮_{二两半}　白茯苓_{半两}　甘草_{炙，七钱半}

上㕮咀，每服四钱，水一盏，生姜七片，乌梅一个，煎。

四君子汤_{见脾胃类。}

四物汤_{见妇人类。}

稀涎散　治中风，忽然若醉，形体昏闷，四肢不收，涎潮搐搦。

猪牙皂角_{四条，去黑皮}　白矾_{一两}

上为末，每服三字，温水灌下，但吐出涎便醒。虚人不可大吐。

通顶散　治中风中气，昏愦不知人事，急用吹鼻即苏。

藜芦　生甘草　川芎　细辛　人参_{各一钱}　石膏_{五钱}

上为末，吹入鼻中一字，就提头顶中发，立苏。有嚏者可治。

八味顺气散

白术　白茯苓　青皮　白芷　陈皮_{去白}　台乌　人参_{各一两}　甘草_{五钱}

每服五钱，水一钟半，煎七分，温服。仍以酒化苏合香丸间服。

乌药顺气散

麻黄　陈皮　台乌_{各二两}　白僵蚕_炒　川芎　枳壳_炒　甘草_炙　白芷　桔梗_{各一两}　干姜_{炮，半两}

上为末，每服三钱，水二盏，生姜三斤，枣一枚，煎服。

星香汤

南星_{八钱}　木香_{一钱}

分二服，水一钟，姜十片，煎服。

省风汤

南星_{生，八两}　防风_{四两}　独活　附子_{生，去皮脐}　全蝎_炒　甘草_{生。各二两}

每服四钱，水一钟半，生姜十片，煎服。

小省风汤　与导痰汤相合煎服。_{导痰汤见痰类。}

防风　南星生。各四两　半夏米泔浸　黄芩　甘草生。各二两

每服四钱，姜十片。

小续命汤

麻黄去节　人参　黄芩　芍药　川芎　甘草炙　杏仁炒，去皮尖　防己　桂各一两　防风一两半　附子炮，去皮脐，半两

每服五钱，水一盏半，姜五片，枣一枚，煎温服，取微汗。随人虚实与所中轻重加减于后：若热者，去附子，入白附子亦可；筋急拘挛，语迟脉弦，加薏苡仁；若筋急，加人参，去黄芩、芍药，以避中寒，服后稍轻，再加当归；烦躁不大便，去附、桂，倍加芍药、竹沥；如大便三五日不去，胸中不快，加枳壳、大黄；如言语謇涩，手足颤掉，加菖蒲、竹沥；若发渴，加麦门冬、葛根、栝楼根；身体痛，加羌活，搐者亦加之；烦躁多惊，加犀角、羚羊角；汗多者，去麻黄。

家宝丹　治一切风疾瘫痪，痿痹不仁，口眼㖞僻者。邪入骨髓可服。

川乌　南星　五灵脂姜汁制，另研　草乌各六两　白附子　全蝎　没药　辰砂各二两　羌活　乳香　僵蚕炒，三两　片脑五钱　天麻三两　麝香二钱半　地龙四两　雄黄　轻粉各一两

上为末，作散，调三分，不觉，半钱，或蜜丸如弹子大，含化，茶酒皆可。

如神救苦散　治瘫痪，风湿痹走注疼痛不止。此劫剂也，非痛不可服，痛止则已。

米壳一两，去顶膜，蜜炒　陈皮五钱　虎骨酥炙　乳香研　没药研　甘草各二钱半

上为末，每服三钱，水一盏煎，连渣服。病在上食后，在下食前。煎时须顺搅之。

大秦艽汤　治中风，外无六经之形证，内无便溺之阻隔，知血弱不能养筋，故手足不能运动，舌强不能言语，宜养血而筋自荣。

秦艽　石膏各二两　甘草　川芎　当归　白芍　羌活　防风　黄

芩　白芷　白术　生苄①　熟苄　茯苓　独活各一两　细辛半两　春夏加知母一两

上吹咀，每服一两，水煎服，无时。如遇天阴，加生姜七片；心下痞，加枳实一钱。

三化汤　外有六经之形证，先以加减续命汤治之，若内有便溺之阻隔，以此汤主之。

厚朴　大黄　枳实　羌活等分

每服三两，水煎服，以利为度。

【附录】法曰：四肢不举，俗曰瘫痪。故经所谓大过则令人四肢不举。又曰：土太过则敦阜。阜，高也；敦，厚也。既厚而又高，则令除去，此真所谓膏粱之疾，非肾肝经虚，何以明之？经所谓三阳三阴发病，偏枯痿易，四肢不举。三阴不足则发偏枯，三阳有余则为痿易，易为变易，常用而痿弱无力也。其治则泻，令气弱阳衰，土平而愈，故以三化汤下之，若脾虚则不用也。经所谓土不及则卑陷。卑，下也；陷，坑也。故脾病四肢不用，四肢皆禀气于胃，而不能至经，必因脾方可得禀受也。今脾不能与胃行其津液，四肢不得禀水谷，气日以衰，脉道不利，筋骨肌肉皆无气以生，故不用焉。其治可大补十全散加减，四物汤去邪留正。

愈风汤　中风症，内邪已除，外邪已尽，当服此药，以行导诸经。久服大风悉去，纵有微邪，只从此药加减治之。然治病之法不可失于通塞，或一气之微汗，或一旬之通利，如此乃常治之法也。久则清浊自分，荣卫自和。如初觉风动，服此不至倒仆。

羌活　甘草炙　防风　防己　黄芪　蔓荆子　川芎　独活　细辛　枳壳　麻黄去根　地骨皮　人参　知母　甘菊　薄荷去梗　白芷　枸杞子　当归　杜仲炒　秦艽　柴胡　半夏　厚朴姜制　前胡　熟苄各二两　白茯苓　黄芩三两　生苄　苍术　石膏　芍药各四两　桂一两

上剉，每服一两，水二盏，生姜三片，煎，空心一服。临卧煎

---

① 生苄：即"生地"的别称。下文"熟苄"为"熟地"的别称。

渣，空心一服，吞下二丹丸，为之重剂；临卧一服，吞下四白丹，为之轻剂。立其法是动以安神，静以清肺。假令一气之微汗，用愈风汤三两，加麻黄一两，匀作四服，加生姜，空心服，以粥投之，得微汗则佳。如一旬之通利，用愈风汤三两，加大黄一两，亦匀作四服，如前服，临卧服，得利为度。此药常服之，不可失四时之辅。如望春大寒之后，本方中加半夏、人参、柴胡各二两，通前四两，谓迎而夺少阳之气也；如望春谷雨之后，本方中加石膏、黄芩、知母各二两，谓迎而夺阳明之气也；季夏之月，本方中加防己、白术、茯苓各二两，谓胜脾土之湿也；初秋大暑之后，本方中加厚朴一两，藿香一两，桂一两，谓迎而夺太阴之气也；望冬霜降之后，本方中加附子、官桂各一两，当归二两，谓胜少阴之气也。如得春气候，减冬所加，四时类此。此虽立四时加减，更宜临病之际，审察虚实寒热，土地之宜，邪气多少。此药具七情六欲四气，无使五脏偏胜，及不动于荣卫，如风秘服之，永不结燥。此药与天麻丸相为表里，治未病之圣药也。若已病者，更宜常服。无问男女老幼，惊痫搐搦、急慢惊风、四时伤寒等病，服之神效。

四白丹 能清肺气养魄，谓中风者多昏冒，气不清利也。

白术 砂仁 白茯苓 香附 防风 川芎 甘草 人参_{各半两}
白芷_{一两} 羌活 独活 薄荷_{各二钱半} 藿香 白檀香_{各一钱半} 知母
细辛_{各一钱} 甜竹叶_{二两} 麝香_{一钱，另研} 龙脑_{另研} 牛黄_{各半钱。另研}

上为末，炼蜜丸，每两作十丸，临卧嚼一丸，分五七次，细嚼之，煎愈风汤咽下。能上清肺气，下强骨髓。

二丹丸 治健忘，养神定志和血。内以安神，外华腠理。

丹参 天门冬 熟苄_{各一两半} 甘草 麦门冬 白茯苓_{各一两} 人参 远志_{去心} 朱砂_{各半两。研为末} 菖蒲_{半两}

上为末，炼蜜丸如梧桐子大，每服五十丸至百丸，空心食前，煎愈风汤送下。

泻青丸 治中风自汗，昏冒，发热不恶寒，不能安卧。此是风热烦躁之故也。

当归　川芎　栀子　羌活　大黄　防风　龙胆草_{等分}

上末，蜜丸弹子大，每服一丸，竹叶汤化下。

天麻丸　治风因热而生，热胜则动，宜以静胜其躁，是养血也。

天麻　牛膝_{二味用酒同浸三日，焙干}　萆薢_{另研}　玄参_{各六两}　杜仲_{炒，}

_{去丝，七两}　附子_{炮，一两}　羌活_{十四两}　川归_{十两}　生苄_{一斤}

上为末，蜜丸，梧桐子大，每服五七十丸，空心，温酒、白汤皆可下。一方有独活五两，去肾间风。

藿香正气散

大腹皮　茯苓　白芷　紫苏_{各一两}　陈皮　苦梗　白术　厚朴

半夏曲　甘草_{各二两}　藿香_{三两}

上为末，每服二钱，姜三片，枣一枚，煎服。

地仙丹

牛膝　苁蓉　附子　川椒_{各四两}　地龙　木鳖子_{各二两}　覆盆子

白附子　菟丝子　赤豆　南星　骨碎补　羌活　何首乌　狗脊　萆薢

防风　乌药_{各二两}　白术　甘草　白茯苓　川乌_{各一两}　人参　黄芪_{各一}

_{两半}

上为末，酒糊丸，每服三四十丸，空心，酒下。

活络丹

南星_炮　川乌　草乌_{并炮，去皮尖}　地龙_{去土。各六两}　乳香_研　没药

_{研。各二两二钱}

上为末，酒糊丸，桐子大，每服二十丸，空心，日午冷酒下，荆芥茶亦得。

不卧散_{子和方。}

川芎_{两半}　石膏_{七钱半}　藜芦_{五钱}　甘草_{生，二钱半}

上为细末，口噙水嗜之。

子和搜风丸

人参　茯苓　南星　薄荷_{各半两}　干姜　寒水石　生白矾　蛤粉

黄芩　大黄各一两　滑石　牵牛各四两　藿香一分　半夏一两

上为末，水丸如小豆大，生姜汤下，日三。

润肠丸

麻子仁另研　大黄酒煨。各一两半　桃仁泥　归尾　枳实麸炒　白芍

升麻半两　人参　生甘草　陈皮各三钱　木香　槟榔各二钱

上除麻仁、桃仁外，为末，却入二仁泥，蜜丸梧子大，每服七八十丸，温水食前下。

【点评】中风之证有真中风与类中风之别。金元以前，医家统以外中风邪谓之中风；至金元时期，刘河间、李东垣、朱丹溪各自提出了不同的见解。刘河间主乎火，提出"心火暴盛，水不制火"为中风之因；李东垣主乎气，谓"中风者，非外来风邪，乃本气病也"；朱丹溪主乎湿，谓"湿土生痰，痰生热，热生风也"。元代医家王履在前人的基础上，从中风病因学出发，首论"真中风"与"类中风"之别，《医经溯洄集·中风辨》曰："殊不知因于风者，真中风也；因于火、因于气、因于湿者，类中风，而非中风也。"清代林珮琴《类证治裁》曰："河间主火，谓心火暴盛，肾水虚衰；东垣主气，谓猝中乃本气自病；丹溪主痰，谓湿生痰，痰生热，热生风……皆辨明类中之由，与真中症异。"

对于类中风的治疗，丹溪指出："中风大率主血虚有痰，治痰为先，次养血行血。或属虚挟火一作痰与湿，又须分气虚、血虚。半身不遂，大率多痰，在左属死血、瘀一作少血，在右属痰、有热，并气虚""治痰为先"奠定了丹溪治疗中风的总原则，其所举治疗方剂中，多用南星、竹沥、二陈汤等宣化痰湿，再根据气虚血虚而用四君子、四物调治。而对于痰湿壅滞者，丹溪提出了吐法，云："痰壅盛者、口眼㖞斜者、不能言者，皆当用吐法，一吐不已再吐。"提倡吐其痰壅，畅其气机。

需要注意的是，丹溪将"瘫痪、痿弱、卒中不醒、僵仆㖞

斜"等类中风的症状统称之为痿证，反对当时《局方》中以外风之药治疗痿证的做法，故曰："《局方》风痿同治，大谬。"其阐明真中与类中之不同，在《局方发挥》中辨之甚确，可参。

中寒二 附伤寒 伤风

主乎温散。有卒中天地之寒气者，有口得寒物者。从补中益气汤中加发散药。属内伤者十居八九，其法邪之所凑，其气必虚，只用前汤中从所见之证出入加减。必先用参、芪托住正气，气虚甚者少加附子，以行参、芪之剂，如果气虚者，方可用此法。胃气大虚，必当温散，理中汤相宜，甚者加附子。仓卒感受大寒之气，其病即发，非若伤寒之邪，循经以渐而深也。已上治法，宜用于南，不宜北。

戴云：此伤寒谓身受肃杀之气，口伤生冷物之类，因胃气大虚，肤腠疏豁，病者脉必沉细，手足厥冷，息微身倦，虽身热亦不渴，倦言动者是也。宜急温之，迟则不救矣。与热证若相似而实不同，凡脉数者，或饮水者，烦躁动摇者，皆热病。寒热二证，若水火，然不可得而同治，误即杀人。

【附录】凡证与伤寒相类者极多，皆杂证也，其详出《内经·热论》。自长沙以下，诸家推明至甚，千世之下，能得其粹者，东垣也。其曰：内伤极多，外伤间而有之。此发前人之所未发，后人徇俗，不能真切，雷同指为外伤，极谬。其或可者，盖亦因其不敢放肆，而多用和解及平和之药散之尔，若粗率者，则必杀人。初有感冒等轻证，不可便认作伤寒妄治。西北二方极寒，肃杀之地，故外感甚多；东南二方温和之地，外伤极少。杂病亦有六经所见之证，故世俗混而难别。

正治温散，宜桂枝汤、四逆汤辈，甚者三建汤、霹雳散。从治用热药，加凉剂引之，或热药须俟冷饮最妙。经曰：从而逆之。此之谓也。反攻用煎乌头之类。

伤风属肺者多,宜辛温或辛凉之剂散之。

戴云:新咳嗽,鼻塞声重者是也。

【附方】

补中益气汤 见内伤类。

理中汤

人参　甘草　干姜　白术等分

上剉,每服五钱,水煎温服。

桂枝汤

桂枝　赤芍各一两半　甘草一两　生姜一两半　大枣

上剉,每服五钱,水煎温服。

四逆汤

甘草炙,二两　干姜一两半　附子半两

上剉,每服五钱,水煎温服。

三建汤

大川乌　附子　天雄并炮,等分

上剉,每四钱,水二盏,姜十五片,煎服。

霹雳散

附子一枚,及半两者,炮熟取出,用冷灰焙之,细研,入真腊茶
一大钱同和,分二服,每服水一盏,煎六分,临熟入蜜半匙,放温
服之。

姜附汤　治中寒身体强直,口噤不语,逆冷。

干姜一两　附子生,去皮脐,一斤

上剉,每服三钱,水煎服。挟气攻刺,加木香半钱;挟气不仁,
加防风一钱;挟湿者,加白术;筋脉牵急,加木瓜;肢节痛,加桂
二钱。

消风百解散　治伤风头疼发热,鼻塞声重。

荆芥　白芷　陈皮　麻黄　苍术　甘草等分

上剉，用姜三片，葱白三根，水煎服。

神术散　治伤风头痛，鼻塞声重。方见痢类。

【点评】中寒与伤寒不同。中寒是正气内虚卒中天地之寒气，或内受饮食之冷，寒邪直入三阴，是以内伤为主；伤寒是寒邪伤于肌表，循经而入，属外伤风寒。中寒发病急，治疗以温中散寒为主，用补中益气汤加发散寒邪药；伤寒发病缓，循序以渐，以解表散寒为治，用麻黄汤辛温解表。

中暑三附暑风　注夏

暑证用黄连香薷饮。挟痰加半夏、南星；虚加人参、黄芪。暑病内伤者，用清暑益气汤。著暑气是痰，用吐。注夏属阴虚，元气不足，夏初春末，头疼脚软，食少体热者是，宜补中益气汤去柴胡、升麻，加炒柏、白芍药。挟痰者，加南星、半夏、陈皮煎服，又或用生脉汤。暑气挟痰、挟火实者，可用吐法。

暑乃夏月炎暑也，盛热之气者，火也。有冒、有伤、有中，三者有轻重之分，虚实之辨。或腹痛水泻者，胃与大肠受之；恶心者，胃口有痰饮也。此二者冒暑也，可用黄连香薷饮、清暑益气汤。盖黄连退暑热，香薷消蓄水。或身热头疼，躁乱不宁者，或身如针刺者，此为热伤在分肉也，当以解毒汤、白虎汤加柴胡，如气虚者加人参。或咳嗽，发寒热，盗汗出不止，脉数者，热在肺经，用清肺汤、柴胡天水散之类，急治则可，迟则不救，成火乘金也，此为中暑。凡治病，须要明白辨别，慎勿混同施治。春秋间亦或有之，切莫执一，随病处方为妙。

戴云：暑风者，夏月卒倒，不省人事者是也。有因火者，有因痰者。火，君相二火也；暑，天地二火也。内外合而炎烁，所以卒倒也。痰者，人身之痰饮也，因暑气入而鼓激痰饮，塞碍心之窍道，则手足不知动蹑而卒倒也。此二者皆可吐。《内经》曰：火郁则发之。吐即发散也，量其虚实而吐之，吐醒后可用清剂调治之。

入方

暑汤

生苄　麦门冬　牛膝　炒柏　知母　葛根　甘草

上剉，水煎服。

【附录】中暍是阳证，中暑是阴证。脉沉弱者，切不可用寒凉药。清热宜天水、五苓，又白虎汤皆可。热闷恍惚，辰砂五苓散。脉弦实，黄连香薷汤。热甚自汗而渴，便涩者，五苓分利之，或桂苓甘露饮。吐泻，脉沉微甚者，可用附子大顺散。伏热伤冷，缩脾饮、冷香饮子皆可，浸冷服之。或剥蒜肉入鼻中，或研蒜水解灌之。盖蒜气臭烈，能通诸窍故也。

【附方】

生脉汤

人参　麦门冬　五味子

上剉，水煎服。

黄龙丸　治一切暑毒。

赤亮雄黄五钱　硫黄　硝石各一两　滑石　明矾各半两　好面四两

上为末，水丸梧子大，每服五七十丸，白汤下。

却暑散　治冒暑伏热，头目眩晕，呕吐泄痢，烦渴背寒，面垢。

赤茯苓　生甘草各四两　寒食面　生姜各一斤

上为末，每服二钱，白汤调下。

香薷饮　治伤暑，脏腑不调，霍乱吐利，烦渴引饮。

白扁豆炒　厚朴姜制，八两　香薷一斤

上水煎，入酒少许，沉冷服。

黄连香薷饮

香薷一斤　厚朴制，半斤　黄连四两

上㕮咀，每二三钱，水煎服。

大顺散

甘草_{断寸长，三两}　干姜　杏仁　桂_{四两}

上将甘草用白沙炒黄，次入干姜同炒，令姜裂，次入杏仁同炒，不作声为度，筛去沙，入桂为末，每服二三钱，水煎，温服。如烦躁，井花水调服，以沸汤点服亦得。

十味香薷饮

香薷_{一两}　人参　陈皮　白术　茯苓　黄芪　木瓜　厚朴_{姜炒}扁豆　甘草_{炙。各半两}

上为末，每二钱，热汤或冷水调服。㕮咀，煎亦得。

清暑益气汤　治长夏湿热蒸人，人感之四肢困倦，精神少，懒于动作，胸满气促，支节疼，或气高而喘，身热而烦，心下膨闭，小便黄而数，大便溏而频，或痢或渴，不思饮食，自汗体虚。

黄芪　苍术_剉　升麻_{各一钱}　人参　白术　神曲　陈皮_{各半钱}　甘草_炙　酒柏　麦门冬　当归_{各三分}　葛根_{二分}　五味子_{九个}　泽泻_{五分}青皮_{二分半}

上㕮咀，作一服，水二大盏，煎至一盏，去渣，大温服，食远。

补中益气汤_{见内伤类。}

天水散

滑石_{六两}　甘草_{炙，一两}

上为极细末，水调服。

五苓散

白术　猪苓　茯苓_{各一两半}　桂_{一两}　泽泻_{二两半}

加辰砂名辰砂五苓散。

人参白虎汤　治暑热发渴，脉虚。

人参_{一钱半}　知母_{二钱}　石膏_{半两}　甘草_{一钱}

上㕮咀，入粳米一合，水煎服。

桂苓甘露饮《宣明方》。

茯苓　泽泻各一两　石膏　寒水石各二两　滑石四两　白术　桂　猪

苓各半两

上为末，每服三钱，白汤调下。

缩脾饮　解伏热，除烦渴，消暑毒，止吐泻霍乱。

砂仁　草果　乌梅肉　甘草炙。各四两　扁豆炒　葛根各一两

上㕮咀，每服四钱，水煎冷服。

冷香饮子　治伤暑渴，霍乱腹痛，烦躁，脉沉微或伏。

草果仁三两　附子　陈皮各一两　甘草半两

上㕮咀，每服一两，入姜煎，水旋冷服。

黄连解毒汤

黄连　黄柏　黄芩　栀子等分

上㕮咀，水煎。

【点评】夏季炎热，天暑下迫，地湿上蒸，湿热相搏。暑多挟湿，故丹溪用黄连香薷饮治中暑之证，以黄连退暑热，香薷行水湿。论中谓"暑病内伤者，用清暑益气汤"是指李东垣方。不若后世医家王孟英所订之"清暑益气汤"清暑益气，李氏方更偏向于养阴生津。

中湿四

《本草》云：苍术治湿，上下部皆可用。二陈汤中加酒芩、羌活、苍术，散风行湿。脾胃受湿，沉困无力，怠惰好卧。去痰须用白术。上部湿，苍术功烈；下部湿，宜升麻提之。外湿宜表散，内湿宜淡渗。若燥湿，以羌活胜湿汤、平胃散之类。若风湿相搏，一身尽痛，以黄芪防己汤。若湿胜气实者，以神佑丸、舟车丸服之；气虚者，桑

皮、茯苓、人参、葶苈、木香之类。凡肥人沉困怠惰，是湿热，宜苍术、茯苓、滑石。凡肥白之人沉困怠惰，是气虚，宜二术、人参、半夏、草果、厚朴、芍药；凡黑瘦而沉困怠惰者，是热，宜白术、黄芩。凡饮食不节，脾胃受伤，不能递送，宜枳术丸。去上焦湿及热，须用黄芩，泻肺火故也。又如肺有湿，亦宜黄芩；如肺有虚热，宜天门冬、麦门冬、知母，用黄芩多则损脾。去中焦湿与痛，热用黄连，泻心火故也；如中焦有实热，亦宜黄连；若脾胃虚弱不能运转而郁闷，宜黄芩、白术、干葛；若中焦湿热积久而痛，乃热势甚盛，宜黄连用姜汁炒。去下焦湿肿及痛，并膀胱有火邪者，必须酒洗防己、黄柏、知母、草龙胆。又云：凡下焦有湿，草龙胆、防己为君，甘草、黄柏为佐。如下焦肿及痛者，是湿热，宜酒防己、草龙胆、黄芩、苍术。若肥人、气虚之人肿痛，宜二术、南星、滑石、茯苓。黑瘦之人下焦肿痛，宜当归、桃仁、红花、牛膝、槟榔、黄柏。

戴云：湿有自外入者，有自内出者，必审其方土之致病源。东南地下，多阴雨地湿，凡受必从外入，多自下起，以重腿脚气者多，治当汗散，久者宜疏通渗泄；西北地高，人多食生冷湿面、湩①酪，或饮酒后寒气怫郁，湿不能越，以致腹皮胀痛，甚则水鼓胀满，或通身浮肿，按之如泥不起，此皆自内而出也。辨其元气多少而通利其二便，责其根在内也。此方土内外，亦互相有之，但多少不同，须对证施治，不可执一。

【附方】

二陈汤 见中风类。

羌活胜湿汤

羌活 独活 各一钱 藁本 防风 甘草 炙 川芎 各五分 蔓荆子 三分

上咬咀，作一服，水二盏，煎至一盏，去渣，大温服，空心。如

---

① 湩(dòng 动)：亦作"重"。乳汁。《列子·力命》云："乳湩有余。"《汉书·匈奴传上》云："得汉食物，皆去之，以视(示)不如重酪之便美也。"颜师古注："重，乳汁也⋯⋯字本作'湩'"。

身重，腰沉沉然，加酒洗防己五分，轻者附子五分，重者川乌五分。

平胃散见厥类。

防己黄芪汤 治风湿脉浮，身重汗出，恶风或痛。

防己一两 甘草炙，半两 白术七钱半 黄芪一两一钱

上哎咀，每服一两，入姜枣煎。喘者加麻黄，胃气不利加芍药，气上冲加桂枝，下有寒加细辛。

三花神佑丸 治一切水湿肿病，大腹实胀，喘满。

轻粉一钱 大黄一两，为末 牵牛二两 芫花醋拌炒 甘遂 大戟各半两

上为末，滴水丸，小豆大，初服五丸，每服加五丸，温水下，无时，日三。

舟车丸

大黄二两 甘遂 大戟 芫花 青皮 陈皮各一两 牵牛头末，四两 木香半两

上为末，水丸如梧子大，每服六七十丸，白汤下，随证加减。

枳术丸见内伤类。

升阳除湿汤见泄泻类。

【点评】方广《丹溪心法附余》一书中，于此"中湿"篇下增有"湿热"论治，其曰："湿热之原，盖因寒温饥饱失常，喜怒劳役过度，以伤脾胃，夫脾胃乃水谷之海也，今脾胃受伤而动火，火则薰蒸水谷而为湿热者也。……胃司纳受，脾司运化，今脾不能运化饮食，饮食停积而生湿热，亦良多矣。"对其治疗方广则谓："人壮实则专攻其湿热，人弱虚则攻补并施，而补脾、消谷、导水，三者不可阙一也。"可参。

"湿热致病说"是丹溪的主要学术思想之一，《格致余论》曰："六气之中，湿热为患，十之八九。"可见湿热邪气为害之广。丹溪创制的治湿热方剂二妙散（苍术、黄柏，见《痛风》篇）及后人据此加减而创制的三妙散（苍术、黄柏、川牛膝）、四妙散（苍

术、黄柏、川牛膝、薏苡仁)等均是传世名方。

瘟疫五 <small>附大头天行病</small>

瘟疫,众人一般病者是,又谓之天行时疫。治有三法,宜补,宜散,宜降。热甚者,加童便三酒盅。

入方

大黄　黄连　黄芩　人参　桔梗　防风　苍术　滑石　香附　人中黄

上为末,神曲糊丸,每服六七十丸,分气血与痰作汤使。气虚者四君子汤,血虚者四物汤,痰多者二陈汤送下,热甚者童便下。

又方　温病,亦治食积痰热,降阴火。

人中黄

饭为丸,绿豆大,下十五丸。

又时病。

半夏　川芎　茯苓　陈皮　山楂　白术　苍术<small>君</small>　甘草

如头痛加酒芩,口渴加干葛,身痛加羌活、薄桂、防风、芍药。

大头天行病,此为湿气在高巅之上,切勿用降药。

东垣有方。

羌活　酒黄芩　酒蒸大黄

【附方】

治大头病兼治喉痹歌:

人间治疫有仙方,一两僵蚕二大黄,姜汁为丸如弹子,井花调蜜便清凉。

冬温为病,非其时而有其气也。冬时严寒当君子闭藏,而反发泄于外,专用补药而带表药,如补中益气之类。

作人中黄法:

以竹筒两头留节,中作一窍,内甘草于中,仍以竹木钉闭窍,于大粪缸中浸一月，取出晒干。大治疫毒。

左手脉大于右手，浮缓而盛，按之无力。

大病虚脱，本是阴虚，用艾灸丹田者，所以补阳，阳生阴长故也，不可用附子，止可多服人参。

【附方】

漏芦汤　治脏腑积热，发为肿毒，时疫疙瘩，头面洪肿，咽嗌填塞，水药不下，一切危恶疫疠。

漏芦　升麻　大黄　黄芩　蓝叶　玄参等分

上咬咀，每服二钱，水煎服。肿热甚，加芒硝二钱。

消毒丸　治时毒疙瘩恶证。

大黄　牡蛎　僵蚕炒，等分

上为末，炼蜜丸，如弹子大，新水化一丸，内加桔梗、大力子汤尤妙。

洁古雄黄丸　辟时疾，可与病人同床，覆着衣服亦不相染。

雄黄一两，研　赤小豆炒　丹参　鬼箭羽各二两

上为细末，蜜丸，每服五丸，空心温下。

【点评】早在《内经》中就有对疫病认识的明确记载，《素问·刺法论》指出："五疫之至，皆向染易，无问大小，病状相似。"表明温疫具有传染性、流行性、临床表现相似性等特点。而丹溪"瘟疫，众人一般病者是，又谓之天行时疫"也即此意。他提出"宜补，宜散，宜降"三法治疗温疫，补者，补正气之不足；散者，散天行之时疫；降者，降内郁之痰热。故其在临证处方时，根据气血痰热的不同情况选择不同的方药送服，云："气虚者四君子汤，血虚者四物汤，痰多者二陈汤送下，热甚者童便下。"足资临床参考。

其中，丹溪对人中黄的作用大为赞赏，认为其"大治疫毒"，并详细介绍人中黄的制作方法，只是目前临床已弃而不用了。

火六

火，阴虚火动难治。火郁当发，看何经。轻者可降，重者则从其性而升之。实火可泻，黄连解毒之类，虚火可补。小便降火极速。凡气有余便是火，不足者是气虚。火急甚重者，必缓之，以生甘草兼泻兼缓，参术亦可。人壮气实，火盛颠狂者，可用正治，或硝黄冰水之类。人虚火盛狂者，以生姜汤与之，若投冰水正治立死。有补阴即火自降，炒黄柏、生地黄之类。凡火盛者，不可骤用凉药，必兼温散。可发有二：风寒外来者可发，郁者可发。气从左边起者，乃肝火也；气从脐下起者，乃阴火也；气从脚起，入腹如火者，乃虚之极也。盖火起于九泉之下多死，一法用附子末津调，塞涌泉穴，以四物汤加降火药服之妙。阴虚证本难治，用四物汤加炒黄柏，降火补阴。龟板补阴，乃阴中之至阴也。四物加白马胫骨，降阴中火，可代黄连、黄芩。黄连、黄芩、栀子、大黄、黄柏降火，非阴中之火不可用。生甘草缓火邪，木通下行泻小肠火。人中白泻肝火，须风露中二三年者。人中黄大凉，治疫病须多年者佳。中气不足者，味用甘寒。山栀子仁大能降火，从小便泄去，其性能屈曲下降，人所不知，亦治痞块中火邪。

入方

左金丸治肝火。一名回令丸。

黄连六两，一本作芩　　吴茱萸一两或半两

上为末，水丸或蒸饼丸，白汤下五十丸。

【附录】诸热瞀瘈，暴喑①冒昧，躁扰狂越，骂詈惊骇，胕肿疼酸，气逆冲上，禁慄如丧神守，嚏呕，疮疡，喉痹，耳鸣及聋，呕涌

---

① 喑（yīn 因）：同"瘖"，哑。《释名·释疾病》注："瘖，俺然无声也。"

溢食不下，目昧不明，暴注瞤瘈，暴疡，暴死，五志七情过极，皆属火也。火者有二：曰君火，人火也；曰相火，天火也。火内阴而外阳，主乎动者也，故凡动皆属火。以名而言，形质相生，配于五行，故谓之君；以位而言，生于虚无，守位禀命，因动而见，故谓之相。肾肝之阴，悉其相火。东垣曰：相火，元气之贼，火与元气不相两立，一胜则一负。然则如之何则可使之无胜负乎？周子曰：神发知矣。五性感动而万事出，有知之后，五者之性为物所感，不能不动，谓之动者，即《内经》五火也。相火易起，五性厥阳之火相扇，则妄动矣。火起于妄，变化莫测，无时不有，煎熬真阴，阴虚则病，阴绝则死。君火之气，经以暑与热言之；相火之气，经以火言之。盖表其暴悍酷烈，有甚于君火者也，故曰相火元气之贼。周子又曰：圣人定之以中正仁义而主静。朱子亦曰：必使道心常为一身之主，而人心每听命焉。此善处乎火者，人心听命于道心，而又能主之以静，彼五火将寂然不作。而相火者惟有裨补造化，而为生生不息之运用尔，何贼之有？

【附方】

东垣泻阴火升阳汤　治肌热烦热，面赤食少，喘咳痰盛。

羌活　甘草炙　黄芪　苍术各一两　升麻八钱　柴胡两半　人参　黄芩各七钱　黄连酒炒，半两　石膏半两，秋深不用

上咬咀，每服一两或半两，水煎。此药发脾胃火邪。又心、胆、肝、肺、膀胱药也。泻阴火，升发阳气，荣养气血者也。

升阳散火汤　治男子妇人，四肢发热，肌热，筋痹热，骨髓中热，发困，热如燎，扪之烙手，此病多因血虚而得之，或胃虚过食冷物，抑遏阳气于脾土，火郁则发之。

升麻　葛根　独活　羌活各半两　防风二钱半　柴胡八钱　甘草炙，三钱　人参　白芍各半两　甘草生，二钱

上咬咀，每服半两或一两，水煎，稍热服。

地骨皮散　治浑身壮热，脉长而滑，阳毒火炽，发渴。

地骨皮　茯苓各半两　柴胡　黄芩　生苄　知母各一两　石膏二两
羌活　麻黄各七钱半，有汗并去之

上咬咀，每服一两，入姜煎。

黄连解毒汤见暑类。

【点评】"相火论"是丹溪的主要学术思想之一。丹溪所论"相火"，包含了生理性相火，"天非此火不能生物，人非此火不能有生"，以及病理性相火，"相火，元气之贼"（详见《格致余论》）。丹溪治疗相火妄动，除用黄连、黄柏、山栀等清泻火邪外，还常予以"滋阴降火"。

左金丸为丹溪创制的治疗肝火偏亢的名方，深受历代医家所推崇。明代著名医家李梴所著的《医学入门》卷十六曰："左金丸：左，佐也；金，肺也。火旺烁金，药能辅佐肺金而平肝木也。又名回令丸，泻火以回金之令也。"吴崑《医方考》曰："肝脏火实，左胁作痛者，此方主之。……左，肝也。左金者，谓金令行左而肝平也。黄连乃泻心之物，泻去心火，不得乘其肺金，则清肃之令左行，而肝有所制矣；吴茱萸味辛热而气燥，燥则入肝，辛热则疏利，乃用之以为反佐。经曰：佐以所利，和以所宜。此之谓也。"都对左金丸作了很好地阐述。左金丸功能清泻肝火，降逆止呕。治肝火犯胃，胁肋胀痛，呕吐吞酸，嘈杂嗳气，口苦咽干，舌红，脉弦数等。目前临床上常用它治疗消化系统疾病，如胃炎、胆囊炎、胃及十二指肠溃疡、幽门梗阻等。

丹溪先生心法卷二

斑疹七

斑属风热挟痰而作，自里而发于外，通圣散中消息，当以微汗散之，切不可下。内伤斑者，胃气极虚，一身火游行于外所致，宜补以降，于《阴证略例》中求之。发斑似伤寒者，痰热之病发于外，微汗以散之，若下之非理。疹属热与痰在肺，清肺火降痰，或解散出汗，亦有可下者。疹即疮疹，汗之即愈，通圣散中消息之。瘾疹多属脾，隐隐然在皮肤之间，故言瘾疹也。发则多痒或不仁者，是兼风兼温之殊，色红者兼火化也。黄瓜水调伏龙肝，去红点斑。

戴云：斑，有色点而无头粒者是也。疹，浮小有头粒者，随出即收，收则又出是也，非若斑之无头粒者，当明辨之。

【附录】斑疹之病，其为证各异，疮发掀肿于外者，属少阳三焦相火也，谓之斑；小红靥行皮肤之中不出者，属少阴君火也，谓之疹。又伤寒阳证发斑有四，惟温毒发斑至重，红赤者为胃热也，紫黑者为胃烂也，一则下早，一则下之晚，乃外感热病发斑也，以玄参、升麻、白虎等药服之。阴证发斑，亦出背胸，又出手足，亦稀少而微红，若作热证，投之凉药，大误矣。此无根失守之火聚于胸中，上独薰肺，传于皮肤，而为斑点，但如蚊蚋虱蚤咬形状，而非锦纹也。只宜调中温胃，加以茴香、芍药，或以大建中之类，其火自下，斑自消退，可谓治本而不治标也。

入方

调中汤　治内伤、外感而发阴斑。

苍术_{一钱半}　陈皮_{一钱}　砂仁　藿香　芍药_炒　甘草_炙　桔梗　半夏　白芷　羌活　枳壳_{各一钱}　川芎_{半钱}　麻黄　桂枝_{各半钱}

上咬咀，姜三片，水煎服。

消毒犀角饮子　治斑及瘾疹。

牛蒡子_{六钱}　荆芥　防风_{各三钱}　甘草_{一钱}

上咬咀，水煎。

通圣散_{出丹溪经验方。}

川芎　当归　麻黄　薄荷　连翘　白芍　黄芩　石膏　桔梗_{一两}　滑石_{三两}　荆芥　栀子　白术_{二钱半}　甘草

上剉，水煎服。如身疼，加苍术、羌活；痰嗽，加半夏。每服细末三钱，生姜三片，擂细，荡起，煎沸服之。

玄参升麻汤　斑在身，治汗下吐后，毒不散，表虚里实发于外，甚则烦躁谵妄。

玄参　升麻　甘草_{等分}

上咬咀，水煎。

化斑汤　治伤寒汗吐下后，斑发脉虚。

白虎汤加人参，守真再加白术

上咬咀，时时煎服。

大建中汤

黄芪　当归　桂心　芍药_{各二钱}　人参　甘草_{各一钱}　半夏　黑附_{炮，去皮。各二钱半}

上咬咀，每服五钱，水二盏，姜三片，枣二枚，煎，食前服。

【点评】通圣散（出丹溪经验方）是在刘完素防风通圣散（出《宣明论方》）的基础上减防风、大黄、芒硝而成，治疗风邪痰热郁结于内而发于外的病症。"斑属风热挟痰而作，自里而发于外"，故于"通圣散中消息之"，在后疬风、诸疮痛以及耳聋的论述中，凡因里热而发于外者，丹溪都善用此方加减治疗。

疟八

疟疾有风、暑、食、痰、老疟、疟母。大法风暑当发汗。夏月多在风凉处歇，遂闭其汗而不泄故也。恶饮食者，必自饮食上得之。无汗者要有汗，散邪为主，带补；有汗者要无汗，正气为主，带散。一日一发者，受病一月；间日一发者，受病半年；三日一发者，受病一年；二日连发住一日者，气血俱病。疟病感虚者，须以人参、白术一二贴，托住其气，不使下陷，后使他药。内伤挟外邪同发，内必主痰，外以汗解散，二陈汤加柴胡、黄芩、常山、草果煎服。久疟不得汗者，二陈汤加槟榔，倍苍术、白术。一方加柴胡、葛根、川芎，一补一发，不可直截。老疟病，此系风暑于阴分，用血药引出阳分则散。

入方

川芎　抚芎　红花　当归　炒柏　白术　苍术　甘草　白芷

上剉，水煎，露一宿，次早服。

治疟一日间一日发者，补药带表药，后以截疟丹截之，若在阴分者，用药掣起阳分，方可截，即前药之属。

充案： 疟在阴分，须彻起阳分者，即《格致论》中云：脏传出至腑，乱而失期也。又当因其汗之多寡，而为补养升发之术。下陷，谓阳气下陷入阴血中。无汗要有汗，多用川芎、苍术、干葛、升麻、柴胡之属，此丹溪治疟之微旨，学者所当知也。

截疟常山饮

穿山甲炮　草果　知母　槟榔　乌梅　甘草炙　常山

上㕮咀，水酒一大碗，煎半碗，露一宿，临发日早服，得吐为顺。一云：加半夏、柴胡，去穿山甲；如吐，加厚朴，又或加青皮、陈皮。

又方

柴胡　草果　常山　知母　贝母　槟榔

上用酒水同煎，露一宿，临发前二时服。

又治疟母，此药消导。

青皮　桃仁　红花　神曲　麦芽　鳖甲_{醋煮为君}　三棱　莪术　海

粉　香附_{并用醋煮}

上为末，丸如梧子大，每服五七十丸，白汤下。

又治疟，寒热，头痛如破，渴饮冰水，外多汗出。

人参　白术　黄芪　黄芩　黄连　山栀　川芎　苍术　半夏　天

花粉

上咬咀，水二钟，姜三片，煎服。

又治疟病发渴。

生苄　麦门冬　天花粉　牛膝　知母　葛根　炒柏　生甘草

上咬咀，水煎。

截疟青蒿丸

青蒿_{半斤}　冬瓜叶　官桂　马鞭草

上焙干为末，水丸胡椒大，每一两分四服，于当发之前一时服

尽。又云：青蒿一两，冬青叶二两，马鞭草二两，桂二两。未知孰

是，姑两存之，以俟知者。

截疟。

槟榔　陈皮　白术　常山_{三钱}　茯苓　乌梅　厚朴_{各一钱半}

上咬咀，作二服，水酒各一钟，煎至一钟，当发前一日一服，临

发日早一服，服后少睡片时。

又疟疾后。

白术　半夏_{各一两}　黄连_{半两}　白芍_{三钱}　陈皮_{半两}

上为末，粥丸梧子大，每服六十丸，姜汤下。

【附录】世用砒霜等毒，不可轻用，俗谓脾寒，此因名而迷其实

也。苟因饮食所伤而得，亦未必全是寒，况其他乎？在其阳分者易

治，阴分者难治。疟母必用毒药消之，行气消坚为主。东垣谓：寒疟属太阳，热疟属阳明，风疟属少阳，在三阴经则不分，总曰温疟。此言是。但三阴经说不明，作于子午卯酉日者，少阴疟也；寅申巳亥日者，厥阴疟也；辰戌丑未日者，太阴疟也。疟脉多弦，但热则弦而带数，寒则弦而带迟，亦有病久而脉极虚微而无力，似乎不弦，然而必于虚微之中见弦，但不搏手耳，细察可见也。

疟，又名痁疾者，其证不一。《素问》又有五脏疟、六腑疟，详矣。初得病势正炽，一二发间，未宜遽截，不问寒热多少，且用清脾饮，或草果饮，或二陈汤加草果半钱，或平胃加草果半钱、柴胡半钱，又或养胃汤加川芎、草果各半钱。热少者，进取微汗；寒多者，宜快脾汤，服后寒仍多者，养胃汤加附子、桂枝各半钱，独寒尤宜，不效，则七枣汤；热多者，宜驱疟饮，或参苏饮，每服加草果半钱；大热不除，宜小柴胡汤；渴甚者，则以五苓散入辰砂少许；独热无寒，亦与小柴胡汤；热虽剧，不甚渴者，本方加桂四分，或以柴胡桂姜汤，候可截则截之。久疟、疟母不愈者，宜四兽饮，间服山甲汤。

【附方】

清脾汤

青皮　厚朴　白术　草果　柴胡　茯苓　黄芩　半夏　甘草炙，等分

上剉，水二盏，生姜三片，枣一枚，煎。忌生冷、油腻。

七枣汤

附子一个，炮，又以盐水浸，再炮，如此七次，去皮脐。又方川乌代附子，以水调陈壁土为糊，浸七次

上剉，分作二服，水二钟，姜七片，枣七枚，煎七分，当发日早温服。

驱疟饮

前胡　柴胡各四两　桂心　桔梗　厚朴　半夏各二两　黄芪　干姜炮　甘草炙。各二两

上剉，水二盏，生姜三片，枣四个，煎。

山甲汤

穿山甲　木鳖子_{等分}

上为末，每服二钱，空心，温酒调下。

人参　白术　茯苓　甘草_{减半}　陈皮　草果　半夏　枣子　乌梅　生姜_{等分}

上剉，同姜枣，以盐少许淹食顷，厚皮纸裹，以水润湿，慢火煨令香熟，焙干，每服半两，水煎，未发前并进数服。

有汗要无汗，正气为主，小柴胡加桂，或白虎加桂。无汗要有汗，散邪为主，带补，桂枝加黄芪知母石膏汤，或人参柴胡饮子。热多寒少，目痛，多汗，脉大，以大柴胡汤微利为度，余邪未尽，以白芷石膏三物汤，以尽其邪。

六和汤

人参　知母　草果　贝母　乌梅　白芷　槟榔　柴胡_{各一钱，用酒拌}　常山_{二钱}

上剉，水煎，姜三片，枣一个。

秘方清脾丸　治疟三日一发，或十日一发。

姜黄_{三钱}　白术_{二两半}　人参　槟榔　草果　莪术_{醋炒}　厚朴_{各半两}　黄芩　半夏　青皮_{各一两}　甘草_{三钱}

上为末，饭丸如梧子大，每六十丸，食远，白汤下，日二服。

红丸子　消食疟。

胡椒_{一两}　阿魏_{一钱，醋化}　莪术　三棱_{醋煮一伏时。各二两}　青皮_{炒，三两}

上为末，另用陈仓米末，同阿魏醋煮糊丸梧子大，炒土朱为衣，每服七十丸，姜汤下。

二陈汤_{见中风类。}

草果饮子

草果　川芎　紫苏叶　白芷　良姜　炙甘草　青皮_{去白，炒}　陈皮

去白

上等分，为粗末，每服三钱，水一盏，煎至七分，去渣，温服。留渣两服并一服，当日进三服，不以时。

人参养胃汤

平胃散加人参、茯苓、半夏、草果、藿香、生姜、乌梅。

参苏饮

陈皮_{去白} 枳壳_{麸炒} 桔梗 甘草_炙 木香_{各半两} 半夏 干葛 苏叶 前胡 人参 茯苓_{各七钱半。一方不用木香}

上剉，每服五钱，水盏半，生姜七分，枣一个，煎微热服。

五苓散 _{见中暑类。}

柴胡桂姜汤

柴胡_{八两} 桂枝 黄芩_{各三两} 栝楼根_{四两} 牡蛎_{二两} 甘草_{炙，二两} 干姜_{二两}

上剉，水煎，日三服，烦，汗出愈。

小柴胡汤

柴胡_{八两} 黄芩 人参 甘草_{炙。各三两} 半夏_{三两}

上剉，每五钱，水盏半，生姜五片，枣一枚，煎服，不拘时。

白虎加桂枝汤 治温疟。

知母_{六两} 甘草_{炙，二两} 石膏_{四两，碎} 桂枝_{一两} 粳米_{六合}

上剉，水煎，日三，汗出愈。

小柴胡加桂汤

本方去人参加桂一两。

桂枝加黄芪知母石膏汤

本方加黄芪、知母、石膏各四钱半。

大柴胡汤

柴胡_{八两} 黄芩 赤芍_{各三两} 大黄_{二两} 半夏_{一两半} 枳实_{半两，麸炒}

上剉，每五钱，水盏半，生姜五片，枣一枚，煎服，无时。

白芷石膏三物汤

白芷_{一两}　知母_{一两七钱}　石膏_{四两}

上为粗末，每半两，水一盏半，煎一盏，温服。

【点评】丹溪论疟从病症的一日一作、间日一作、三日一作、二日连发来判断疾病之浅深、气血之盛衰。治疗上主张在表者以散邪为主，入里者补虚为主，散邪与补虚常常相互兼顾，云："无汗者要有汗，散邪为主，带补；有汗者要无汗，正气为主，带散。"对此，程充发挥道："无汗要有汗，多用川芎、苍术、干葛、升麻、柴胡之属，此丹溪治疟之微旨，学者所当知也。"

同时，对疟疾的治疗，丹溪强调顾护正气，云："疟病感虚者，须以人参、白术一二贴，托住其气，不使下陷，后使他药。"对于虚弱之人而言，"常山、乌梅、砒丹等为劫痰之剂，若误用之，轻病为重，重病必死"（《格致余论》语）。因内伤挟外邪而发者，"内必主痰，外以汗解散"，倡用在二陈汤的基础上加截疟劫痰之品，总以免伐正气为旨。

痢九

痢，赤属血，白属气，有身热、后重、腹痛、下血。身热挟外感，小柴胡汤去人参。后重，积与气坠下之故，兼升兼消，宜木香槟榔丸之类。不愈者，用秦艽、皂角子、煨大黄、当归、桃仁、黄连、枳壳。若大肠风盛，可作丸服。保和丸亦治因积作后重者。五日后不可下，盖脾胃虚故也。后重窘迫者，当和气，木香、槟榔。腹痛者，肺金之气郁在大肠之间，如实者，以刘氏之法下之，虚则以苦梗开之，然后用治痢药，气用气药，血用血药，有热用黄芩、芍药之类，无热腹痛，或用温药，姜、桂之属。下血，四物为主。下血，多主食积与热，或用朴硝者。青六丸治血痢，效。痢疾初得一二日间，以利为法，切不可便用止涩之剂。若实者，调胃承气、大小承气、三乙承气下之；有热先退热，然后看其气病血病，加减用药，不可便用参术，然气虚者可用，胃虚者亦用之。血痢久不愈者，属阴虚，四物汤为主；凉血和血，当归、桃仁之属。下痢久不止，发热者，属阴虚，用寒凉药，必兼升散药并热药。下痢大孔痛者，因热流于下也，以木香、槟榔、黄连、黄芩、炒干姜。噤口痢者，胃口热甚故也。大虚大热，用香连丸、莲肉各一半，共为末，米汤调下。又方，人参二分，姜炒黄连一分，为末，浓煎，终日细细呷之。如吐则再服，但一呷下咽便开。人不知此，多用温热药甘味，此以火济火，以滞益滞。封脐引热下行，用田螺肉捣碎，入麝香少许，盦①脐内。下痢不治之证，下如鱼脑者半死半生，下如尘腐色者死，下纯血者死，下如屋漏水者死，下如竹筒注者不治。赤痢乃自小肠来，白痢乃自大肠来，皆湿热为本，赤白带浊同法。下痢有风邪下陷，宜升提之，盖风伤肝，肝主木故也。有湿伤血宜行湿清热。《内经》所谓身热则死，寒则生，此是大概言，必兼证详之方可，今岂无身热而生，寒而死者？脉沉小留连或微者易治，洪大数者难治也。脉宜滑大，不宜弦急。仲景治痢，可温者五法，可下者十法，或解表，或利小便，或待其自已，还分易治、难治、不治之证，至为详密，但与泻同，立论不分，学者当辨之。大孔痛，一曰温之，一曰清之，按久病身冷，脉沉小者，宜温；暴病身热，脉浮洪者，宜清宜补。有可吐者，亦有可汗可下者。初得之时，元气未虚，必推荡之，此通因通用之法，稍久气虚则不可下。壮实初病宜下，虚弱衰老久病宜升之。先水泻后脓血，此脾传肾，贼邪难愈；先脓血后水泻，此肾传脾，微邪易愈。下痢如豆汁者，湿也。盖脾肾为水谷之海，无物不受，常兼四脏，故五色之相杂，当先通利，此迎而夺之之义。如虚者，亦宜审之。因热而作，不可用巴

---

① 盦(ān 安)：覆盖。或同"淹"，用盐、香料等浸渍食物以利保藏。

豆。如伤冷物者，或可用，宜谨。又有时疫作痢，一方一家之内，上下传染相似，却宜明逆气之胜复以治之。

戴云：痢虽有赤白二色，终无寒热之分，通作湿热治，但分新旧，更量元气，用药与赤白带同。

入方

黄连　滑石　生芐　白芍　苍术　白术　当归　青皮　条芩

上剉，水煎。里急后重，炒连、滑石，加桃仁、槟榔，甚者大黄。呕者，用姜汁、半夏。

又方

干姜一钱　当归二钱半　乌梅三个　黄柏一钱半　黄连一钱

上剉，作一服，水煎，食前。若水泻，可等分用，或加枳壳。

又方　治热与血。

大黄　黄连　黄芩　黄柏　枳壳　当归　芍药　滑石　桃仁　甘草　白术等分

上为末，或汤调，或作丸，用面糊，或神曲糊丸服。一本云：误服热药、涩药，毒犯胃者，当明审，以祛其毒。

治白痢。

苍术　白术　神曲　茯苓　地榆　甘草

上剉，水煎。

治赤痢。

地黄　芍药　黄柏　地榆　白术

上剉，水煎。腹痛，加枳壳、厚朴；后重，加滑石、木香、槟榔；有热，加黄芩、山栀。

又治痢方。

滑石一两　苍术半两　川芎三钱　桃仁《活法》用　芍药半两，炒　甘草一钱

上为末，姜一片，擂细，煎滚服。

又方　孙郎中因饮水过多，腹胀，泻痢带白。

苍术　白术　厚朴　茯苓　滑石

上哎咀，水煎，下保和丸。又云：加炒曲、甘草。

又方　痢后脚弱渐细者。

苍术　酒芩　白芍各二两半　酒柏炒，半两

上为末，粥丸，以四物汤加陈皮、甘草，水煎送下。

又方　痢后腰痛，两脚无力。

陈皮　半夏　白芍各一钱　茯苓　苍术　当归　酒芩各半钱　白术
甘草各二钱

上哎咀，作一服，姜煎，食前。

又方　治小儿八岁下痢纯血，作食积治。

苍术　白术　黄芩　滑石　白芍　茯苓　甘草　陈皮　神曲炒

上哎咀，水煎，下保和丸。

治痢十法

其或恶寒发热，身首俱痛，此为表证，宜微汗和解，用苍术、川芎、陈皮、芍药、甘草、生姜三片煎。其或腹痛后重，小水短，下积，此为里证，宜和中疏气，用炒枳壳、制厚朴、芍药、陈皮、滑石、甘草煎。其或下坠异常，积中有紫黑血，而又痛甚，此为死血证，法当用擂细桃仁、滑石行之。或口渴，及大便口燥辣，是名挟热，即加黄芩；或口不渴，身不热，喜热手熨烫，是名挟寒，即加干姜。其或下坠在血活之后，此气滞证，宜于前药加槟榔一枚。其或在下则缠住，在上则呕食，此为毒积未化，胃气未平证，当认其寒则温之，热则清之，虚则用参术补，毒解积下食自进。其或力倦，自觉气少，恶食，此为夹虚证，宜加白术、当归身，虚甚者加人参，又十分重者，止用此一条加陈皮补之，虚回而利自止。其或气行血和积少，但虚坐努责，此为无血证，倍用当归身、尾，却以生芍药、生苄、生桃仁佐之，复以陈皮和之，血生自安。其或缠坠退减十之七八，秽积已尽，糟粕未实，当炒芍药、炒白术、炙甘草、陈皮、茯苓煎汤，下固肠丸三十粒。然固肠丸性燥，恐尚有滞气未尽行者，但当单饮此汤，固肠丸未宜遽用，盖固肠丸有去湿实肠之功。其或利后，糟粕未实，或食粥稍多，或饥甚方食，腹中作痛，切不可惊恐，当以白术、陈皮各半煎汤，和之自安。其或久痢后，体虚气弱，滑下不止，又当以药涩之，可用诃子、肉豆蔻、白矾、半夏，甚者添牡蛎，可择用之。然须用陈皮为佐，恐大涩亦能作痛。又甚者，灸天枢、气海。上前方用厚朴，专泻滞凝之气，然厚朴性大温而散气，久服大能虚人，滞气稍行即去之。余滞未尽，则用炒枳壳、陈皮，然枳壳亦能耗气，比之朴稍缓，比陈皮稍重，滞气稍退当去之，只用陈皮以和众药。然陈皮去白，有补泻之功，若为参术之佐，亦纯作补药用。凡痢疾腹痛，必以白芍药、甘草为君，当归、白术为佐，恶寒痛者加桂，恶热痛者加黄柏。达者更能参以岁气时令用药，则万举万全，岂在乎执方而已哉！

【附录】痢有气虚兼寒热，有食积，有风邪，有热，有湿，有阳气下陷，而感受不一，当分治。泻轻痢重，诸有积，以肚热缠痛推之；诸有气，以肚如蟹渤①验之。究其受病之源，决之对病之剂，大要以散风邪、行滞气、开胃脘为先，不可遽用肉豆蔻、诃子、白术辈以补住寒邪，不可投米壳、龙骨辈以闭涩肠胃，邪得补而愈盛，故证变作，所以日夕淹延而未已也。若升散者，以胃风汤、防风芍药汤、神术散、苍术防风汤、败毒散，皆可汗之。攻里，若有湿者，用导水丸；兼郁，承气汤、和中丸；若积滞，用圣饼子、脾积丸；冷积，用《局方》苏感丸；若湿热甚者，宜《宣明》玄青膏；若后重窘迫，用木香槟榔丸。色白者属气，赤白者属气血受病，赤黑相兼属湿热，青绿杂色是风与火湿。下血者，当凉血，当归、生芐。赤者属血，《保命集》四物汤加槐花、黄连、米壳醋炒。下利，脉沉弱而腹痛，用姜附汤，加对五苓、理中，又《机要》浆水散。若青色者，寒兼风。若阳气下陷者，以升阳益胃汤加桔梗、醋沃南星。用梅叶外贴眉攒极效，

---

① 蟹渤：证名。便下多气泡如蟹沫状，为气痢证候之一。

起泡便止。下痢，若湿盛，胜湿者，以平胃散对五苓散最可，或曲芎丸。老人奉养太过，饮食伤脾，为脾泄，《机要》白术芍药汤，湿胜，仙术炒用。若阴阳不分，当渗泄，以五苓之类，或单用茯苓实①炒为末，米饮调二钱。若气血俱虚，神弱者，以人参、白术、当归、芍药炒、茯苓，少加黄连服之，或钱氏白术散，又或十补汤佳。若暑痢而脉虚者，香薷饮，或清暑益气，又或六和汤、藿香正气各加木香半钱，名木香交加散。若白痢下如冻胶，或鼻涕，此属冷痢，宜除湿汤加木香一钱，虚弱者亦与十补汤。赤痢发热者，以败毒散加陈苍米一撮煎。下痢，小便不通者，黄连阿胶丸为最。

【附方】

胃风汤 治风冷入于肠胃，泄下鲜血，或肠胃湿毒，下如豆汁，或瘀血。

人参 茯苓 川芎 当归 桂 白术 白芍等分

上剉，水煎，入粟米百余粒，同煎。腹痛加木香。

噤口痢。

石莲肉日干

上为末，服二钱，陈仓米汤调下，便觉思食，仍以日照东方壁土炒真橘皮为末，姜枣略煎佐之。

戴人木香槟榔丸

木香 槟榔 青皮 陈皮 广术 枳壳 黄连 黄柏 大黄各半两 丑末 香附各二两

上为末，水丸梧子大，每五六十丸，煎水下，量虚实与之。《绀珠》多三棱、黄芩、当归，分两不同。

调胃承气汤

芒硝半斤 甘草炙，二两 大黄四两，去皮，酒洗

上剉，每服临期斟酌多少，先煮二味熟，去渣，下硝，上火煮二

---

① 茯苓实：即车前子。

三沸，顿服之。

大承气汤

大黄_{四两，如棋子大，酒洗}　厚朴_{八两，姜制}　枳实_{大者五枚，炒}　芒硝_{二合}

每服看证斟酌多少，先煮二物至七分，去渣，内大黄煮八分，去渣，内芒硝煎一二沸，温服。

小承气汤

大黄_{四两}　厚朴_{二两，姜炒}　枳实_{大者三枚，炒}

上剉，看证斟酌多少用之。

防风芍药汤

防风　芍药　黄芩_{各一两}

上咬咀，每服半两，水煎服。

神术散

苍术_{一斤}　藁本　川芎_{各六两}　羌活_{四两}　粉草　细辛_{各一两六钱}

上为粗末，每服三钱，姜三片煎。要出汗加葱白。

苍术防风汤

苍术_{二两}　防风_{一两}

姜七片煎。

败毒散

羌活　独活　人参　甘草_炙　柴胡　前胡　茯苓　枳壳_{麸炒}　川芎　桔梗_{等分}

上剉，每服四钱，水一盏，姜三片，薄荷五叶煎，热服。寒多则热服，热多则温服。伤湿加白术，脚痛加天麻。

神芎导水丸

大黄　黄芩_{二两}　丑末　滑石_{四两}

上为末，滴水丸，每四五十丸，温水下。

和中丸

白术_{二两四钱}　厚朴_{二两}　陈皮_{一两六钱}　半夏_{泡，一两}　槟榔_{五钱}　枳

实五钱　甘草四钱　木香二钱

上用生姜自然汁浸，蒸饼为丸，每三十丸，温水下，食远。

圣饼子

黄丹二钱　定粉三钱　密陀僧二钱　舶上硫黄三钱　轻粉少许

上为细末，入白面四钱，滴水和为指尖大，捻作饼子，阴干，食前，浆水磨化服之，大便黑色为妙。

苏感丸

以苏合香丸与感应丸，二药和匀，如粟米大，每五丸，淡姜汤空心下。

宣明玄青膏

黄连　黄柏　大黄　甘遂　芫花醋拌炒　大戟各半两　丑头末二两　轻粉二钱　青黛一两

上为末，水丸小豆大，初服十丸，每服加十丸，日三，以快利为度。

保命集四物汤

本方内加槐花、黄连、御米壳等分。

姜附汤　理中汤并见中寒类。

五苓散见中暑类。

浆水散

半夏一两，汤洗　附子半两，炮　干姜一作干生姜　桂　甘草炙。各五钱　良姜二钱半

上为细末，每服三五钱，浆水二盏，煎至半盏，和滓热服。

升阳益胃汤

羌活　独活　防风各半两　柴胡　白术　茯苓渴勿用　泽泻各三钱　黄芪二两　人参　半夏　甘草炙。各一两　黄连一钱　陈皮四钱　白芍五钱

上㕮咀，每服三钱，水煎，入姜枣，温服。

曲劳丸

川芎　神曲　白术　附子炮。等分

上为细末，面糊丸梧子大，每服三五十丸，温米饮下。此药亦治飧泄。

机要白术芍药汤

白术　芍药各一两　甘草五钱

上剉，每服一两，水煎。

钱氏白术散

人参　白茯苓　白术　木香　甘草　藿香各一两　干姜

上为粗末，水煎。

香薷饮　清暑益气汤并见中暑类。

六和汤见霍乱类。或加香薷、厚朴。

藿香正气散见中风类。

黄连阿胶丸

阿胶炒，二两　黄连三两　茯苓二两

上水熬阿胶膏，搜和二末为丸，米饮下。

固肠丸见妇人类。

除湿汤见泄泻类。

十全大补汤见诸虚类。

【点评】本篇所论痢下，丹溪认为是因湿热所致，曰："赤痢乃自小肠来，白痢乃自大肠来，皆湿热为本。"阐明了本病病因的重点所在，也为治疗痢下创立了清热利湿之大法。

丹溪治痢在强调清热利湿的同时，还具有以下几个特点：首先，非常重视辨证论治，论中痢下治疗，多是根据不同的症候随症加减，"治痢十法"中还详细论述了不同病症的特点及其遣方用药规则；其次，阐明痢下早期应重视放邪出路，痢下初得之时，元气未虚，当以通利为法，祛邪外出，不能用止涩之剂，稍久脾胃气虚，便不可用下法；再则，强调时疫之痢的传染性，明确提出了它与一般痢下的区别。丹溪治疗痢下的观点和方法在后世痢疾治疗中得到了广泛应用。故后世医家曰："丹溪论痢,言简意赅,铸古炉今,持论平正,故影响甚为深远。"

泄泻十

泄泻,有湿、火、气虚、痰积。

湿用四苓散加苍术,甚者苍白二术同加,炒用,燥湿兼渗泄。火用四苓散加木通、黄芩,伐火利小水。痰积宜豁之,用海粉、青黛、黄芩,神曲糊丸服之。在上者用吐提。在下陷者宜升提之,用升麻、防风。气虚用人参、白术、炒芍药、升麻。食积二陈汤加泽泻、苍术、白术、山楂、神曲、川芎,或吞保和丸。泻水多者,仍用五苓散。久病大肠气泄,用熟地黄半两,炒白芍、知母各三钱,升麻、干姜各二钱,炙甘草一钱,为末,粥丸服之。仍用艾炷如麦粒,于百会穴灸三壮。脾泻当补脾气,健运复常,用炒白术四两,炒神曲三两,炒芍药三两半,冬月及春初用肉蔻代之,或散或汤,作饼子尤佳。食积作泻,宜再下之,神曲、大黄作丸子服。脾泻已久,大肠不禁,此脾已脱,宜急涩之,以赤石脂、肉豆蔻、干姜之类。

戴云:凡泻水,腹不痛者是湿;饮食入胃不住,或完谷不化者是气虚;腹痛泻水肠鸣,痛一阵泻一阵是火;或泻时或不泻,或多或少是痰;腹痛甚而泻,泻后痛减者是食积。

入方

一老人奉养太过,饮食伤脾,常常水泻,亦是脾泻。

黄芩炒,半两　白术炒,二两　白芍酒拌炒　半夏各一两,炮　神曲炒　山楂炒。各一两半

上为末,青荷叶包饭烧熟,研,丸如梧子大,食前,白汤下。

一老人年七十,面白,脉弦数,独胃脉沉滑,因饮白酒作痢,下血淡脓水,腹痛,小便不利,里急后重,参术为君,甘草、滑石、槟

榔、木香、苍术为佐，下保和丸二十五丸。第二日前证俱减，独小便不利，以益元散与之安。

治痛泻。

炒白术三两　炒芍药二两　炒陈皮两半　防风一两

久泻加升麻六钱

上剉，分八贴，水煎，或丸服。

止泻方姜曲丸

隔年陈麦面作曲二两，炒，又一两　茴香五钱　生姜二两，又一两

上为末，或丸，每服五七钱，白汤下。

又方

肉豆蔻五两　滑石夏二两半，秋二两，春冬一两二钱半

上为末，饭丸，或水调服。

青六丸　去三焦湿热，治泄泻多与清化丸同用，并不单用，兼治产后腹痛或自利者，能补脾补血，亦治血痢。

六一散一料　红曲炒，半两，活血。又云：二两半

上为末，饼丸梧子大，每五七十丸，白汤下。

又方　治泄泻或呕吐。

上以六一散，生姜汁入汤调服。

【附录】寒泻，寒气入腹，攻刺作痛，洞下清水，腹内雷鸣，米饮不化者，理中汤，或吞大已寒丸，宜附子桂香丸，畏食者八味汤。热泻，粪色赤黄，肛门焦痛，粪出谷道，犹如汤浇，烦渴，小便不利，宜五苓散吞香连丸。湿泻，由坐卧湿处，以致湿气伤脾，土不克水，梅雨久阴，多有此病，宜除湿汤吞戊己丸，佐以胃苓汤，重者术附汤。伤食泻，因饮食过多，有伤脾气，遂成泄泻，其人必噫气，如败卵臭，宜治中汤加砂仁半钱，或吞感应丸尤当。有脾气久虚，不受饮食者，食毕即肠鸣腹急，尽下所食物才方宽快，不食则无事，俗名录食泻，经年不愈，宜快脾丸三五粒。因伤于酒，每晨起必泻者，宜理中汤加干葛，或吞酒煮黄连丸。因伤面而泻者，养胃汤加萝卜子炒研破一钱，痛者更加木香半钱，

泻甚者去藿香，加炮姜半钱。有每日五更初洞泻，服止泻药并无效，米饮下五味丸，或专以五味子煎饮，亦治脾肾泻。虽省节饮食忌口，但得日间、上半夜无事，近五更其泻复作，此病在肾，俗呼为脾肾泻，分水饮下二神丸及椒朴丸，或平胃散下小茴香丸。病久而重，其人虚甚，宜椒附汤。暑泻，因中暑热者，宜胃苓汤或五苓散加车前子末少许，甚效。世俗类用涩药治痢与泻，若积久而虚者，或可行之，初得之者，必变他疾，为祸不小，殊不知多因于湿，惟分利小水最为上策。

【附方】

四苓散 即五苓散内去桂。

五苓散　益元散 并见中暑类。

理中汤 见中寒类。

大已寒丸

荜拨　肉桂各四两　干姜炮　高良姜各六两

上为末，水煮，面糊丸梧子大，每三十丸，空心，米饮吞下。

八味汤

吴茱萸汤洗七次　干姜炮。各二两　陈皮　木香　肉桂　丁香　人参
当归洗，焙。各一两

上剉，每四钱，水一盏，煎七分，温服。

香连丸

黄连去须，十两，用吴茱萸五两同炒赤色，去茱萸不用　木香二两四钱，不见火

上为末，醋糊丸梧子大，每二十丸，空心，米饮下。

升阳除湿汤

升麻　柴胡　防风　神曲　泽泻　猪苓各半两　苍术一两　陈皮
甘草炙　大麦蘖面各三钱

上作一服，水煎，饭后热服。胃寒肠鸣，加益智仁、半夏各半钱，姜枣煎，非肠鸣不用。

戊已丸 治胃经受热，泄痢不止。

黄连　吴茱萸去梗，炒　白芍各五两

上为末，面糊丸梧子大，每三十丸，米饮下。

胃苓汤 夏秋之间，脾胃伤冷，水谷不分，泄泻不止。

五苓散 平胃散

上合和，姜枣煎，空心服。

术附汤《和剂》。

甘草二两，炙 白术四两 附子炮，一两半

上剉，每服三钱，姜五片，枣一枚，煎，空心服。

治中汤见脾胃类。

感应丸出《宝鉴》。

木香 肉豆蔻 丁香各一两半 干姜炮，一两 巴豆七十个，去皮、心、膜，研出油 杏仁百四个，汤浸，去皮尖，研

上前四味为末，外入百草霜二两研，与巴豆、杏仁七味同和匀，用好蜡六两，溶化成汁，以重绢滤去粗，更以好酒一升，于银石器内煮蜡数沸，倾出，待酒冷，其蜡自浮于上，取蜡秤用。春夏修合，用清油一两，铫内熬令末散香熟，次下酒煮蜡四两，同化成汁，就铫内乘热拌和前项药末。秋冬修合，用清油一两半，同煎煮熟成汁，和匀药末成剂，分作小铤子，油纸裹，旋丸服之，每三十丸，空心，姜汤下。

保和丸见积聚类。

酒蒸黄连丸

黄连半斤，净酒二升浸，以瓦器置甑上蒸至烂，取出晒干

上为末，滴水丸，每五十丸，食前，温水下。

养胃汤见疟类。

五味子散 治肾泄。

五味子二两 吴茱萸半两，细粒绿色者

上二味，炒香熟为度，细末，每服二钱，陈米饮下。有一亲识，每五更初晓时必溏泄一次，此名肾泻，服此愈。

椒附丸《微义》。

椒红炒 桑螵蛸炙 龙骨 山茱萸取肉 附子炮 鹿茸酒蒸，焙

上为末，酒糊丸，每六十，空心。

二神丸

破故纸_{炒，四两}　肉豆蔻_{二两，生}

上为末，以大肥枣四十九个，生姜四两，切，同煮枣烂，去姜，取枣肉研膏，入药和丸，每五十丸，盐汤下。

【点评】湿、火、气虚、痰积、食积是引起泄泻的主要病因。对各种泄泻的治疗用药，丹溪也进行了充分的论述。戴元礼所评对明确泄泻的病因起到了画龙点睛的作用。

丹溪弟子方广在《丹溪心法附余》中进一步发挥道："泄泻之证，虽分湿、火、虚、寒、痰、食六者之殊，必以渗湿燥脾为主，而随证加药焉。湿则导之，火则清之，寒则温之，虚则补之，痰则豁之，食则消之，是其治也。虽然六证既明，而三虚不可不察，三虚者何？脾虚、肾虚、肝虚也。脾虚者，饮食所伤也；肾虚者，色欲所伤也；肝虚者，忿怒所伤也。饮食伤脾，不能运化；色欲伤肾，不能闭藏；忿怒伤肝，木邪克土，皆令泄泻。然肾泄、肝泄，间忽有之，而脾泄恒多尔。盖人终日饮食，一或有伤脾胃，便致泄泻也必矣！"阐明除湿、火、虚、寒、痰、食等病因外，脾虚、肾虚、肝虚等也是引起泄泻的病因，其中脾虚失运是引起泄泻的最主要原因。

燥结十一

燥结血少，不能润泽，理宜养阴。

入方

治大肠虚秘而热。

白芍_{一两半}　陈皮　生芐　归身_{一两}　条芩　甘草_{二钱}

上为末，粥丸，白汤下七八十丸。

【附录】凡人五味之秀者养脏腑，诸阳之浊者归大肠，大肠所以司出而不纳也。今停蓄蕴结，独不得疏导，何哉？抑有由矣。邪入里则胃有燥粪，三焦伏热则津液中干，此大肠挟热然也；虚人脏冷而血脉枯，老人脏寒而气道涩，此大肠之挟冷然也。亦有肠胃受风，涸燥秘涩，此证以风气蓄而得之。若夫气不下降，而谷道难，噫逆泛满，必有其证矣。

东垣诸论，原附于此，今节不录，观者宜于东垣书中求之。

【附方】理宜节去，姑存以便阅者。

导滞通幽汤 治大便难，幽门不通，上冲，吸门不开，噎塞不便，燥秘气不得下，治在幽门，以辛润之。

归身 升麻 桃仁泥各一钱 生芐 熟芐各半钱 甘草炙 红花各三分

上作一服，水煎，食前，调槟榔末半钱，或加麻仁泥一钱。加大黄，名当归润燥汤。

润燥汤

升麻 生芐各二钱 归梢 生甘草 大黄煨 熟芐 桃仁泥 麻仁各一钱 红花半钱

上除桃仁、麻仁另研，作一服，水煎，次下桃仁、麻仁煎，空心热服。

活血润燥丸 治大便风秘、血秘，常常燥结。

归梢一钱 防风三钱 大黄纸裹煨 羌活各一两 桃仁二两，研如泥 麻仁二两五钱，研 皂角仁烧存性，一两五钱，其性得温则滑，温滑则燥结自通

上除二仁另研外，余为末后和匀，蜜丸梧子大，空心服五十丸，白汤送下。三两服后，以苏子麻子粥，每日早晚食之，大便不致结燥。以磁器盛之，纸封，无令见风。

半硫丸 治冷秘，风秘结，老人秘。

透明硫黄研 半夏洗七次。等分

上为末，生姜糊丸梧子大，服二十丸，姜汤下。或用葱白一条，姜三片，煎入阿胶二片，溶开，食前空心送下。

麻仁丸　治大便秘，风秘，脾约。

郁李仁　麻子仁各六两，另研　大黄二两半，以一半炒　山药　防风枳壳炒，七钱半　槟榔五钱　羌活　木香各五钱半

上为末，蜜丸梧子大，服七十丸，白汤下。

脾约丸

麻仁一两二钱半，研　枳实　厚朴　芍药各二两　大黄四两，蒸　杏仁去皮，麸炒，一两二钱，研

上为末，炼蜜丸梧子大，服三五十丸，温水下。

凡诸秘服药不通，或兼他证，又或老弱虚极，不可用药者，用蜜熬，入皂角末少许，作兑以导之，冷秘，生姜兑亦佳。

【点评】方广《丹溪心法附余》曰："燥结之症，有虚实二者之分，何则？或因风寒邪从外入，或因七气火自内起，此是湿热怫郁，燥结有时，乃为实也，实则宜荡涤肠胃，开结软坚，如大黄、芒硝、枳实、厚朴，承气汤之类是也；或因病久饮食少进，或因年高将息失宜，此是血液枯涸，燥结无时，乃为虚也，虚则宜滋养阴血，润燥散热，如当归、地黄、桃仁、条芩，润燥汤之类是也。凡燥结之症，苟不审虚实而轻用药，死生如反掌之易也耶。"可参。

霍乱十二

内有所积，外有所感，致成吐泻，仍用二陈汤加减，作吐以提其气。此非鬼神，皆属饮食，前人确论，乃阳不升，阴不降，乖隔而成。切莫与谷食，虽米饮一呷，入口即死。必待吐泻过二三时，直至饥甚，方可与稀粥食之。脉多伏欲绝。见成吐泻不彻，还用吐提其气

起。或用樟木煎汤吐之亦可。大法生姜理中汤最好，不渴者可用。如渴者用五花散，有吐者以二陈汤探吐，亦有可下者。转筋不住，男子以手挽其阴，女子以手牵乳近两边，此《千金》妙法也。转筋皆属乎血热，四物汤加酒芩、红花、苍术、南星煎服。干霍乱者，最难治，死在须臾，升降不通，当以吐提其气，极是良法，世多用盐汤。此系内有物所伤，外有邪气所遏，有用吐者，则兼发散之义，有用温药解散者，不可用凉药，宜二陈汤加解散药。

二陈汤

加川芎　苍术　防风　白芷又云白术

上到，姜五片，煎服。

治霍乱方

苍术　厚朴　陈皮　葛根各一钱半　滑石三钱　白术二钱　木通一钱
甘草炙

上到，入姜煎汤，下保和丸四五十丸。

戴云：霍乱者，吐也，有声有物。凡有声无物而躁乱者，谓之干霍乱也。

【附录】霍乱之候，挥霍变乱起于仓卒，多因夹食伤寒，阴阳乖隔，上吐下利，而躁扰痛闷，是其候也。偏阳则多热，偏阴则寒，卒然而来，危甚风烛。其湿霍乱死者少，干霍乱死者多。盖以所伤之物，或因吐利而尽泄出则止，故死者少也。夫上不得吐，下不得利，所伤之物拥闭正气，关格阴阳，其死者多。霍乱，热多而渴者，五苓散；寒多而不饮水者，理中汤。或有寒，腹满而痛，四肢拘急，转筋下利者，以理中汤加生附子、官桂。中暑霍乱，烦躁大渴，心腹撮痛，四肢冷，冷汗出，脚转筋，用藿香散。《千金方》云：转筋者，用理中汤加火煅石膏。若霍乱吐泻，心腹疗痛，先以盐汤探吐，后服藿香正气加木香半钱。若频欲登圊不通者，更加枳壳一钱。入于夏月，多食瓜果，多饮冷乘风，以致食留不化，因食成痞，隔绝上下，遂成霍乱，以六和汤倍加藿香煎服，皆要药也。

【附方】

六和汤

砂仁　半夏　杏仁　人参　甘草炙。各一两　赤茯苓　藿香　扁豆炒　木瓜各二两

上剉，每服五钱，水二钟，生姜三片，枣一个，煎，温服。一本有香薷、厚朴各四两。

二陈汤见中风。

五苓散见中暑。

理中汤见中寒。

藿香正气散见中风。

通脉四逆汤　治霍乱多寒，身冷脉绝。

吴茱萸二两，炒　附子炮，一两　桂心　通草　细辛　白芍　甘草炙。各半两　当归二钱

上咀，每四钱，水酒各半，加生姜煎。

木瓜汤　治霍乱吐下，举体转筋，入腹则闷绝。

干木瓜一两　吴茱萸半两　茴香炙　甘草各一钱

上咀，每服四大钱，姜三片，苏十叶煎。

【**点评**】霍乱是以起病突然，剧烈吐泻，腹痛转筋为特征的急性外感病。丹溪认为"内有所积，外有所感，致成吐泻"为本病的主要病因。尽管本病起病急，病情重，但丹溪明确强调："此非鬼神，皆属饮食，前人确论，乃阳不升，阴不降，乖隔而成。"故以饮食所伤，气机升降失常为本病的主要病机。

丹溪论治霍乱具有以下两个特点：①提倡用吐法治疗霍乱。由于霍乱是宿食秽浊之气中阻，气机升降窒塞，上下不通所致，故治疗以"作吐以提其气"为大法，目的是吐去胸膈及胃中宿食痰饮浊邪，使气机畅达，霍乱自止。尤其是对于上不得吐、下不得利，邪气阻碍使正气壅闭，阴阳乖隔的干霍乱者，丹溪认为"吐提其

气，极是良法"。②注意顾护脾胃运化。丹溪云："切莫与谷食，……必待吐泻过二三时，直至饥甚，方可与稀粥食之。"霍乱的病变部位主要在脾胃，脾胃受邪，升降失司，呕吐未止，邪气未尽，进食将进一步增加肠胃的负担，使邪气滞留于内，"米饮一呷，入口即死"。必待到患者吐泻停止，有饥饿感，提示邪气已尽，方可与稀粥扶助正气，补益胃气。

痰十三

脉浮当吐。久得脉涩，卒难开也，必费调理。大凡治痰，用利药过多，致脾气虚，则痰易生而多。湿痰，用苍术、白术；热痰，用青黛、黄连、芩；食积痰，用神曲、麦芽、山楂；风痰，用南星；老痰，用海石、半夏、瓜蒌、香附、五倍子，作丸服。痰在膈上，必用吐法，泻亦不能去。风痰多见奇证，湿痰多见倦怠软弱。气实痰热结在上者，吐难得出。痰清者属寒，二陈汤之类。胶固稠浊者，必用吐。热痰挟风，外证为多。热者清之，食积者必用攻之，兼气虚者，用补气药送。痰因火盛逆上者，以治火为先，白术、黄芩、软石膏之类。内伤夹痰，必用参、芪、白术之属，多用姜汁传送，或加半夏，虚甚加竹沥。中气不足，加参、术。痰之为物，随气升降，无处不到。脾虚者，宜清中气，以运痰降下，二陈汤加白术之类，兼用升麻提起。中焦有痰则食积，胃气亦赖所养，卒不便虚，若攻之尽则虚矣。痰成块，或吐咯不出，兼气郁者，难治。气湿痰热者难治。痰在肠胃间者，可下而愈。在经络中，非吐不可，吐法中就有发散之义焉。假如痫病因惊而得，惊则神出舍，舍空则痰生也。血气入在舍，而拒其神不能归焉。血伤必用姜汁传送。黄芩治热痰，假其下火也。竹沥滑痰，非姜汁不能行经络。五倍子能治老痰，佐他药大治顽痰。二陈汤一身之痰都治管，如要下行，加引下药，在上加引上药。凡用吐药，宜升提其气便吐也，如防风、山栀、川芎、桔梗、芽茶、生姜、齑汁之类，或用瓜蒂散。凡风痰病，必用风痰药，如白附子、天麻、雄黄、牛黄、片芩、僵蚕、猪牙皂角之类。诸吐法另具于后。

凡人身上中下有块者，多是痰，问其平日好食何物，吐下后方用药。许学士用苍术治痰成窠囊一边行，极妙。痰夹瘀血，遂成窠囊。眩运嘈杂，乃火动其痰，用二陈汤加山栀子、黄连、黄芩之类。噫气吞酸，此食郁有热，火气上动，以黄芩为君，南星、半夏为臣，橘红为使，热多加青黛。痰在胁下，非白芥子不能达；痰在皮里膜外，非姜汁、竹沥不可导达；痰在四肢，非竹沥不开。痰结核在咽喉中，燥不能出入，用化痰药和咸药软坚之味，瓜蒌仁、杏仁、海石、桔梗、连翘，少佐朴硝，以姜汁蜜和丸，噙服之。海粉即海石，热痰能降，湿痰能燥，结痰能软，顽痰能消，可入丸子、末子，不可入煎药。枳实泻痰，能冲墙壁。小胃丹治膈上痰热，风痰湿痰，肩膊诸痛，能损胃气，食积痰实者用之，不宜多。

喉中有物，咯不出，咽不下，此是老痰，重者吐之，轻者用瓜蒌辈，气实必用荆沥。天花粉大能降膈上热痰。痰在膈间，使人颠狂，或健忘，或风痰，皆用竹沥，亦能养血，与荆沥同功。治稍重能食者，用此二味，效速稳当。二沥治痰结在皮里膜外，及经络中痰，必佐以姜汁。韭汁治血滞不行，中焦有饮，自然汁冷吃二三银盏，必胸中烦躁不宁，后愈。参芪丸能消痰。

入方

青礞石丸 解食积，去湿痰，重在风化硝。

南星二两，切作片，用白矾末五钱，水浸一二日，晒干。又云一两 半夏一两，汤泡，切作片，以皂角水浸一日，晒干 黄芩姜汁炒 茯苓 枳实炒。各一两 法制硝同莱菔水煮化去卜，绵滤令结，入腊月牛胆内，风化，秤五钱，或只风化硝亦可。又云一两 礞石二两，捶碎，焰硝二两，同入小砂罐内，瓦片盖之，铁线缚定，盐泥固济，晒干，火煅红，候冷取出

上为末，神曲糊丸梧子大，每服三五十丸，白汤下。一方加苍术

半两，滑石一两，看病冷热虚实，作汤使。一本礞石、南星各一两，无枳实。

又方

半夏二两　白术一两　茯苓七钱半　黄芩　礞石各一两　风化硝二钱

上为末，同前。

润下丸　降痰甚妙。

南星一两　半夏二两，各依橘红制　黄芩　黄连各一两　橘红半斤，以水化盐五钱，拌令得所，煮干焙燥　甘草炙，一两

上为末，蒸饼丸如绿豆大，每服五七十丸，白汤下。一方单用陈皮半斤，盐半两，水拌，煮陈皮候干，焙燥为末，入甘草末一两，炊饼同上丸，亦好去胸膈有痰兼嗽。上热加青黛，有湿加苍术，或加参芪，看虚实作汤使。

又方　治湿痰喘急，止心痛。

半夏一味，不拘多少，香油炒

上为末，粥丸梧子大，每服三五十丸，姜汤下。

又方

黄芩　香附　半夏姜制　贝母

已上治湿痰。加瓜蒌仁、青黛作丸子，治热痰。

又方　燥湿痰，亦治白浊因痰者。

南星　半夏各一两　蛤粉二两

上为末，神曲糊丸如梧子大，青黛为衣，每服五十丸，姜汤下。湿痰加苍术，食积痰加神曲、麦芽、山楂，热加青黛。

中和丸　治湿痰气热。

苍术　黄芩　半夏　香附等分

上为末，粥丸梧子大，每服五七十丸，姜汤下。

又方　治痰嗽。

黄芩酒洗，一两半　贝母　南星各一两　滑石　白芥子去壳。各半两

风化硝二钱半，取其轻浮速降

上为末，汤泡，蒸饼丸服。

导痰汤

南星_{炮，一两} 橘红_{去白，一两} 赤茯苓_{去皮，一两} 枳壳_{去穰，麸炒，一两} 甘草_{炙，半两。又云一两} 半夏_{四两。又云四钱}

上水煎，生姜五片，食前服。

千缗汤 治喘。

半夏_{七个，泡制，每个作四片} 皂角_{去皮，炙，一寸} 甘草_{炙，一寸}

上咀，作一服，生姜如指大煎。

小胃丹

芫花_{好醋拌匀，过一宿，瓦器不住手搅，炒令黑，不要焦} 甘遂_{湿面裹，长流水浸半日，再用水洗，晒干，又水浸，冬七春秋五日，或水煮亦可} 大戟_{长流水煮一时，再水洗，晒干。各半两} 大黄_{湿纸裹煨勿焦，切，焙干，再酒润炒熟，焙干，一两半} 黄柏_{三两，焙炒}

上为末，粥丸麻子大，每服二三十丸，临卧，津液吞下，或白汤一口送下，取其膈上之湿痰热积，以意消息之，欲利则空心服。又方：甘遂、大戟减三分之一，朱砂为衣，名辰砂化痰丸。一方加木香、槟榔各半两，蒸饼丸，每服七八丸，至十丸止。

治酒痰。

青黛 瓜蒌

上为末，姜蜜丸，嚼化，救肺。

治郁痰。

白僵蚕 杏仁 瓜蒌仁 诃子 贝母 五倍子

上为末，糊丸梧子大，每服五十丸，白汤下。

导痰丸

吴茱萸_{三钱，制} 茯苓_{一两} 黄连_{半两} 滑石_{七钱半} 苍术_{泔浸，一两}

上为末，糊丸梧子大，每服八九十丸，姜汤下。

茯苓丸_{出《千金方》，《百一选方》同。}

半夏_{四两} 茯苓_{二两} 枳壳_{一两} 风化硝_{半两}

上为末，蒸饼或神曲、姜汁糊丸，梧子大，每服三十丸，姜汤下。

又方 治食积痰火，并泻胃火。

软石膏不拘多少，研细

上用醋糊丸，如绿豆大，每服二十丸，白汤下。

又方 治阴虚内多食积痰。

川芎七钱 黄连 瓜蒌仁 白术 神曲 麦芽各一两 青黛半两
人中白三钱

上为末，姜汁蒸饼丸服。

久吐痰喘。

杏仁去皮尖，生用 来复丹炒

上等分为末，粥丸麻子大，每服十五丸，白汤下。

黄连化痰丸

半夏一两半 黄连一两 吴茱萸汤洗，一钱半 桃仁二十四个，研 陈皮
半两

上为末，面糊丸绿豆大，每服一百丸，姜汤送下。

白玉丸

巴豆三十个，去油 南星 半夏 滑石 轻粉各三钱

上为末，皂角仁浸浓汁，丸梧子大，每服五七丸，姜汤下。

黄瓜蒌丸 治食积痰壅滞喘急。

瓜蒌仁 半夏 山楂 神曲炒。各等分

上为末，瓜蒌水丸，姜汤、竹沥送下二三十丸。

又方

瓜蒌仁 半夏一两 苍术二两 香附二两半 黄芩 黄连半两

又方

瓜蒌仁 黄连半两 半夏一两

上为末，糊丸梧子大，服五十丸。

抑痰丸

瓜蒌仁一两 半夏二钱 贝母二钱

上为末，蒸饼丸如麻子大，服一百丸，姜汤下。

清膈化痰丸

黄连　黄芩各一两　黄柏　山栀各半两　香附一两半　苍术二两

上为末，蒸饼丸，白汤下。

搜风化痰丸

人参　槐角子　僵蚕　白矾　陈皮去白　天麻　荆芥各一两　半夏四两，姜汁炒　辰砂半两，另研

上为末，姜汁浸，蒸饼为丸，辰砂为衣，服四十丸，姜汤下。

坠痰丸　治痰饮。

黑丑头末，二两　枳实炒，一两半　白矾三钱，枯一半　朴硝二钱，风化　枳壳一两半，炒　猪牙皂角二钱，酒炒

上为末，用萝卜汁丸，每服五十丸，鸡鸣时服，初则有粪，次则有痰。

治湿痰。

苍术三钱　白术六钱　香附一钱半　白芍酒浸，炒，二钱半

上为末，蒸饼丸服。

治肥人湿痰。

苦参　半夏各钱半　白术二钱半　陈皮一钱

上咀，作一服，姜三片，竹沥半盏，水煎，食远，吞三补丸十五丸。

祛风痰，行浊气。

明矾一两　防风二两　川芎　猪牙皂角　郁金各一两　蜈蚣二条，用赤脚、黄脚各一条

上为末，蒸饼丸梧子大，每服三十丸，食前，茶汤下。春以芭蕉汤探吐痰。

上焦风痰。

瓜蒌　黄连　半夏　牙皂

73

姜汁浸，炊饼丸。

痰气方

片芩炒　半夏各半两　白术　白芍各一两　茯苓　陈皮各三钱

上为末，蒸饼泡姜汁丸服。

利膈化痰丸

南星　蛤粉研细，一两　半夏　瓜蒌仁　贝母去心，治胸膈痰气最妙
香附半两，童便浸

上为末，用猪牙皂角十四挺，敲碎，水一碗半煮，杏仁去皮尖一两，煮，水将干去皂角，擂杏仁如泥，入前药搜和，再入姜汁泡，蒸饼丸，如绿豆大，青黛为衣，每服五十丸，姜汤下。

清痰丸　专清中脘热痰积。

乌梅　枯矾　黄芩　苍术　陈皮　滑石炒　青皮　枳实各半两　南星　半夏　神曲炒　山楂　干生姜　香附各一两

上为末，汤浸，蒸饼丸服。

【附录】凡痰之为患，为喘为咳，为呕为利，为眩为晕，心嘈杂，怔忡惊悸，为寒热痛肿，为痞隔，为壅塞，或胸胁间辘辘有声，或背心一片常为冰冷，或四肢麻痹不仁，皆痰饮所致。善治痰者，不治痰而治气，气顺则一身之津液亦随气而顺矣。又严氏云：人之气道贵乎顺，顺则津液流通，决无痰饮之患。古方治痰饮，用汗吐下温之法，愚见不若以顺气为先，分导次之。又王隐君论云：痰清白者为寒，黄而浊者为热。殊不知始则清白，久则黄浊，清白稀滑渍于上，黄浊稠粘凝于下。嗽而易出者，清而白也；咳而不能出，则黄浊结滞也。若咯唾日久，湿热所郁，上下凝结也，皆无清白者也。甚至带血，血败则黑，痰为关格异病人所不识。又清白者气味淡，日久者，渐成恶味，酸辣、腥臊、焦苦不一。百病中多有兼痰者，世所不知也。凡人身中有结核，不痛不红，不作脓者，皆痰注也。治痰法：实脾土，燥脾湿，是治其本也。

【附方】

二陈汤见中风。

瓜蒂散 见疸。

二补丸 见虚损。

参萸丸 见秘方。

青金丸　苍莎丸 并见咳嗽。

充按：丹溪治病，以痰为重，诸病多因痰而生，故前诸方间有别出者，亦其平日常用，故不另开于附录，观者详焉。

【点评】

丹溪非常重视"痰"在疾病发生发展中的作用，程充曰："丹溪治病，以痰为重。"丹溪痰病观主要反映在以下几个方面：

1. 认为痰病无处不在："痰之为物，随气升降，无处不到"。丹溪不仅在《丹溪心法》及《金匮钩玄》中专列"痰门"予以论述，而且在《格致余论》《局方发挥》等其余专著中，对痰的病因病理、致病特点、选方用药等都作了论述，疾病范围涉及中风、咳喘、疟疾、泄泻、翻胃、呕吐、癥瘕积聚、痿痹、小便不通、赤白浊、妇人赤白带下、小儿诸疾等，强调"痰"在发病学上的重要作用。临床治疗疾病时，丹溪重视从痰论治，获"异病同功"之效。

2. 善用二陈汤治痰：丹溪善用二陈汤治疗各种不同的痰证，有守有变，灵机活法。如其治寒痰者，以二陈为法；治挟有脾虚者，则以二陈加白术；治痰热眩晕者，则是二陈汤加清热泻火之品等。《头风》论治中明确指出："如有痰，即以二陈汤治痰而佐之，他症皆仿此。"二陈汤的运用，在本书中随处可见，丹溪曰："二陈汤一身之痰都治管，如要下行，加引下药，在上加引上药。"

3. 临证用药经验丰厚：丹溪治疗痰证，根据痰的性质、所在部位、致病特点不同而选用不同的药物，如用黄芩治热痰，竹沥滑痰，五倍子治老痰；痰在胁下用白芥子，痰在皮里膜外用姜汁、竹沥，痰在四肢用竹沥，痰郁结在咽喉，燥而不能出入，则用化痰药加咸药软坚之味。在药物的选择配伍上，丹溪也积累了不少经验，常将竹沥与姜汁一起使用，云"竹沥滑痰，非姜汁不能行经络""二沥（编者注：荆沥、竹沥）治痰结在皮里膜外，及经络中痰，必佐以姜汁"，以生姜汁之温以缓竹沥之寒，二药相互作用，寒痰热痰均可用之，且其祛痰之功益著；云"海粉即海石，热痰能降，湿痰能燥，结痰能软，顽痰能消"。这些丰富的用药经验为后世治疗痰证提供了很好的借鉴。

4. 重视吐法的应用：丹溪治疗痰证，重视运用吐法，云"胶固稠浊者，必用吐"；"痰在膈上，必用吐法"；"痰……在经络中，非吐不可"。在治疗痰浊壅盛之中风证，甚至提出了"一吐不已再吐"的治疗方法。丹溪认为，运用吐法可以调顺气机，逐邪外出，"吐法中就有发散之义焉"。丹溪运用吐法治疗痰证时，往往根据不同的病症特点选用不同的药物，如轻者瓜蒂，或稀涎散，或虾汁；重者用藜芦等。同时，丹溪还选用二陈汤加味作为涌吐剂，"有吐者以二陈汤探吐"，"痰多二陈汤先服后吐"，"若痰气闭塞，二陈汤加木通、香附探吐之，以提其气，气升则水自降下，盖气承载其水也"。而二陈汤作为涌吐剂也是丹溪治痰之经验所创。

5. 明确痰与气血瘀之关系：丹溪对痰证的认识并不是孤立的，其所创"气血痰郁"四伤学说之间又是相互影响、相互作用的。丹溪云："气血冲和，万病不生，一有怫郁，诸病生焉。故人身诸病，多生于郁。"气滞、血瘀、痰滞均是引起郁证的主要原因，而机体的郁滞不畅也会导致气血的紊乱、痰湿的留滞。气血痰郁的互相影响使致病情胶固难治，"痰挟瘀血，遂成窠囊。"所以对丹溪的痰病观，应当结合其四伤学说来理解，在治疗上也要结合行气、活血、解郁之大法。

丹溪对"痰"的认识是在前贤的基础上结合自己的临床经验而形成并有所发展的,为中医痰证概念的确立奠定了扎实的基础。要全面理解丹溪对"痰"病脉因证治的认识,还可结合丹溪的其他著作,以便更深入理解掌握丹溪的这一学术思想。

哮喘十四

哮喘必用薄滋味,专主于痰,宜大吐药中多用醋,不用凉药,须常带表散,此寒包热也,亦有虚而不可吐者。一法用二陈汤加苍术、黄芩作汤,下小胃丹,看虚实用。

入方

治寒包热而喘。

半夏 枳壳炒 桔梗 片芩炒 紫苏 麻黄 杏仁 甘草

上水煎服。天寒加桂枝。

治哮治积方。

用鸡子一个,略敲壳损,膜不损,浸尿缸内三四日夜,取出,煮熟吃之,效。盖鸡子能去风痰。

紫金丹 治哮,须三年后可用。

用精猪肉二十两一作三十两,切作骰子块,用信一两明者,研极细末,拌在肉上令匀,分作六分,用纸筋黄泥包之,用火烘令泥干,却用白炭火于无人处煅,青烟出尽为度,取于地上一宿,出火毒,研细,以汤浸蒸饼丸,如绿豆大,食前,茶汤下,大人二十丸,小人七八丸,量大小虚实与之。

【点评】早在《黄帝内经》时期便有"喘鸣""喘呼""喘息"等的记载,《金匮要略》有治疗"咳而上气,喉中水鸡声"之射干麻黄汤,但"哮喘"作为病名提出源自朱丹溪。丹溪总结前贤有关论述,结合自己的临床经验，在本书中专立"哮喘"门予以论述，开创性地将哮喘定义为专属的病名。并认为哮喘发生的原因主要是内有蕴热又外受寒邪而形成"寒包热"，所以治疗"必用薄滋味，专主于痰，……不用凉药，须常带表散"。

同时，丹溪于哮喘下又立有"喘"证一门，将哮喘病与喘证进行了区分。从其论中可以看出，丹溪所论之喘，当包括的各种原因所引起的气机不降而上逆的病症，故根据引起气上作喘的病因，而有化痰、益气、清金、降火之治。

对于丹溪所论之哮与喘，不能将其孤立地分别看待。丹溪所云"寒包热"之哮喘，当指外邪引起的哮喘症，属于发作性痰鸣气喘的疾患，其病变部位在肺。而脾失健运痰浊内蕴，肾气亏虚摄纳无权也是引起哮喘病症的主要原因，其治疗方法丹溪在喘证中多有论述。同时，丹溪在喘症门提出的"凡久喘之证未发，宜扶正气为主，已发用攻邪为主"治疗大法，也是哮喘病的治疗原则。所以哮与喘不能截然地分割开来，读者当将二者结合起来研读，仔细体会。

喘十五

喘病，气虚、阴虚、有痰。凡久喘之证未发，宜扶正气为主，已发用攻邪为主。气虚短气而喘，甚不可用苦寒之药，火气盛故也，宜导痰汤加千缗汤。有痰亦短气而喘。阴虚，自小腹下火起，冲于上喘者，宜降心火补阴。有火炎者，宜降心火，清肺金。有痰者，用降痰下气为主。上气喘而躁者，为肺胀，欲作风水证，宜发汗则愈。有喘急风痰上逆者，大全方千缗汤佳，或导痰汤加千缗汤。有阴虚挟痰喘者，四物汤加枳壳、半夏，补阴降火。诸喘不止者，用劫药一二服则止。劫之后，因痰治痰，因火治火。劫药以椒目研极细末一二钱，生姜汤调下止之，气虚不用。又法：萝卜子蒸熟为君，皂角烧灰，等分为末，生姜汁炼蜜丸，如小豆子大，服五七十丸，嚼化止之。气虚者，用人参蜜炙、黄柏、麦门冬、地骨之类。气实人，因服黄芪过多而喘者，用三拗汤以泻气。若喘者须用阿胶。若久病气虚而发喘，宜阿胶、人参、五味子补之；若新病气实而发喘者，宜桑白皮、苦葶苈泻之。

戴云：有痰喘，有气急喘，有胃虚喘，有火炎上喘。痰喘者，凡喘便有痰声；气急喘者，呼吸急促而无痰声；有胃气虚喘者，抬肩撷项，喘而不休；火炎上喘者，乍进乍退，得食则减，食已则喘，大概胃中有实火，膈上有稠痰，得食入咽，坠下稠痰，喘即止，稍久食已入胃，反助其火，痰再升上，喘反大作，俗不知此，作胃虚治，以燥热之药者，以火济火也。叶都督患此，诸医作胃虚治之不愈，后以导水丸利五六次而安。

入方

痰喘方

南星　半夏　杏仁　瓜蒌子　香附　陈皮去白　皂角炭　萝卜子

上为末，神曲糊丸，每服六七十丸，姜汤下。

又方

萝卜子蒸，半两　皂角半两　海粉一两　南星一两　白矾一钱半，姜汁浸，晒干

上用瓜蒌仁、姜蜜丸，嚼化。

劫喘药

好铜青研细　虢丹少许，炒转色

上为末，每服半钱，醋调，空心服。

【附录】肺以清阳上升之气居五脏之上，通荣卫，合阴阳，升降往来，无过不及，六淫七情之所感伤，饱食动作，脏气不和，呼吸之息不得宣畅，而为喘急。亦有脾肾俱虚，体弱之人，皆能发喘。又或调摄失宜，为风寒暑湿邪气相干，则肺气胀满，发而为喘；又因痰

气，皆能令人发喘。治疗之法，当究其源，如感邪气则驱散之，气郁即调顺之，脾肾虚者温理之，又当于各类而求。凡此证，脉滑而手足温者生，脉涩而四肢寒者死。风伤寒者，必上气急不得卧，喉中有声，或声不出，以三拗汤、华盖散、九宝汤、神秘汤，皆可选用。若痰喘，以四磨汤或苏子降气汤。若虚喘，脉微，色青黑，四肢厥，小便多，以《活人书》五味汤，或四磨汤。治嗽与喘，用五味子为多，但五味子有南北。若生津止渴，润肺益肾，治劳嗽，宜用北五味；若风邪在肺，宜用南五味。

【附方】

分气紫苏饮　治脾胃不和，气逆喘促。

五味　桑白皮　茯苓　甘草炙　草果　腹皮　陈皮　桔梗各等分 紫苏减半

上每服五钱，水二钟，姜三片，入盐少许煎，空心服。

神秘汤　治上气喘急不得卧。

陈皮　桔梗　紫苏　五味　人参等分

每服四钱，用水煎，食后服。

四磨汤　治七情郁结，上气喘急。

人参　槟榔　沉香　台乌

上四味，各浓磨水取七分盏，煎三五沸，温服。

三拗汤　治感冒风邪，鼻塞声重，语音不出，咳嗽喘急。

生甘草　麻黄不去节　杏仁不去皮尖。等分

上服五钱，水一钟半，姜五片，煎服。

小青龙汤　治水气发喘尤捷。

麻黄　芍药　甘草炙　肉桂　细辛　干姜炮。各三两　半夏炮七次，二两半　五味二两

上咀，每三钱，煎七分，食后服。

导痰汤　千缗汤并见痰类。

华盖散　治感寒而嗽，胸满声重。

苏子　陈皮　赤茯苓　桑白皮　麻黄各一两　甘草五钱　或加杏仁
上为末，每服二钱，水煎，食后服。

九宝汤　治咳而身热，发喘恶寒。

麻黄　薄荷　陈皮　肉桂　紫苏　杏仁　甘草　桑白皮　腹皮各
等分

上咀，姜葱煎服。

苏子降气汤见气类。

活人书五味子汤

五味半两　人参　麦门冬　杏仁　陈皮　生姜各二钱半　枣三个
上咬咀，水煎。

导水丸见痢类。

【点评】丹溪用"椒目劫喘法"治疗诸喘不止，得到了后世医家的认同。明代医家孙一奎《赤水玄珠》记载椒目散(川椒目为末，每一钱，姜汤调下)治疗"水泛于肺，肺得水而浮，故喘不得卧者"即据此而来。有学者对椒目治疗喘证进行了临床与实验研究，临床症状的改善与实验数据的变化表明椒目治疗喘证(包括支气管哮喘、心源性喘息、肺气肿等)确有很好的疗效。需要注意的是，本方为劫剂，故丹溪有"气虚不用"之禁，且告诫："用劫药一二服则止。劫之后，因痰治痰，因火治火。"《本草述》曰："椒目治喘，似于水气之喘更为得宜，他如相火上逆之喘，反为禁药。盖其补命门之阳，与椒谅无大异也。"故阴虚火旺者禁用本方。

咳嗽十六 附肺痿肺痈

咳嗽，有风寒、痰饮、火、劳嗽、肺胀。春作是春升之气，用清凉药，二陈加薄、荆之类；夏是火气炎上，最重，用芩、连；秋是湿热伤肺；冬是风寒外来，以药发散之后，用半夏逐痰，必不再来。风寒，行痰开腠理，用二陈汤加麻黄、桔梗、杏仁，逐痰饮降痰，随证加药。火，主清金化痰降火。劳嗽，宜四物汤加竹沥、姜汁，补阴为主。干咳嗽难治，此系火郁之证，乃痰郁其火邪，在中用苦梗开之，下用补阴降火之剂，四物加炒柏、竹沥之类。不已则成劳，此不得志者有之，倒仓法好。肺虚嗽甚，此好色肾虚者有之，用参膏，以陈皮、生姜佐之，大概有痰加痰药。上半日多嗽者，此属胃中有火，用贝母、石膏降胃火。午后嗽多者，属阴虚，必用四物汤加炒柏、知母降火。黄昏嗽者，是火气浮于肺，不宜用凉药，宜五味子、五倍子敛而降之。五更嗽多者，此胃中有食积，至此时火气流入肺，以知母、地骨皮降肺火。肺胀而嗽，或左或右，不得眠，此痰挟瘀血，碍气而病，宜养血以流动乎气，降火疏肝以清痰，四物汤加桃仁、诃子、青皮、竹沥、姜汁之类。嗽而胁下痛，宜疏肝气，以青皮挟痰药，实者白芥子之类，在后以二陈汤加南星、香附、青黛、青皮、姜汁。血碍气作嗽者，桃仁去皮尖，大黄酒炒，姜汁丸服。治嗽多用生姜，以其辛散故也。痰因火动，逆上作嗽者，先治火，次治痰，以知母止嗽清肺，滋阴降火。夜嗽，用降阴分嗽。治嗽多用粟壳，不必疑，但要先去病根，此乃收后药也，治痢亦同。劳嗽，即火郁嗽，用诃子能治肺气，因火伤极，遂成郁遏胀满，不得眠，一边取其味酸苦，有收敛降火之功，佐以海石、童便浸香附、瓜蒌、青黛、杏仁、半夏曲之类，姜蜜调，噙化，必以补阴为主。治嗽，灸天突穴、肺腧穴，大泻肺气。肺腧穴在三椎骨下两傍各一寸五分。

师云：阴分嗽者，多属阴虚治之。有嗽而肺胀，壅遏不得眠者，难治。肺痿，专主养肺气，养血清金。嗽而肺气有余者，宜泻之，桑白皮为主，半夏、茯苓佐之，泻其有余，补其不足。肺燥者当润之，属热者，桔梗、大力、知母、鸡清。声哑者属寒，宜细辛、半夏、生姜，辛以散之。肺虚者，人参膏、阿胶为主。阴不足者，六味地黄丸为要药，或知母茯苓汤为妙。阴虚气喘，四物汤加陈皮、甘草些小，以降其气，补其阴。白芍药须用酒浸晒干。湿痰带风喘嗽者，不可一味苦寒折之，如千缗汤、坠痰丸，更以皂角、萝卜子、杏仁、百药煎，姜汁丸噙化。湿痰带风，以千缗汤、坠痰丸固捷。痰积嗽，非青黛、瓜蒌不除。有食积之人，面青白黄色不常，面上有如蟹爪路，一黄一白者是。咳逆嗽，非蛤粉、青黛、瓜蒌、贝母不除。口燥咽干有痰者，不用半夏、南星，用瓜蒌、贝母。饮水者，不用瓜蒌，恐泥膈不松快。知母止嗽清肺，滋阴降火。杏仁泻肺气，气虚久嗽者，一二服劫止。治酒嗽，青黛、瓜蒌、姜蜜丸，噙，救肺。食积痰作嗽，发热者，半夏、南星为君，瓜蒌、萝卜子为臣，青黛、石碱为使。

戴云：风寒者，鼻塞声重，恶寒者是也；火者，有声痰少，面赤者是也；劳者，盗汗出；兼痰者，多作寒热；肺胀者，动则喘满气急，息重；痰者，嗽动便有痰声，痰出嗽止。五者大概耳，亦当明其是否也。

入方

治痰嗽。

杏仁去皮尖　萝卜子各半两

上为末，粥丸服。

清化丸　治肺郁痰喘嗽，睡不安宁。

贝母　杏仁　青黛

上为末，沙糖入姜汁泡，蒸饼丸如弹大，噙化。

治久嗽风入肺。

鹅管石　雄黄　郁金　款花

上为末，和艾中，以生姜一片，安舌上灸之，以烟入喉中为度。

饮酒伤肺痰嗽，以竹沥煎紫苏，入韭汁，就吞瓜蒌杏连丸。

治咳嗽劫药。

五味子五钱　甘草二钱半　五倍子　风化硝各四钱

上为末，蜜丸，噙化。又云干噙。

治咳嗽声嘶，此血虚火多。

青黛　蛤粉

上为末，蜜调噙化。

治嗽喘，去湿痰。

白术　半夏　苍术　贝母　香附各一两　杏仁去皮尖，炒　黄芩各半两

上为末，姜汁打糊丸。

治妇人形瘦，有时夜热痰嗽，月经不调。

青黛　瓜蒌仁　香附童便浸，晒干

上为末，姜蜜调，噙化。

治一人风热痰嗽。

南星　海粉各二两　半夏一两　青黛　黄连　瓜蒌子　石碱　萝卜子各半两　皂角炭　防风各三钱

上为末，神曲糊丸服。

治劳嗽吐红。

人参　白术　茯苓　百合　红花　细辛　五味　官桂　阿胶　黄芪　半夏　杏仁　甘草　白芍　天门冬

上剉，水煎。若热，去桂、芪，用桑白皮、麻黄不去节、杏仁不去皮同煎。

又方　治嗽血。

红花　杏仁去皮尖　枇杷叶去毛　紫花茸　鹿茸炙　木通　桑白皮又云：加大黄

上为末，炼蜜丸，噙化。

嗽烟筒　治痰嗽久远者。

佛耳草　款花二钱　鹅管石　雄黄半钱

上为末，铺艾上卷起，烧烟，吸入口内，细茶汤送下。

定嗽劫药。

诃子　百药煎　荆芥穗

上为末，姜蜜丸，噙化。

又方 治心烦咳嗽等证。

六一散加辰砂服。

清金丸 治食积火郁嗽劫药。

贝母 知母_{各半两，为末} 巴豆_{去油膜，半钱}

上为末，姜泥丸，辰砂为衣，食后服，每五丸，白汤下。一云：青黛为衣。

清金丸 一名与点丸。与清化丸同用，泻肺火，降膈上热痰。

片子黄芩_炒

上为末，糊丸，或蒸饼丸梧子大，服五十丸。

清化丸 与清金丸同用，专治热嗽及咽痛，故苦能燥湿热，轻能治上。

灯笼草_炒

上为末，蒸饼丸。又细末，醋调敷咽喉间痛。

又方 治痰嗽。

礞石_{半两，煅} 风化硝_{二钱半} 半夏_{二两} 白术_{一两} 茯苓 陈皮_{各七钱半} 黄芩_{半两}

上为末，粥丸。

又方 治咳嗽气实，无虚热者可服，汗多者亦用之。

粟壳_{四两，蜜炒，去蒂膜} 乌梅_{一两} 人参_{半两} 款花_{半两} 桔梗_{半两} 兜铃_{一两} 南星_{姜制，一两}

上为末，蜜丸弹子大，含化。

苍莎丸 调中散郁。

苍术 香附_{各四两} 黄芩_{二两}

上为末，蒸饼丸梧子大，每服五十丸，食后，姜汤下。

人参清肺散 治痰嗽咽干，声不出。

人参_{一钱半} 陈皮_{一钱半} 半夏_{一钱} 桔梗_{一钱} 麦门冬_{半钱} 五味_{十个} 茯苓_{一钱} 甘草_{半钱} 桑白皮_{一钱} 知母_{一钱} 地骨皮_{一钱} 枳壳_{一钱} 贝母_{一钱半} 杏仁_{一钱} 款花_{七分} 黄连_{一钱}

上水煎，生姜三片。

六味地黄丸见诸虚。

千缗汤　坠痰丸见痰类。

肺痿治法，在乎养血养肺，养气清金。曾治一妇人，二十余岁，胸膺间一窍，口中所咳脓血，与窍相应而出，以人参、黄芪、当归补气血之剂，加退热排脓等药而愈。

【附录】《金匮方论》曰：热在上焦者，因咳为肺痿得之，或从汗出，或从呕吐，或消渴，小便利数，或从便难，又被快药下利，重亡津液，故寸口脉数，其人咳，口中有浊唾涎沫者，为肺痿之病。其人脉数虚者是。

【附方】

海藏紫菀散　治咳中有血，虚劳肺痿。

人参一钱　紫菀半钱　知母一钱半　贝母一钱半　桔梗一钱　甘草半钱
五味十五个　茯苓一钱　阿胶炒，半钱

上㕮咀，水煎。

知母茯苓汤　治咳嗽不已，往来寒热，自汗肺痿。

甘草　茯苓各一两　知母　五味　人参　薄荷　半夏　柴胡　白术　款花　桔梗　麦门冬　黄芩各半两　川芎二钱　阿胶三钱

上水煎，生姜三片。

肺痈已破入风者，不治。用《医垒元戎》搜风汤吐之，或用太乙膏成丸，食后服。收敛疮口，止有合欢树皮、白蔹煎饮之。合欢，即槿树皮也，又名夜合。

【附录】肺痈为何？口中辟辟燥，咳即胸中隐隐痛，脉反滑数，或数实者，此为肺痈也。

【附方】

桔梗汤　治肺痈，咳嗽脓血，咽干多渴，大小便赤涩。

桔梗　贝母　当归酒洗　瓜蒌仁　枳壳炒　桑白蜜炙　薏苡仁炒
防己一两　甘草节生　杏仁炒　百合炙。各半两　黄芪两半上咬咀，每服五钱，生姜五片，水煎。大便秘加大黄，小便秘加木通。

团参饮之 治七情及饥饱失宜，致伤脾肺，咳嗽脓血，渐成劳瘵。

人参 紫菀 阿胶蛤粉炒 百合 细辛 款花 经霜桑叶 杏仁炒 天门冬去心 半夏 五味各一两 甘草半两

上每服四钱，水煎，生姜五片。气嗽加木香，唾血而热加生地黄，唾血而寒加钟乳粉，疲极咳嗽加黄芪，损肺咳血加没药、藕节，呕逆、腹满不食加白术，咳而小便多者加益智，咳而面浮气逆加沉香、橘皮。

【点评】丹溪将咳嗽病因分为风寒、痰饮、火、劳嗽、肺胀五类，并分别阐述了这五类咳嗽的治疗方法。戴元礼对丹溪五类咳嗽进行了很好的注解，云"风寒者，鼻塞声重，恶寒者是也；火者，有声痰少，面赤者是也；劳者，盗汗出；兼痰者，多作寒热；肺胀者，动则喘满气急，息重；痰者，嗽动便有痰声，痰出嗽止"。

丹溪论治咳嗽，方法明确、用药简单，论中对不同病因、不同季节、不同时间发作的咳嗽的治疗均进行了阐述，可谓详而备矣。特别是一些治疗咳嗽用药上的注意事项，可备临证参考。

劳瘵十七

劳瘵主乎阴虚，痰与血病。虚劳渐瘦属火，阴火销烁，即是积热做成。始健，可用子和法，后若羸瘦，四物汤加减送消积丸，不做阳虚。蒸蒸发热，积病最多。劳病四物汤加炒柏、竹沥、人尿、姜汁，大补为上。肉脱热甚者难治。

入方

青蒿一斗五升，童便三斗，文武火熬，约童便减至二斗，去蒿，再熬至一斗，入猪胆汁七枚，再熬数沸，甘草末收之，每用一匙，白汤调服。

【附录】劳瘵之证，非止一端，其始也，未有不因气体虚弱，劳伤心肾而得之，以心主血，肾主精，精竭血燥，则劳生焉。故传变不同，骨蒸痈瘵，复连尸疰。夫疰者，注也。自上至下，相传骨肉，乃至灭门者有之。其证脏中有虫，啮心肺间，名曰瘵疾，难以医治。传尸劳瘵，寒热交攻，久嗽咯血，日见羸瘦，先以三拗汤与莲心散煎，万一不失。

【附方】

莲心散 治虚劳或大病后，心虚脾弱，盗汗遗精。

人参 白茯苓 莲肉各二两 白术 甘草 白扁豆炒 薏苡炒 桔梗炒 干葛炒 黄芪各一两。炒 当归各半两 桑皮 半夏曲 百合 干姜炮 山药炒 五味 木香 丁香 杏仁炒 白芷 神曲炒。各一两

上剉，每服五钱，生姜三片，枣同煎，空心温服。

乐令建中汤 治脏腑虚损，身体消瘦，潮热自汗，将成劳瘵。此药退虚热，生血气。

前胡一两 细辛 黄芪 人参 橘皮 麦门冬 桂心 当归 白芍 茯苓 甘草炙，一两 半夏七钱

上剉，每服四钱，姜三片，枣一枚，水煎服。

黄芪鳖甲散 治虚劳客热，肌肉消瘦，四肢烦热，心悸盗汗，减食多渴，咳嗽有血。

生苄三两 桑白 半夏三两半 天门冬五两 鳖甲醋煮，五两 紫菀二两半 秦艽三两三钱 知母 赤芍 黄芪各三两半 人参 肉桂 桔梗二两六钱半 白茯苓 地骨皮 柴胡三两三钱 甘草二两半

上剉，每服三钱，水煎服。

清骨散 治男子妇人，五心烦热，欲成劳瘵。

北柴胡　生苄各二两　人参　防风　熟苄　秦艽各一两　赤苓一两 胡黄连半两　薄荷七钱半

上每服四钱，水煎，温服。

三拗汤见喘类。

【附录】葛可久先生劳症《十药神书》内摘书七方。夫人之生也，禀天地氤氲之气，在乎保养真元，固守根本，则万病不生，四体康健。若曰不养真元，不固根本，疾病由是生焉。且真元根本，则气血精液也。余尝闻先师有言曰：万病莫若劳症最为难治。盖劳之由，因人之壮年，气血完聚，精液充满之际，不能保养性命，酒色是贪，日夜耽嗜，无有休息，以致耗散真元，虚败精液，则呕血吐痰，以致骨蒸体热，肾虚精竭，面白颊红，口干咽燥，白浊遗精，盗汗，饮食艰难，气力全无，谓之火盛金衰，重则半年而毙，轻则一载而亡。况医者不究其源，不穷其本，或投之以大寒之剂，或疗之以大热之药，妄为施治，绝不取效。殊不知大寒则愈虚其中，大热则愈竭其内，所以世之医劳者，万无一人焉。先师用药治劳，如羿之射，无不中的，今开用药次第于后。用药之法，如呕吐咯嗽血者，先以十灰散遏住，如甚者须以花蕊石散止之。大抵血热则行，血冷则凝，见黑必止，理之必然。止血之后，其人必倦其体，次用独参汤一补，令其熟睡一觉，不要惊动，睡起病去五六分，后服诸药。

保和汤止嗽宁肺，保真汤补虚除热，太平丸润肺除痿，消化丸下痰消气。

保和汤，内分血盛、痰盛、喘盛、热盛、风盛、寒盛六事，加味和之。保真汤，内分惊悸、淋浊、便涩、遗精、燥热、盗汗六事，加味用之。余无加用服药之法。每日仍浓煎薄荷汤，灌漱喉中，用太平丸先嚼一丸，徐徐咽下，次嚼一丸，缓缓溶化，至上床时亦如此用之，夜则肺窍开，药必流入窍中，此诀要紧。如痰壅，却先用饴糖拌消化丸一百丸吞下，次又依前嚼嚼太平丸，令其仰面卧而睡。服前七药后，若肺有嗽，可煮润肺丸，食之如常。七药之前，有余暇煮此服之亦可。续煮白凤膏食之，固其根源，完其根本。病可之后，方可合十珍丸服之，此为收功起身之妙用也。

十灰散 治劳症呕血、咯血、嗽血，先用此遏之。

大蓟 小蓟 柏叶 荷叶 茅根 茜根 大黄 山栀 牡丹皮 棕榈灰

上等分，烧灰存性，研细，用纸包，碗盖地上一夕，出火毒。用时，先以白藕捣碎绞汁，或萝卜捣绞汁亦可，磨真京墨半碗，调灰五钱，食后服。病轻用此立止，病重血出升斗者，如神之效。

又方

花蕊石烧过存性，研如粉

上用童子小便一盏煎，醋调末三钱，极甚者五钱，食后服。如男子病，则和酒一半，妇人病，则和醋一半，一处调药，立止，其瘀血化为黄水。服此药后，其人必疏解其病体，却用后药而补。

独参汤 治劳症后，以此补之。

人参一两，去芦

上咬咀，水二钟，枣五个煎，不拘时，细细服之。

保和汤 治劳嗽肺燥成痿者，服之决效。

知母 贝母 天门冬 麦门冬 款花各三钱 天花粉 薏苡 杏仁炒。各二钱 五味 粉草炙 兜铃 紫菀 百合 桔梗各一钱 阿胶炒 当归 生苄 紫苏 薄荷各半钱 一方无地黄，有百部

上以水煎，生姜三片、入饴糖一匙，入药内服之，每日三服，食后进。加减于后：血盛，加蒲黄、茜根、藕节、大蓟、茅花；痰盛，加南星、半夏、橘红、茯苓、枳壳、枳实、瓜蒌实炒；喘盛，加桑皮、陈皮、大腹皮、萝卜子、葶苈、苏子；热盛，加山栀子、炒黄连、黄芩、黄柏、连翘；风盛，加防风、荆芥、金沸草、甘菊、细辛、香附；寒盛，加人参、芍药、桂皮、五味、蜡片。

保真汤 治劳症体虚骨蒸，服之决补。

当归 生苄 熟苄 黄芪 人参 白术 赤苓 白苓各半钱 天

门　麦门　赤芍　知母　黄柏炒　五味　白芍　柴胡　地骨　甘草
陈皮各二钱　莲心半钱

上以水煎，生姜三片、枣一枚，食后服。惊悸，加茯神、远志、柏子仁、酸枣仁；淋浊，加草薢、台乌药、猪苓、泽泻；便涩，加木通、石苇、萹蓄；遗精，加龙骨、牡蛎、莲须、莲子；燥热，加滑石、石膏、青蒿、鳖甲；盗汗，加浮麦子、炒牡蛎、黄芪、麻黄根。

太平丸　治劳症咳嗽日久，肺痿肺壅，并宜噙服。

天门　麦门　知母　贝母　款花　杏仁各二钱　当归　生苄　黄连　阿胶炮。各一两半　蒲黄　京墨　桔梗　薄荷各一两　北蜜四两　麝香少许。一方有熟苄

上将蜜炼和丸，如弹子大，食后，浓煎薄荷汤，先灌嗽喉中，细嚼一丸，津唾送下，上床时再服一丸。如痰盛，先用饴糖拌消化丸一百丸送下，后即噙嚼此丸，仰面睡，从其流入肺窍。

消化丸

白茯二两　枳实一两半　青礞石煅黄金色，二两　白矾枯　橘红二两
牙皂二两，火炙　半夏二两　南星二两　枳壳一两半　薄荷叶一两

上为末，以神曲打糊丸，如梧桐子大，每服一百丸，上床时饴糖拌吞，次噙嚼太平丸，二药相攻，痰嗽扫迹除根。

润肺膏

羊肺一具　杏仁一两，净研　柿霜　真酥　蛤粉各一两　白蜜二两

上先将羊肺洗净，次将五味入水搅粘，灌入肺中，白水煮熟，如常服食。与前七药相间服之亦佳。

吐血十八

吐血，阳盛阴虚，故血不得下行，因火炎上之势而上出，脉必大而芤，大者发热，芤者血滞与失血也。大法补阴抑火，使复其位，用

交趾桂五钱为末，冷水调服。山栀子最清胃脘之血。吐血，觉胸中气塞，上吐紫血者，桃仁承气汤下之。先吐红，后见痰嗽，多是阴虚火动，痰不下降，四物汤为主，加痰药、火药；先痰嗽，后见红，多是痰积热，降痰火为急。痰嗽涎带血出，此是胃口清血热蒸而出，重者栀子，轻者蓝实。或暴吐紫血一碗者，无事，吐出为好，此热伤血死于中，用四物汤、解毒汤之类。吐血挟痰积，吐一二碗者，亦只补阴降火，四物加火剂之类。挟痰若用血药，则泥而不行，只治火则止，吐血火病也。大吐红不止，以干姜炮末，童便调，从治。喉咽痰血，用荆芥散。舌上无故出血，如线不止，以槐花炒末干掺之。若吐血，一方：童便一分，酒半分，糯柏叶温饮，非酒不行。呕吐，血出于胃也，实者犀角地黄汤主之，虚者小建中汤加黄连主之。

入方

二黄补血汤 治初见血及见血多宜服。

熟苄一钱 生苄五分 当归七分半 柴胡五分 升麻 白芍二钱 牡丹皮五分 川芎七分半 黄芪五分

上以水煎服。血不止，可加桃仁半钱，酒大黄酌量虚实用之，内却去柴胡、升麻。

又方 治见血后脾胃弱，精神少，血不止者。

人参一钱 黄芪三钱 五味十三个 芍药 甘草五分 当归五分 麦门冬五分

上哎咀，水煎服。加郁金研入亦可。

又方

人参一钱 白术一钱 茯苓一钱 半夏曲五分 陈皮一钱 甘草 青皮三分 川芎五分 神曲三分

上哎咀，水煎服。如胃不和，加藿香；如渴者，加葛根半钱；若痰结块者，加贝母一钱，黄芩半钱，去白陈皮半钱；若小便赤色，加炒黄柏半钱；若大便结燥，加当归七分；心烦，加黄连酒拌晒干半钱；若小便滑，加煅牡蛎；如见血多，去半夏；恐燥，加生苄一钱，牡丹半钱，桃仁三分；若胃中不足，饮食少进，加炒山栀子仁八分；若血溢入浊道，留聚隔间，满则吐血，宜苏子降气汤加人参、阿胶各半钱；上隔壅热吐血者，以四物汤加荆芥、阿胶各半钱，更不止，于本方中加大黄、滑石各半钱；胃伤吐血，宜理中汤加川芎、干葛各半钱，此是饮酒伤胃也；吐血不止，用生茜根为末二钱，水煎，放冷，食后服良。白及末调服，治吐血。

以上诸方，虽非丹溪所出，以其药同，故录于前。

【附录】凡血证上行，或唾或呕或吐，皆逆也。若变而下行，为恶痢者，顺也。上行为逆，其治难；下行为顺，其治易。故仲景云：蓄血证，下血者当自愈也。与此意同。若无病人忽然下痢，其病进也。今病血证上行，而复下行恶痢者，其邪欲去，是知吉也。诸见血，身热脉大者难治，是火邪胜也；身凉脉静者易治，是正气复也。故《脉诀》云：鼻衄吐血沉细宜，忽然浮大即倾危。

【附方】

四生丸　治吐血，阳乘于阴，血热妄行，服之良。

生荷叶　生艾叶　生柏叶　生地黄等分

上烂研，如鸡子大，服一丸，水三盏，煎一盏，去滓服。

大阿胶丸　治肺虚客热，咳嗽咽干，多唾涎沫，或有鲜血，劳伤肺胃，吐血呕血，并可服。

麦门冬去心　茯神　柏子仁　百部根　杜仲炒　丹参　贝母炒　防风各半两　山药　五味　熟苄　阿胶炒。各一两　远志　人参各二钱半　茯苓一两

上为末，炼蜜丸，如弹子大，每服一丸，水煎六分，和粗服。

犀角地黄汤　治伤寒汗下不解，郁于经络，随气涌泄，为衄血，或清道闭塞，流入胃腹，吐出清血。如鼻衄、吐血不尽，余血停留，致面色痿黄，大便黑者，更宜服之。

犀角镑　生苄　白芍　牡丹等分

上咬咀，每服五钱，水煎，温服。实者可服。

桃仁承气汤

芒硝_{三钱}　甘草_{二钱半}　大黄_{一两}　桂_{三钱}　桃仁_{半两，去皮尖}

上㕮咀，每两入姜同煎。

解毒汤_{见中暑。}

荆芥散

荆芥穗_{半两}　炙草_{一两}　桔梗_{二两}

上㕮咀，姜煎，食后服。

小建中汤

桂枝　甘草_{炙，三钱}　大枣　白芍_{六钱}　生姜_{二钱}　阿胶_{炒，一合}

上㕮咀，水煎。

苏子降气汤_{见气类。}

理中汤_{见中寒。}

咳血十九

衄血，火升、痰盛、身热，多是血虚，四物汤加减用。

戴云：咳血者，嗽出，痰内有血者是；呕血者，呕全血者是；咯血者，每咳出皆是血疙瘩；衄血者，鼻中出血也；溺血，小便出血也；下血者，大便出血也。惟有各名色分六，俱是热证，但有虚实新旧之不同，或妄言为寒者，误也。

入方

青黛　瓜蒌仁　诃子　海粉　山栀

上为末，以蜜同姜汁丸，噙化。咳甚者，加杏仁去皮尖，后以八物汤加减调理。

【附方】

黄芪散　治咳血成劳。

甘草_{四钱}　黄芪　麦门冬　熟苄　桔梗　白芍_{各半两}

上咬咀，每服半两，水煎服。

茯苓补心汤　治心气虚耗，不能藏血，以致面色痿黄，五心烦热，咳嗽唾血。

茯苓　半夏　前胡　紫苏　人参　枳壳炒　桔梗　甘草　葛根各半分　当归二两　川芎七钱半　陈皮　白芍各二两　熟苄

上咬咀，水姜枣煎。

呕血二十

呕血，火载血上，错经妄行。脉大发热，喉中痛者，是气虚，用参、芪、蜜炙黄柏、荆芥、当归、生地黄用之。呕血，用韭汁、童便、姜汁磨郁金同饮之，其血自清。火载血上，错经妄行，用四物汤加炒山栀、童便、姜汁服。又方，山茶花、童便、姜汁，酒服。又郁金末治吐血，入姜汁、童便良。又方，用韭汁、童便二物合用，郁金细研和服。又方，治吐血或衄血上行，用郁金，无，用山茶花代，姜汁、童便和好酒调服即止，后以犀角地黄汤加郁金。怒气逆甚则呕血，暴瘅内逆，肝肺相搏，血溢鼻口，但怒气致血证者则暴甚，故经曰：抑怒以全阴者是也。否则五志之火动甚，火载血上，错经妄行也。用柴胡、黄连、黄芩、黄芪、地骨、生熟苄、白芍，以水煎服。虚者，以保命生地黄散，再加天门冬、枸杞、甘草等分，水煎服。

【附方】

治呕血。

黄柏蜜炙

上捣为末，煎麦门冬汤调二钱匕，立瘥。

《圣惠方》治呕血。

侧柏叶

上为末，不计时，以粥饮调下二钱匕。

保命生地黄散

生苄　熟苄　枸杞　地骨皮　天门冬　黄芪　白芍　甘草　黄芩

上㕮咀，水煎食前。

咯血二十一 <small>附痰涎血</small>

咯血，痰带血丝出者，用姜汁、青黛、童便、竹沥，入血药中用。如四物汤加地黄膏、牛膝膏之类。咯唾血出于肾，以天门冬、麦门冬、贝母、知母、桔梗、百部、黄柏、远志、熟苄、牡蛎、姜、桂之类。痰涎血出于脾，以葛根、黄芪、黄连、芍药、当归、甘草、沉香之类主之。

入方

治痰中血。

白术<small>一钱半</small>　当归<small>一钱</small>　芍药<small>一钱</small>　牡丹皮<small>一钱半</small>　桃仁<small>一钱，研</small>　山栀<small>炒黑，八分</small>　桔梗<small>七分</small>　贝母<small>一钱</small>　黄芩<small>五分</small>　甘草<small>三分</small>　青皮<small>五分</small>

上以水煎服。

又方　治痰中血。

白术<small>一钱半</small>　牡丹皮<small>一钱半</small>　贝母<small>一钱</small>　芍药<small>一钱</small>　桑白<small>一钱</small>　山栀<small>炒黑，一钱一分</small>　桃仁<small>一钱，研</small>　甘草<small>三分</small>

又方　治痰中血。

橘红<small>二钱</small>　半夏<small>五分</small>　茯苓<small>一钱</small>　甘草<small>三分</small>　白术<small>一钱</small>　枳壳<small>一钱</small>　桔梗<small>一钱</small>　五味<small>十五个</small>　桑白<small>一钱</small>　黄芩<small>一钱</small>　人参<small>五分</small>

上以水一钟，生姜三片，煎服。或加青黛半钱。

又方

橘红<small>一钱半</small>　半夏<small>一钱</small>　茯苓<small>一钱</small>　甘草<small>五分</small>　牡丹<small>一钱</small>　贝母<small>一钱</small>　黄连<small>七分</small>　桃仁<small>一钱</small>　大青<small>五分</small>

上以水煎，生姜三片。

【附方】

治咯血。

荷叶_{不以多少，焙干}

上为末，米汤调二钱匕。

初虞世方　治咯血并肺痿多痰。

防己　葶苈_{等分}

上为末，糯米饮调下一钱。

又方　治咯血及衄血。

白芍_{一两}　犀角末_{二钱半}

上为末，新汲水服一钱匕，血止为限。

天门冬丸　治咯血并吐血，又能润肺止嗽。

阿胶_{炮，半两}　天门冬_{一两}　甘草　杏仁_炒　贝母　白茯苓_{各半两}

上为末，蜜丸如弹大，服一丸，嚼化。

又方　治咯血。

桑皮_{一钱半}　半夏_{一钱，炒}　知母_{一钱}　贝母_{一钱}　茯苓_{一钱}　阿胶_{炒，半钱}　桔梗_{七分}　陈皮_{一钱}　甘草_{五分}　杏仁_{五分，炒}　生苄_{一钱}　山栀_{七分，炒}　柳桂_{二分，即桂之嫩小枝条，宜入上焦}

上以水煎，生姜三片。

衄血二十二

衄血，凉血行血为主，大抵与吐血同。用山茶花为末，童便、姜汁、酒调下。犀角生地黄汤，入郁金同用，加黄芩、升麻，犀角能解毒。又以郁金末、童便、姜汁并酒调服。经血逆行，或血腥，或吐血，或唾血，用韭汁服之立效。治血汗、血衄，以人中白新瓦上火逼干，入麝香少许，研细酒调下。《经验》：人中白即溺盆白垽①秋石也。衄血出于肺，以犀角、升麻、栀子、黄芩、芍药、生地黄、紫菀、丹参、阿胶之类主之。《原病式》曰：衄者，阳热怫郁，干于足阳明而上，热则血妄行，故鼻衄也。

【附方】

河间生地黄散　治郁热衄血，或咯吐血，皆治之。

枸杞　柴胡　黄连　地骨　天门冬　白芍　甘草　黄芩　黄芪　生苄　熟苄_{等分}

上㕮咀，汤煎服。若下血，加地榆。

又方　治衄血。

伏龙肝_{半斤}

上以新汲水一大碗，淘取汁，和蜜顿服。

茜根散　治鼻衄不止。

茜根　阿胶_{蛤粉炒}　黄芩_{各一两}　甘草_{炙，半两}　侧柏叶　生苄

上以水一钟，姜三片，煎服。

黄芩芍药汤　治鼻衄不止。

黄芩　芍药　甘草_{各等分}

上以水煎服。或犀角地黄汤，如无犀角以升麻代之。鼻通于脑，血上溢于脑，所以从鼻而出，凡鼻衄，并以茅花调止衄散，时进淅二泔，仍令其以麻油滴入鼻，或以萝卜汁滴入亦可。又茅花、白芍药，对半尤稳。

外迎法　以井花水湿纸顶上贴之，左鼻以线札左手中指，右出札右手，俱出两手俱札。或炒黑蒲黄吹鼻中，又龙骨末吹亦可。

止衄血。

黄芪_{六钱}　赤茯苓　白芍　当归　生苄　阿胶_{各三钱}

上为末，每服二钱，食后黄芪汤调服。

---

① 垽(yìn 印)：渣滓。《广韵》释："垽，滓也。"

芎附散

川芎二两　香附四两

上为末，每服二钱，茶汤调下。

又法　治心热吐血及衄血不止。

百叶榴花不以多少

上干为末，吹出鼻中立瘥。

溺血二十三

溺血属热。用炒山栀子水煎服，或用小蓟、琥珀。有血虚，四物加牛膝膏。实者，用当归承气汤下之，后以四物加山栀。

入方

小蓟饮子　治下焦结热，血淋。

生苄　小蓟　滑石　通草　淡竹叶　蒲黄炒　藕节　当归酒浸
栀子炒　甘草炙。各半两

上以水煎，空心服。

【附录】溺血，痛者为淋，不痛者为溺血。溺血，先与生料五苓散加四物汤。若服不效，其人素病于色者，此属虚，宜五苓散和胶艾汤，吞鹿茸丸或辰砂香散。四物加生地黄、牛膝。或四物加黄连、棕灰。又六味地黄丸为要药。茎中痛，用甘草梢，血药中少佐地榆、陈皮、白芷、棕灰。劫剂，用《瑞竹堂》蒲黄散，或单用蒲黄，或煎葱汤调郁金末服之。又文蛤灰入煎剂妙。大抵小便出血则小肠气秘，气秘则小便难，甚痛者谓之淋，不痛者谓之溺血，并以油头发烧灰存性为末，新汲水调下，妙。又方以车前子为末，煎车草叶，调二钱服。

【附方】

许令公方　治尿血。

生地黄汁一升　生姜汁一合

上以二物相合，顿服瘥。

当归承气汤

当归　厚朴　枳实　大黄　芒硝

生料五苓散见中暑。

胶艾汤

阿胶　川芎　甘草炙。各二两　川归　艾叶炒。各二两　熟苄　白芍各四两

上㕮咀，每三钱，水酒煎，空心热服。

鹿茸丸

鹿茸一两，蜜炙　沉香　附子炮。各半两　菟丝子制，一两　当归　故纸炒　茴香炒　胡芦巴炒。各半两

上为末，酒糊丸，每服七十丸，空心，盐酒下。

沉砂妙香散

麝香一钱，另研　山药姜汁炙，一两　人参半两　木香煨，二钱半　茯苓　茯神　黄芪各一两　桔梗半两　甘草炙，半两　远志炒，一两　辰砂三钱

上为末，每二钱，温酒下。

六味地黄丸见诸虚。

瑞竹堂蒲黄散

故纸炒　蒲黄炒　千年石灰炒

上等分，为细末，每三钱，空心，热酒调下。

下血二十四

下血，其法不可纯用寒凉药，必于寒凉药中加辛味为佐。久不愈者，后用温剂，必兼升举，药中加酒浸、炒凉药，如酒煮黄连丸之类，寒因热用故也。有热，四物加炒山栀子、升麻、秦艽、阿胶珠，

去大肠湿热。属虚者，当温散，四物加炮干姜、升麻。凡用血药，不可单行单止也。

入方

白芷　五倍子

上为末，粥丸梧子大，服五十丸，米汤下。

【附录】下血当别其色，色鲜红为热，以连蒲散。又若内蕴热毒，毒气入肠胃，或因饮酒过多，及啖糟藏炙煿，引血入大肠，故下血鲜红，宜黄连丸，或一味黄连煎。余若大下不至者，宜四物汤加黄连、槐花，仍取血见愁少许，生姜捣取汁，和米大服，于血见愁草中加入侧柏叶，与生姜同捣汁尤好。毒暑入肠胃下血者，亦宜加味黄连香薷饮煎服。血色瘀者，为寒，血逐气走，冷寒入客肠胃，故下瘀血，宜理中汤温散。若风入肠胃，纯下清血，或湿毒，并宜胃风散加枳壳、荆芥、槐花。撷扑损，恶血入肠胃，下血浊如瘀血者，宜黑神散加老黄茄，为末，酒调下。《内经》云：下血为内伤络脉所致。用枳壳一味服。又方：用黄连二两，枳壳二两，槐花八两炒上二味，去槐花不用，止以二味煎服立效，以解络脉之结也。

【附方】

血余灰　鞋底灰　猪牙皂角灰等分

上为末，酒调三钱匕。

又方　治下血劫剂。

百药煎一两，取一半烧为灰

上为末，糊丸如梧子大，服六十丸，空心，米汤下。

槐花散　治肠胃不调，胀满下血。

苍术　厚朴　陈皮　当归　枳壳各一两　槐花二两　甘草半两　乌梅半两

上以水煎，空心服。

又方　治下鲜血。

栀子仁烧灰

上为末，水和一钱匕服。

又方 治粪前有血，面色黄。

石榴皮

上为末，煎茄子枝汤，调一钱匕。

又方 治粪后下血不止。

艾叶 不以多少

上以生姜汁三合和服。

又方

槐花 荆芥穗 等分

上为末，酒调下一钱匕，仍空心食猪血，妙。

又方 治脏毒下血。

苦楝 炒令黑

上为末，蜜丸，米饮下二十丸，尤妙。

又方 治卒下血。

赤小豆一升，捣碎，水二升，绞汁饮之。

乌梅丸 治便血下血。

乌梅 三两，烧灰存性

上为末，醋糊丸，梧子大，空心服七十丸，米汤下。

酒煮黄连丸 见泄泻类。

黄连丸

黄连 二两 赤茯苓 一两 阿胶 二两

上用黄连、茯苓为末，调阿胶，众手丸，每三十丸，食后饮下。

黄连香薷饮 见中暑。

理中汤 见中寒。

胃风汤 见下痢。

黑神散

百草霜 研细

上用酒调下。

【点评】丹溪认为诸血证总因阳火旺盛、阴血亏虚所致，火盛于上，迫血妄行，治疗以清热凉血养阴为主，常以四物汤加减。其弟子方广在《丹溪心法附余》中对血证的治疗进一步发挥道："治疗大法，以苦甘寒药散火凉血为君，以辛味药开郁利气为臣，以升提药俾复其位为佐使，或以酸涩药止塞其源，或以甘温药收补其后，如此病之不愈者，未之有也。"

丹溪对运用风药治疗血证积有丰厚的经验。风药治疗血证历史悠久，早在秦汉时期，《神农本草经》就载干姜"温中止血……生者尤良"。张仲景的《伤寒论》《金匮要略》等更是创造了不少风药治疗血证的传世名方。嗣后，各个时期的医家对此都有不少的论述。丹溪博采众家之长，尤有发挥，其在《本草衍义补遗》中曰："治血以防风为上使，连翘为中使，地榆为下使，不可不知。"从丹溪其它的著述中也可以看见，丹溪治疗血证，并不是单纯地见血止血，而常伍以风药治疗，其用姜汁治疗多种血证，尤具特色。

肠风脏毒二十五

肠风独在胃与大肠出。若兼风者，苍术、秦艽、芍药、香附。
入方
黄芩　秦艽　槐角　升麻　青黛
治肠风下血。
滑石　当归　生芐　黄芩　甘草　苍术等分
上以水煎服。或以苍术、生芐，不犯铁器，为末，丸服。
又方
茄蒂烧存性　栀子炒
上为末，捣饭丸如梧子大，每服空心一百丸，米汤下。

又方 便血久远，伤血致虚，并麻风癣见面者。

龟板二两，酥炙　升麻　香附各五钱　芍药一两五钱　侧柏叶　椿根皮七钱五分

上为末，粥丸，以四物汤加白术、黄连、甘草、陈皮作末，汤调送下丸药。

又方 脉缓大，口渴，月经紫色，劳伤挟湿。

白术五钱　黄柏炒　生苄　白芍各三钱　地榆二钱　黄芩二钱　香附二钱

上为末，蒸饼丸服。

又方 治积热便血。

苍术　陈皮一两五钱　黄连　黄柏　条芩各七钱五分　连翘五钱

上为末，生苄膏六两，丸如梧子大，每服五七十丸，白汤下。

又方

肠风脱露，以车荷鸣五七个，焙干烧灰，醋调搽。仍忌湿面、酒、辛热物。

【附录】肠胃不虚，邪气无从而入。人惟坐卧风湿，醉饱房劳，生冷停寒，酒面积热，以致荣血失道，渗入大肠，此肠风脏毒之所由作也。挟热下血，清而色鲜，腹中有痛；挟冷下血，浊而色黯，腹中略痛。清则为肠风，浊则为脏毒。有先便而后血者，其来也远；有先血而后便者，其来也近。世俗粪前粪后之说，非也。治法大要，先当解散肠胃风邪，热则用败毒散，冷者与不换金正气散，加川芎、当归，后随其冷热而治之。芎归汤一剂，又调血之上品，热者加茯苓、槐花，冷者加茯苓、木香，此则自根自本之论也。虽然精气血气生于谷气，靖为大肠下血，大抵以胃药收功，以四君子汤、参苓白术散、枳壳散、小乌沉汤和之，胃气一回，血自循于经络矣。

肠风者，邪气外入，随感随见；脏毒者，蕴积毒久而始见。《三因方》五痔肠风脏毒，辨之甚详。前二证皆以四物汤加刺猬皮。

【附方】

蒜连丸一名金屑万应膏。

独头蒜十个 黄连不以多少

上先用独蒜煨香熟，和药杵匀，丸如梧子大，空心，米汤下四十丸。

又方 治肠风。

香附一两，炒 枳壳七钱五分，炒 当归五钱 川芎五钱 槐花炒 甘草炙。各二钱五分

上为粗末，每服三钱，水煎，生姜三片，枣一个。

败毒散见瘟疫。

不换金正气散

厚朴姜制 藿香 甘草炙 半夏 苍术米泔浸 陈皮去白

上等分，姜三片，枣二个，煎，食前热服。

芎归汤

川芎 当归

上等分，水煎。

参苓白术散见脾胃类。

枳壳散

枳壳麸炒，去瓤 槐子微炒黄 荆芥穗各五钱

上为末，每服三钱，薄粟米粥调下。如人行一二里，再用粥压下，日进二三服。

小乌沉汤

香附二十两 乌药十两 甘草炙，一两

上为末，汤调下。

痔疮二十六

痔疮专以凉血为主。

入方

人参　黄芪　生苄　川芎　当归和血　升麻　条芩　枳壳宽肠　槐角凉血生血　黄连

一方无黄连。

熏洗。

五倍子　朴硝　桑寄生　莲房又加荆芥

煎汤，先熏后洗，又冬瓜藤亦好。又大肠热肿者，用木鳖子、五倍子研细末，调敷。痔头向上，是大肠热甚，收缩而上，用四物汤解毒，加枳壳、白术、槐角、秦艽。

【附录】痔者，皆因脏腑本虚，外伤风湿，内蕴热毒，醉饱交接，多欲自戕，以故气血下坠，结聚肛门，宿滞不散，而冲突为痔也。其肛边发露肉珠，状如鼠乳，时时滴渍脓血，曰牡痔；肛边生疮肿痛，突出一枚，数日脓溃即散，曰牝痔；肠口大颗发瘰，且痛且痒，出血淋沥，曰脉痔；肠内结核有血，寒热往来，登溷①脱肛，曰肠痔。若血痔，则每遇大便，清血随而不止；若酒痔，则每遇饮酒发动，疮肿痛而流血；若气痔，则忧恐郁怒适临乎前，立见肿痛，大便艰难，强力则肛出而不收矣。此诸痔之外证也。治法总要，大抵以解热调血顺气先之，盖热则血伤，血伤则经滞，经滞则气不运行，气与血俱滞，乘虚而坠入大肠，此其所以为痔也。诸痔久不愈，必至穿穴为漏矣。

【附方】

治诸痔疮。

槐花四两　皂角刺一两，捶碎　　胡椒十粒　　川椒一两

上用獖猪肚一个，入药在内，扎定口，煮熟去药，空心食猪肚。

清心丸　《素问》云：诸痛痒疮，皆属于心。心主血热，此药主之。

黄连一两　茯神　赤苓

---

① 溷(hùn 混)：厕所。《南史·范缜传》载："落于粪溷之中。"

上为末，炼蜜丸如梧子大，每一百丸，食前米汤下。

清凉饮 治诸痔热甚，大便秘结。

当归 赤芍 甘草炙 大黄米上蒸晒

上等分为末，每服二钱，新水调下。

槐角丸 治诸痔及肠风下血脱肛。

槐角一两 防风 地榆 当归 枳壳 黄芩各半两

上为末，糊丸如梧子大，空心，米汤下二十丸。

猬皮丸 治诸痔出，里急疼痛。

槐花炒 艾叶炒 枳壳 地榆 当归 川芎 黄芪 白芍 白矾枯 贯众 猬皮一两，炙 头发烧，三钱 猪后蹄重甲十枚，炙焦 皂角一大锭，炙黄去皮

上为末，炼蜜丸，梧子大，服五十丸，食前米汤下。

猪甲散 治诸痔。

猪悬蹄甲不以多少

上为末，陈米汤调二钱，空心服。

芎归丸 治痔下血不止。

川芎 当归 黄芪 神曲炒 地榆 槐花炒。各半两 阿胶炒 荆芥 木贼 头发烧灰。各一钱半

上为末，炼蜜丸，梧子大，服五十丸，食前米汤下。

干葛汤 治酒痔。

干葛 枳壳炒 半夏 茯苓 生芐 杏仁各半两 黄芩二钱半 甘草同上

上剉，每服三钱，黑豆一百粒，姜三片，白梅一个，煎服。

橘皮汤 治气痔。

橘皮 枳壳炒 川芎 槐花炒。各半两 槟榔 木香 桃仁炒，去皮 紫苏茎叶 香附 甘草炙。各二分半

上剉，每服八钱，姜枣煎服。

熏洗方

槐花　荆芥　枳壳　艾叶

又方

土矾末二钱　木鳖子七个，取仁研

上以水煎，熏洗三两次。如肛门肿热，以朴硝末水调淋之良。

又方　治肠痔，大便常有血。

上以蒲黄末方寸匕，米饮调下，日三顿瘥。

又方

捣桃叶一斛蒸之，内小口器中，以下部榻上坐，虫自出。

地黄丸　治五痔，滋阴必用之。

地黄酒蒸熟，一两六钱　槐角炒　黄柏炒　杜仲炒　白芷各一两　山药
山茱萸　独活各八钱　泽泻　牡丹　茯苓各六钱　黄芩一两半　白附子
二钱

上炼蜜丸，如梧子大，空心服五十丸，米汤下。

熏痔方

用无花果叶煮水，熏少时，再洗。又好醋沃，烧新砖，如法坐
熏，良。

又方

大黄三钱，煨　牡蛎一两，煅

上为末，作十服，空心服。

又方

大蒜一片，头垢捻成饼子，先安头垢饼于痔上，外安蒜，艾
灸之。

翻花痔。

荆芥、防风、朴硝煎汤洗之，次用木鳖子、郁金研末，入龙脑些
少，水调傅。

又方

熊胆、片脑，和匀贴之。

漏疮二十七

漏疮，先须服补药，生气血，用参、术、芪、芎、归为主，大剂服之，外以附子末津唾和作饼子，如钱厚，以艾灸之。漏大炷大，漏小炷小，但灸令微热，不可使痛，干则易之，则再研如末，作饼再灸，如困则止，来日再灸，直到肉平为效。亦有用附片灸，仍用前补剂作膏贴之尤妙。痔漏，凉大肠，宽大肠。用枳壳去穰，入巴豆铁线缠，煮透，去巴豆入药用，丸子则烂捣用，煎药干用，宽肠。涩窍，用赤石脂、白石蜡、枯矾、黄丹、脑子。漏窍外塞，用童子小便、煅炉甘石、牡蛎粉。

入方

黄连散 原有痔漏，又于肛门边生一块，皮厚肿痛作脓，就在痔孔出，作食积注下治。

黄连　阿魏　神曲　山楂　桃仁　连翘　槐角　犀角_{等分}

上为末，以少许置掌心，时时舐之，津液咽下，如消三分之二，止后服。

【附录】漏者，诸瘘之溃漏也。狼瘘、鼠瘘、蝼瘘、蛄瘘、蜂瘘、蚍蜉瘘、蛴螬瘘、浮疽瘘、转筋瘘，古所谓九瘘是尔。析而言之，三十六种，其名目又不同焉。大抵外伤血气，内窘七情，与夫饮食乖常，染触蠹动含灵之毒，未有不变为瘘疮。穿孔一深，脓汁不尽，得冷而风邪并之，于是涓涓而成漏矣。然有近年漏者，有久年漏者。近则带淡红，或微肿，或小核；久则上而槁白，内而黑烂，淫虫恶臭生焉。

【附方】

猪肾丸 通行漏疮中恶水，自大肠中出。

黑牵牛碾细末，二钱半，入猪肾中，以线扎，青竹叶包，慢火煨熟，空心温酒嚼下。

乳香丸　治冷漏。

乳香二钱半　牡蛎粉一钱二分半

上为末，雪糕糊丸，麻子大，每服三十丸，姜汤，空心。

生地黄膏　治漏痛通用。

露蜂房炙　五倍子　木香三钱　乳香一钱　轻粉一字

上为末，用生地黄一握，捣细和为膏，摊生绢上贴。

蛇蜕散　治漏疮血水不止。

蛇皮焙焦　五倍子　龙骨各二钱半　续断五钱

上为末，入麝香少许，津唾调傅。

薰漏疮方

艾叶　五倍子　白胶香　苦楝根等分

上剉碎，烧香法置长桶内，坐熏疮处。

洗漏疮方　治漏疮孔中多有恶秽，常须避风洗净。

露蜂房、白芷煎汤洗，或大腹皮、苦参煎汤洗

上洗毕，候水出，拭干，先用东向石榴皮晒为末，干掺以杀淫虫，少顷敷药。

久瘘方

九孔蜂房炙黄

上为末，腊月猪脂研敷，候收汁，以龙骨、降香节末，入些乳香硬疮。

漏疮　或腿足先是积热所注，久则为寒。

附子破作两片，用人唾浸透，切成片，安漏孔上，艾灸。

又方

川芎半两　细辛　白芷梢一钱半

上为末，每日作汤服之，病在下食前服，在上食后服，看疮大小，讨隔年黄麻根刮去皮，捻成绳子，入孔中，至入不去则止，疮外膏药贴之。

丹溪先生心法卷三

脱肛二十八

脱肛属气热、气虚、血虚、血热。

气虚者补气，参、芪、芎、归、升麻；血虚，四物汤；血热者凉血，四物汤加炒柏；气热者，条芩六两，升麻一两，曲糊丸，外用五倍子为末，托而上之，一次未收，至五七次，待收乃止。

又东北方壁土，泡汤，先熏后洗。

【附录】肺与大肠为表里，故肺脏蕴热则肛门闭结，肺脏虚寒则肛门脱出。又有妇人产育用力，小儿久痢，皆致此。治之必须温肺脏，补阳胃，久则自然收矣。

【附方】

香荆散　治肛门脱出，大人小儿皆主之。

香附子　荆芥_{等分}　砂仁

上为末，每服三钱，水一碗，煎热淋洗。每服三钱，煎服亦可。

又方　五倍子为末，每用三钱，煎洗。

又方　木贼不以多少，烧灰为末，掺肛门上，按入即愈。

呕吐二十九

凡有声有物谓之呕吐，有声无物谓之哕。

胃中有热，膈上有痰者，二陈汤加炒山栀、黄连、生姜。有久病呕者，胃虚不纳谷也，用人参、生姜、黄芪、白术、香附之类。

呕吐，朱奉议以半夏、橘皮、生姜为主。刘河间谓：呕者，火气炎上。此特一端耳。有痰膈中焦食不得下者，有气逆者，有寒气郁于胃口者，有食滞心肺之分而新食不得下而反出者，有胃中有火与痰而呕者。

呕吐药，忌瓜蒌、杏仁、桃仁、萝卜子、山栀，皆要作吐，丸药带香药行散不妨。注船大吐，渴饮水者即死，童便饮之最妙。

【附方】

理中加丁香汤　治中脘停寒，喜辛物，入口即吐。

人参　白术　甘草炙　干姜炮。各一钱　丁香十粒

上㕮咀，生姜十片，水煎服，或加枳实半钱亦可。不效，或以二陈汤加丁香十粒，并须冷服，盖冷遇冷则相入，庶不吐出。又或《活人》生姜橘皮汤。

活人生姜橘皮汤

橘皮四两　生姜半斤

上㕮咀，水七盏，煮至三盏，去滓，逐旋温服。

热呕

济生竹茹汤、小柴胡加竹茹汤见疟类。

上并用生姜，多煎服。

济生竹茹汤

葛根三两　半夏炮七次，二两　甘草炙，一两

上㕮咀，每四钱，水一盏，入竹茹一小块，姜五片。

加味二陈汤　治停痰结气而呕。

半夏　橘皮各五两　白茯苓三两　甘草炙，一两　砂仁一两　丁香五钱

生姜三两

上水煎服。

吐虫而呕方

黑铅炒成灰，槟榔末，米饮调下。

【点评】丹溪首先以"有声有物"与"有声无物"对呕吐与哕进行鉴别，明确了呕吐的病症特点。同时对呕吐的病因进行了概括，云："有痰膈中焦食不得下者，有气逆者，有寒气郁于胃口者，有食滞心肺之分而新食不得下而反出者，有胃中有火与痰而呕者。"在治疗上分虚实二端，实者为"胃中有热，膈上有痰"，以清热化痰为法；虚者为"胃虚不纳谷"，以益气补虚为治。且告诫医者选方用药时，当避免使用能够引起呕吐的药物。

恶心三十

恶心，有痰、有热、有虚，皆用生姜，随症佐药。

戴云：恶心者，无声无物，心中欲吐不吐，欲呕不呕，虽曰恶心，实非心经之病，皆在胃口上，宜用生姜，盖能开胃豁痰也。

【附录】恶心，欲吐不吐，心中兀兀，如人畏舟船，宜大半夏汤，或小半夏茯苓汤，或理中汤加半夏亦可。又胃中有热恶心者，以二陈加生姜汁、炒黄连、黄芩各一钱，最妙。

【附方】

大半夏汤

半夏　陈皮　茯苓各二钱半

上咬咀，水二盏，姜二钱半，煎八分，食后服。

小半夏茯苓汤

半夏五两　茯苓三两

上咬咀，每服八钱，用水一盏半，煎至一盏，入生姜自然汁投药中，更煎一两沸，热服，无时。或用生姜半斤同煎。

理中汤见中寒。

【点评】对于恶心的病因，丹溪责之于痰、热、虚，治疗用药上提出"皆用生姜，随症佐药"。《备急千金要方》曰："凡呕者，多食生姜，此是呕家圣药。"戴元礼也阐释道生姜"能开胃豁痰也"。所以在治疗恶心患者时，常选生姜。

咳逆三十一

咳逆，有痰、气虚、阴火，视其有余不足治之，其详在《格致余论》。

不足者，人参白术汤下大补丸；有余并有痰者吐之，人参芦之类。痰碍气而吃逆，用蜜水吐，此乃燥痰不出。痰者，陈皮、半夏；气虚，人参、白术；阴火，黄连、黄柏、滑石；咳逆自痢者，滑石、甘草、炒黄柏、白芍、人参、白术、陈皮，加竹荆沥服。

戴云：吃逆者，因痰与热，胃火者极多。

【附录】咳逆为病，古谓之哕，近谓之呃，乃胃寒所生，寒气自逆而呃上，此证最危。亦有热呃，已见伤寒证。其有他病发呃者，宜用半夏一两，生姜半两，水煎热服。或理中汤加枳壳、茯苓各半钱，半夏一钱。不效更加丁香十粒。吐利后，胃虚寒咳逆者，以羌活附子汤，或丁香十粒，柿蒂十个，切碎水煎服。吐利后胃热咳逆者，以橘皮竹茹汤。亦无别病偶然致呃，此缘气逆而生，宜小半夏茯苓汤加枳实、半夏。又或煎汤泡萝卜子，研取汁，调木香调气散，热服之，逆气用之最佳。

【附方】

橘皮干姜汤　治咳逆不止。

橘皮　通草　干姜　桂心　甘草炙。各二两　人参一两

上用五钱，水煎服。

生姜半夏汤　通治咳逆欲死。

半夏一两　生姜二两

上以水煎，温作三服。

阴证咳逆。

川乌　干姜_炮　附子_炮　肉桂　芍药　甘草_炙　半夏　吴茱萸　陈皮　大黄_{等分}

上为末，每服一钱，生姜五片，煎服。

人参白术汤

人参　黄芩　柴胡　干葛　栀子仁　甘草_{炙。各半两}　白术　防风　半夏_{泡七次}　五味

上㕮咀，每服四钱，姜三片煎。

羌活附子汤　治吃逆。

木香　附子_炮　羌活　茴香_{炒。各半两}　干姜_{一两}

上为末，每服二钱，水一盏半，盐一捻，煎二十沸，和租热服，一服止。《三因》加丁香。

橘皮竹茹汤

橘皮_{一升}　竹茹_{一升半}　甘草_{炙，二两}　人参_{半两}　枣子_{三十个}　生姜_{半两}

上㕮咀，水十盏，煎至三盏，作三服。

小半夏茯苓汤

二陈汤加黄芩煎。

木香调气散

白蔻仁　丁香　檀香　木香_{各二两}　藿香　甘草_{炙。各八两}　砂仁_{四两}

上为末，每服二钱，入盐少许，沸汤点服。

大补丸_{见补损。}

理中汤_{见中寒。}

【点评】《景岳全书·呃逆》曰："哕者呃逆也，非咳逆也，咳逆者咳嗽之甚者也，非呃逆也……"明确提出了咳逆与呃逆的不同。而本论《附录》所言"咳逆为病，古谓之哕，近谓之呃"

说明金元时期，呃逆、哕、咳逆三种称谓并存。所以丹溪此论之"咳逆"并非景岳所云咳嗽之甚，当指气自逆而上之呃逆病也。

丹溪认为，痰碍气道、气虚不足、阴火上亢是引起咳逆的主要原因，《格致余论·呃逆论》曰："阴为火所乘，不得内守，木挟相火乘之，故直冲清道而上。"所以治疗当"视其有余不足治之"。论中所述之加减用药详而备矣，足资参考。

翻胃三十二

翻胃大约有四：血虚、气虚、有热、有痰兼病，必用童便、韭汁、竹沥、牛羊乳、生姜汁。

气虚，入四君子汤，右手脉无力；血虚，入四物汤加童便，左手脉无力。切不可用香燥之药，若服之必死，宜薄滋味。治反胃，用黄连三钱，生姜汁浸，炒山楂肉二钱，保和丸二钱，同为末，糊丸如麻子大，胭脂为衣，人参汤入竹沥再煎一沸，下六十丸。有痰，二陈汤为主，寸关脉沉或伏而大。有气结，宜开滞导气之药，寸关脉沉而涩。有内虚阴火上炎而反胃者，作阴火治之。

年少者，四物汤清胃脘，血燥不润便故涩，《格致余论》甚详；年老虽不治，亦用参、术，关防气虚胃虚。

气虚者，四君子汤加芦根、童便，或参苓白术散，或韭汁、牛羊乳，或入驳驴尿。又有积血停于内而致，当消息逐之。大便涩者难治，常令食兔肉则便利。

翻胃即膈噎，膈噎乃翻胃之渐。《发挥》备言：年高者不治。粪如羊屎者，断不可治，大肠无血故也。

戴云：翻胃血虚者，脉必数而无力；气虚者，脉必缓而无力；气血俱虚者，则口中多出沫，但见沫大出者必死。有热者，脉数而有力；有痰者，脉滑数，二者可治。血虚者，四物为主；气虚者，四君子为主；热以解毒为主；痰以二陈为主。

又方

用马剥儿①烧灰存性一钱，好枣肉、平胃散二钱

上和匀，温酒调服，食即可下，然后随病源调理。

又方

茱萸　黄连　贝母　瓜蒌　牛转草

治翻胃。

韭菜汁二两　牛乳一盏

上用生姜汁半两，和匀，温服效。

治翻胃，积饮通用。

益元散，生姜自然汁澄白脚，丸小丸子，时时服。

【附方】

烧针丸　此药清镇，专主吐逆。

黄丹不以多少

上研细，用去皮小枣肉，丸如鸡头大，每用针签于灯上，烧灰为末，乳汁下一丸。

枣肉平胃散

厚朴姜制　陈皮去白。各三斤二两　甘草炙　红枣　生姜各二斤　苍术泔浸一宿，炒，五斤

上剉拌匀，以水浸过面上半寸许，煮干焙燥为末，每服二钱，盐汤空心点服。

参苓白术散见脾胃类。

保和丸见积聚类。

---

①　马剥儿：即王瓜。

吞酸三十三_{附嗳气}

吞酸者，湿热郁积于肝而出，伏于肺胃之间，必用粝食①蔬菜自养。宜用炒吴茱萸顺其性而折之，此反佐之法也，必以炒黄连为君。二陈汤加茱萸、黄连各炒，随时令迭其位，使苍术、茯苓为辅佐，冬月倍茱萸，夏月倍黄连，汤浸炊饼，丸如小丸，吞之，仍教以粝食蔬菜自养，即安。

戴云：湿热在胃口上，饮食入胃被湿热郁遏，其食不得传化，故作酸也。如谷肉在器，湿热则易为酸也。

入方

茱萸_{一两，去枝梗，煮少时，浸半日，晒干}　陈皮_{一两}　苍术_{米泔浸，一两}
黄连_{二两，陈壁土炒，去土秤}　黄芩_{一两，如上土炒}　或加桔梗_{一两}　茯苓_{一两}

上为末，神曲糊丸，绿豆大，每服二三十丸，时时津液，食后服。

【附录】吞酸与吐酸不同。吐酸，《素问》以为热，东垣又为寒，何也？吐酸，是吐酸水如醋，平时津液随上升之气郁积而久，湿中生热，故从火化，遂作酸味，非热而何？其有郁积之久不能自涌而出，伏于肺胃之间，咯不得上，咽不得下，肌表得风寒则内热愈郁，而酸味刺心，肌表温暖，腠理开发，或得香热汤丸，津液得行，亦可暂解，非寒而何？《素问》言热，言其本也；东垣言寒，言其末也。

【附方】

曲术丸　治中脘宿食留饮，酸蛰心痛，或口吐清水。

神曲_{炒，三两}　苍术_{泔浸，炒，一两半}　陈皮_{一两}

上为末，生姜汁煮神曲糊为丸，每七十丸，姜汤下。

---

① 粝（lì力）食：粗恶的饭食。

加味平胃散　治吞酸或宿食不化。

生料平胃散加神曲、麦芽炒，各半钱_{术朴不制}

上生姜三片，水煎五钱服。

嗳气，胃中有火有痰。

入方

南星　半夏　软石膏　香附

一本有炒栀子

上作丸，或作汤，服之。盖胃中有郁火，膈上有稠痰故也。

软石膏丸亦不可服。本方痰条下云：噫气吞酸，此系食郁有热，火气冲上，黄芩为君，南星、陈皮为佐，热多加青黛。

【点评】丹溪明确吞酸是由于"湿热郁积于肝而出，伏于肺胃之间"，故治疗以左金丸为法，用苦寒之黄连泻肝火清胃热，辛温之吴茱萸散肝郁而降逆，并以其温佐制黄连之寒，使黄连无凉过之弊。如此辛开苦降，寒热并用，使肝胃湿热得清而诸症除。

戴氏云："湿热在胃口上，饮食入胃被湿热郁遏，其食不得传化，故作酸也。"现今随着生活水平提高，许多人经常饮食膏粱厚味、暴饮暴食，这些不良的饮食嗜好往往影响了脾胃的正常运行，使湿热郁结于中，而出现吞酸呕吐等症。丹溪提出吞酸"必用粝食蔬菜自养"的调养方法，对我们当今仍有指导意义。

痞三十四

痞者有食积兼湿。东垣有法有方。

心下痞，须用枳实炒黄连。如禀受充实，面苍骨露，气实之人而心下痞者，宜枳实、黄连、青皮、陈皮、枳壳；如禀受素弱，转运不调，饮食不化而心下痞者，宜白术、山楂、曲蘖、陈皮。如肥人心下痞者，乃是实痰，宜苍术、半夏、砂仁、茯苓、滑石；如瘦人心下痞者，乃是郁热在中焦，宜枳实、黄连、葛根、升麻。如食后感寒，饮食不化，心下痞，宜藿香、草豆蔻、吴茱萸、砂仁。痞挟血成窠囊，用桃仁、红花、香附、大黄之类。

又方

吴茱萸三两，汤浸煮少时　黄连八两

粥糊为丸，每服五七十丸，白术陈皮汤下。

玉液丸

软石膏不以多少，又云火煅红，出火毒

上为末，醋糊丸如绿豆大，服之专能泻胃火，并治食积痰火。

【附录】痞者与否同，不通泰也。由阴伏阳蓄，气与血不运而成。处心下，位中央，膜满痞塞者，皆土之病也。与胀满有轻重之分，痞则内觉痞闷，而外无胀急之形者，是痞也。有中气虚弱，不能运化精微为痞者；有饮食痰积，不能施化为痞者；有湿热太甚为痞者。古方治痞用黄连、黄芩、枳实之苦以泄之，厚朴、生姜、半夏之辛以散之，人参、白术之甘苦以补之，茯苓、泽泻之淡以渗之。既痞，同湿治，惟宜上下分消其气，如果有内实之证，庶可略与疏导。世人苦于痞塞，喜行利药，以求其速效，暂时快通，痞若再作，益以滋甚。

【附方】

加味补中益气汤　治内伤心下痞。方见内伤。

脉缓，有痰而痞，加半夏、黄连；脉弦，四肢满闷，便难而心下痞，加柴胡、黄连、甘草；大便秘燥，加黄连、桃仁，少加大黄、归身；心下痞瞀闷者，加白芍药、黄连；心下痞中寒者，加附子、黄连；心下痞腹胀，加五味子、白芍、砂仁，天寒少加干姜或中桂；心下痞呕逆者，加黄连、生姜、陈皮，如冬月加黄连，少入丁香、藿香；心下痞如腹中气上逆者，是冲脉逆也，加黄柏三分，黄连一分半以泄之；如食已心下痞，别服橘皮枳术丸。

枳实消痞丸 治右关脉浮弦，心下虚痞，恶食懒倦，开胃进食。

枳实 黄连各五钱 干生姜二钱 半夏曲三钱 厚朴四钱 人参三钱

甘草炙，二钱 白术三钱 茯苓 麦芽各二钱

上为末，水浸蒸饼丸，如梧桐子大，服三五十丸，温水下。

橘皮枳术丸

橘皮 枳实 白术等分

上为末，荷叶裹，烧饭为丸，每服五十丸，白汤下。

枳术丸 助胃消食，宽中去痞满。

白术 枳实各二两

上为末，荷叶裹，烧饭为丸。

【点评】张洁古曰："治心下痞及宿食不消，并用枳实、黄连。"丹溪宗此，首先明确"心下痞，须用枳实炒黄连"，但也认识到"枳实泻痰，能冲墙壁"。所以治疗痞症还当根据患者的素体强弱、体型特点（肥人多湿，瘦人多火），以及兼挟其他病理因素的不同而加以区别。观其所用方药，气实之人以破气疏导为主，禀受虚弱者以健脾理气为法，肥人多痰宜燥湿涤痰，瘦人多火宜清泄郁热。丹溪重视体质学说，对痞证的治疗如此细分，为后世积累了丰富的临床经验，开阔了诊治痞满的思路。

嘈杂三十五

嘈杂是痰因火动，治痰为先。姜炒黄连入痰药，用炒山栀子、黄芩为君，南星、半夏、陈皮为佐。热多加青黛。嘈杂，此乃食郁有热，炒栀子、姜炒黄连不可无。肥人嘈杂，二陈汤少加抚芎、苍术、白术、炒山栀子。嘈杂若湿痰气郁，不喜食，三补丸加苍术，倍香附子。

医按：蒋氏子条云心嘈索食，以白术、黄连、陈皮作丸，白汤下七、八十丸，数服而止。又云：眩运嘈杂，是火动其痰，二陈汤加栀子、芩、连之类。

戴云：此则俗谓之心嘈也。

三补丸见补损。

【点评】嘈杂一证首见于《丹溪心法》，后人在此基础上有所发挥，《景岳全书·杂证谟·嘈杂》对嘈杂的病症特点进行了详细地描述，曰："嘈杂一证，或作或止，其为病也，则腹中空空，若无一物，似饥非饥，似辣非辣，似痛非痛，而胸膈懊恼，莫可名状，或得食而暂止，或食已而复嘈，或兼恶心，而渐见胃脘作痛。"从西医学的观点来看，许多疾病，如胃及十二指肠溃疡、慢性胃炎和消化不良等，常常伴有嘈杂的症状。

对嘈杂的病因，丹溪认为主要是痰因火动食郁有痰，所以治疗以治痰为先，并根据不同的病症、体质而随证加减。

伤食三十六

伤食恶食者，胸中有物，宜导痰补脾，用二陈汤加白术、山楂、川芎、苍术服之。

忧抑伤脾，不思饮食，炒黄连、酒芍药、香附同清六丸末，用姜汁浸，蒸饼丸服。

入方

治气抑痰，倦不思食。

白术二两　苍术　陈皮　黄连　黄柏　半夏各二两　扁柏七钱半　香附一两半　白芍一两半

上为末，姜汁面糊丸。

治心腹膨亨，肉多食积所致。

南星_{一两半，姜制}　半夏　瓜蒌仁_{研和润，一两半}　香附_{一两，童便浸}黄连_{三两，姜炒}　礞石_{硝煅}　萝卜子　连翘_{半两}　麝_{少许}

又方　加陈皮半两。

上为末，曲糊丸。

一人因吃面内伤，肚热头痛。

白术_{一钱半}　白芍　陈皮　苍术_{各一钱}　茯苓　黄连　人参　甘草_{各五分}

上作一服，姜三片，煎。如口渴，加干葛二钱，再调理。

补脾丸

白术_{半斤}　苍术　茯苓　陈皮_{各三两}

粥为丸。

清六丸_{见泄泻。}

【附录】伤食之证，右手气口必紧盛，胸膈痞塞，噫气如败卵臭，亦有头痛发热，但身不痛为异耳，用治中汤加砂仁一钱，或用红丸子。

【附方】

加味二陈汤　治中脘闻食气则呕。

本方加砂仁一钱，青皮半钱。

红丸子　治伤食。

京三棱　蓬术_煨　青皮　陈皮_{五两}　干姜_炮　胡椒_{三两}

上为末，用醋糊丸，如梧子大，矾红为衣，服三十丸，食后姜汤下。

治中汤_{见脾胃类。}

【点评】丹溪《格致余论》以"饮食色欲箴序"为开篇，认为饮食男女，为人之大欲，而"饮食之欲，于身尤切"。并在"饮食箴"中进一步阐述道："人身之贵，父母遗体，为口伤身，滔滔皆是。……眷彼昧者，因纵口味，五味之过，疾病蜂起。"可见其对饮食所伤之病的重视。

　　对于伤食的治疗，丹溪主要从以下三个方面认识：一是食伤于脾，脾胃之运化失能，脾虚而停湿生痰，治疗伤食之病当"导痰补脾"，以二陈汤加减；二是宿食中停是导致食伤的重要病机，因此应注重消导一法，创制经世名方保和丸消积和胃；三是对于食伤而气虚之人，注重顾护胃气，指出"饮食所伤，强胃消食，气虚者枳术丸"（《丹溪心法治要》）。

疸三十七

　　疸不用分其五，同是湿热，如盦曲相似。轻者小温中丸，重者大温中丸。热多加芩、连；湿多者，茵陈五苓散加食积药。湿热因倒胃气，服下药大便下利者，参、芪加山栀、茵陈、甘草。

　　戴云：五疸者，周身皮肤并眼如栀子水染，因食积黄者，量其虚实，下其食积，其余但利小便为先，小便利白，其黄则自退矣。

　　入方

　　小温中丸　治疸又能去食积。

　　苍术　川芎　香附　神曲　针砂醋炒红

　　春加芎，夏加苦参或黄连，冬加吴茱萸或干姜。

　　大温中丸　治食积与黄肿，又可借为制肝燥脾之用，脾虚者，以参、术、芍药、陈皮、甘草作汤使。

　　陈皮　苍术　厚朴　三棱　蓬术　青皮五两　香附一斤　甘草一两　针砂二两，醋炒红

　　上为末，醋糊丸，空心，姜盐汤下，午后饮食，可酒下。忌犬肉果菜。

　　【附录】黄疸乃脾胃经有热所致，当究其所因，分利为先，解毒

次之。诸疸口淡怔忡，耳鸣脚软，微寒发热，小便白浊，此为虚证，治宜四君子汤吞八味丸，不可过用凉剂强通小便，恐肾水枯竭，久而面黑黄色，及有渴者不治，不渴者可治。黄疸通身面目悉黄，宜生料五苓散加茵陈，又宜小柴胡加茵陈、茯苓、枳实，少加朴硝，济生茵陈汤，《千金方》东引桃根细者煎，空心服。谷疸，食已头眩，心中怫郁不安，饥饱所致，胃气蒸冲而黄，宜小柴胡加谷芽、枳实、厚朴、山栀、大黄、济生谷疸丸。酒疸，身目黄，心中懊忄农，足胫满，尿黄，面黄而赤斑，酒过胃热，醉卧当风，水湿得之，小柴胡加茵陈、豆豉、大黄、黄连、葛粉。脉微数，面目清黑，或大便黑，《三因方》白术散；脉弦涩，三因当归白术散，《济生方》五苓加葛根汤。女劳疸，因房事后为水湿所搏，故额黑身黄，小腹满急，小便不利，以大麦一撮，同滑石、石膏末各一钱煎服。黄汗者，因脾胃有热，汗出入水，澡浴所致，故汗出黄染衣而不渴，《济生方》黄芪散、茵陈汤。又以苦丁香如豆大，深吸鼻中，出黄水，差。发黄脉沉细迟，四肢逆冷，身冷，自汗不止，宜茵陈四逆汤。

【附方】

茵陈蒿汤　治湿热发黄，身热鼻干，汗出，小便赤而不利。

茵陈六两　栀子十四个　大黄三两

上三味，每服一两半，水煎服。

栀子大黄汤　治酒疸。

栀子十五个　大黄一两　枳实五枚　豉一升

水煎温服。

硝石矾石散　治女劳疸，身黄额黑。

硝石　矾石各烧等分

上为末，以大麦粥汁和服二钱，日三，重衣覆取汗。

瓜蒂散

瓜蒂二钱　母丁香一钱　黍米四十九粒　赤小豆半钱

上为末，每夜于鼻内嗜之，取下黄水，凡用先令病人含水一口。

茵陈五苓散

上用五苓散五分，茵陈蒿末十分，和匀，先食饮，服方寸匕，日三服。

八味丸_{见补损。}

生料五苓散_{见中暑。}

小柴胡汤_{见疟。}

济生茵陈汤

茵陈_{二两}　大黄_{一两}　栀子仁_{三钱}

上咬咀，每服四钱，水一盏，煎八分，温服不拘时。

济生谷疸丸

苦参_{三两}　牛胆_{一个}　龙胆草_{一两}

上为末，用牛胆汁入少炼蜜，丸如梧子大，每五十丸，空心，热水或生姜甘草汤送下。

三因白术汤

桂心　白术_{各一两}　豆豉　干葛　杏仁　甘草_{各半两}　枳实_{去穰，麸炒}

上咬咀，每服四钱，水一盏，煎七分，食前服。

三因当归白术汤

白术　茯苓_{各三两}　当归　黄芩　茵陈_{各二两}　甘草_炙　枳实_{麸炒}　前胡　杏仁_{去皮尖，麸炒。各二两}　半夏_{泡七次，二两半}

上咬咀，每服四钱，食后温服。

济生五苓散

猪苓　泽泻　白术　茵陈　赤苓_{等分}

上咬咀，每四钱，水煎，温服无时。

济生葛根汤

葛根_{二两}　枳实_{麸炒}　豆豉_{一两}　栀子仁_{一两}　甘草_{炙，半两}

上咬咀，水煎服，无时。

济生黄芪散

黄芪　赤芍　茵陈_{各二两}　石膏_{四两}　麦门_{去心}　豆豉_{各一两}　甘草_{炙，半两}

上咀，姜五片，水煎服无时。

茵陈四逆汤_{方见中寒类。加茵陈。}

【点评】"疸不用分其五，同是湿热"，丹溪明确指出湿热是黄疸病的主要病因。治疗上选用大、小温中丸。所谓温中者，乃取其温运中焦，治疗湿郁于中之义。临床可根据症情择用并随机加减。

需要注意的是，本书卷三《积聚痞块》中另有主治积聚痞满症之小温中丸、大温中丸（又名大消痞丸），与本节"大、小温中丸"方名同而药物各异，临床当予以鉴别。

水肿三十八

水肿因脾虚不能制水，水渍妄行，当以参、术补脾，使脾气得实则自健运，自能升降运动其枢机，则水自行，非五苓、神佑之行水也。宜补中、行湿、利小便，切不可下。用二陈汤加白术、人参、苍术为主，佐以黄芩、麦门冬、炒栀子制肝木。若腹胀，少佐以厚朴；气不运，加木香、木通；气若陷下，加升麻、柴胡提之。随病加减，必须补中行湿。二陈治湿，加升提之药，能使大便润而小便长。产后必须大补血气为主，少佐苍术、茯苓，使水自降，用大剂白术补脾，若壅满，用半夏、陈皮、香附监之。有热当清肺金，麦门冬、黄芩之属。一方用山栀子去皮取仁，炒，捶碎，米汤送下一抄。若胃热病在上者，带皮用。治热水肿，用山栀子五钱，木香一钱半，白术二钱半，咬咀，取急流顺水煎服。水胀，用大戟、香薷，浓煎汁成膏丸，去暑利小水。大戟为末，枣肉丸十丸，泄小水，劫快实者。

戴云：水肿者，通身皮肤光肿如泡者是也，以健脾、渗水、利小便、进饮食，元气实者可下。

【附录】腰以下肿宜利小便，腰以上肿宜发汗，此仲景之要法也。诸家只知治湿当利小便之说，执此一途，用诸去水之药，往往多死。又用导水丸、舟车丸、神祐丸之类大下之，此速死之兆。盖脾极虚而败，愈下愈虚，虽劫效目前，而阴损正气，然病亦不旋踵而至。大法宜大补中宫为主，看所挟加减，不尔则死，当以严氏实脾散加减用。阳病水兼阳证者，脉必沉数；阴病水兼阴证者，脉必沉迟。水之为病不一，贾洛阳以病肿不治，必为锢疾，虽有扁鹊，亦莫能为，则知肿之危恶非他病比也。夫人之所以得全其性命者，水与谷而已，水则肾主之，土谷则脾主之，惟肾虚不能行水，惟脾虚不能制水，胃与脾合气，胃为水谷之海，又因虚而不能传化焉，故肾水泛溢，反得以浸渍脾土，于是三焦停滞，经络壅塞，水渗于皮肤，注于肌肉而发肿矣。其状：自胞上下微起，肢体重著，咳喘怔忡，股间清冷，小便涩黄，皮薄而光，手按成窟，举手即满是也。治法：身有热者，水气在表，可汗；身无热，水气在里，可下。其间通利小便，顺气和脾，俱不可缓耳。证虽可下，又当权其轻重，不可过用芫花、大戟、甘遂猛烈之剂，一发不收，吾恐峻决者易，固闭者难，水气复来而无以治之也。风肿者，皮粗，麻木不仁，走注疼痛；气肿者，皮厚，四肢瘦削，腹胁胀膨；其皮间有红缕赤痕者，此血肿也。妇人怀胎，亦有气遏水道而虚肿者，此但顺气安脾，饮食无阻，既产而肿自消。大凡水肿先起于腹，而后散四肢者可活；先起于四肢，而后归于腹者不治。大便滑泄，与夫唇黑，缺盆平，脐突，足平，背平，或肉硬，或手掌平，又或男从脚下肿而上，女从身上肿而下，并皆不治。若遍身肿烦渴，小便赤涩，大便闭，此属阳水，先以五皮散或四磨饮添磨生枳壳，重则疏凿饮；若遍身肿不烦渴，大便溏，小便少不涩赤，此属阴水，宜实脾饮或木香流气饮；阳水肿，败荷叶烧灰存性，为末，米饮调下；若病可下者，以三圣饮，牵牛、枳实、萝卜子三味，看大小虚实与服。

气实者，三花神祐丸、舟车丸、禹功散选用。忌食羊头、蹄肉，其性极补水，食之百不一愈。

【附方】

加味五皮散　治四肢肿满，不分阳水、阴水皆可服。

陈皮　桑白皮　赤茯苓皮　生姜皮　大腹皮各一钱　加姜黄一钱　木瓜一钱

上作一服，水煎。又方去陈皮、桑白，用五加、地骨皮。

疏凿饮子　治水气遍身浮肿，喘呼气急，烦渴，大小便不利，服热药不得者。

泽泻　赤小豆炒　商陆　羌活　大腹皮　椒目　木通　秦艽　槟榔　茯苓皮等分

上㕮咀，水煎，姜五片。

大橘皮汤　治湿热内攻，腹胀水肿，小便不利，大便滑泄。

陈皮一两　木香二钱半　滑石六两　槟榔三钱　茯苓一两　猪苓　白术　泽泻　肉桂各半两　甘草二钱

生姜五片，水煎服。

十枣丸　治水气四肢浮肿，上气喘急，大小便不利。

甘遂　大戟　芫花各等分

上为末，煮枣肉为丸，桐子大，清晨热汤下三十丸，以利为度，次早再服，虚人不可多服。

又方　治虚肿。

大香附不以多少，以童便浸一日夜，取出，另换童便又浸一日夜，再取出，又换童便浸一日夜，擦去皮，晒干

上为末，醋糊丸如梧子大，服七十丸，煎二十四味流气饮送下。

严氏实脾散

厚朴制　白术　木瓜　大腹子　附子　木香　草果仁　白茯苓　干姜炮。各一两　甘草炙，半两

上㕮咀，姜五片，枣一枚，煎服无时。

木香流气饮 _{见气类。}

四磨饮 _{见喘类。}

三花神祐丸 **舟车丸** _{并见中湿类。}

禹功散

黑牵牛_{头、末，四两} 茴香_{炒，一两}

上为末，生姜自然汁调一二钱，临睡服。或加白术一两。

加味枳术汤 治气为痰饮闭隔，心下坚胀，名曰气分。

枳壳 白术 紫苏茎叶 桂 陈皮 槟榔 北梗 木香 五灵脂_{炒。各二分} 半夏 茯苓 甘草_{各一分半}

上以水煎，姜三片。

胎水证：凡妇人宿有风寒冷湿，妊娠喜脚肿，亦有通身肿满，心腹急胀，名曰胎水。

二十四味流气饮 _{见气类。}

【点评】朱丹溪论治水肿，认为其病因是"脾虚不能制水，水渍妄行"，所以治疗当以健脾补中为法。常用二陈汤加人参、白术、苍术为主，以二陈汤理气和中，"参、术补脾，使脾气得实则自健运，自能升降运动其枢机，则水自行"。

盖水液的调节与肺、脾、肾三脏有密切关系，肺的宣发、脾的运输、肾的开阖功能正常，则水液代谢正常。丹溪重视"补中行湿"治疗水肿，是对《素问》"开鬼门，洁净府"，以及张仲景提出的"腰以上肿当发汗，腰以下肿当利小便"的水肿治疗方法的最好补充。

鼓胀三十九

鼓胀又名单鼓。宜大补中气、行湿。此乃脾虚之甚，必须远音乐，断厚味。大剂人参、白术，佐以陈皮、茯苓、苍术之类。有血虚者，用四物汤行血药；有脉实坚人壮盛者，或可攻之，便可收拾，用参、术为主。凡补气，必带厚朴宽满。厚朴治腹胀，因味辛，以气聚于下焦故也，须用姜汁制之。如肥胖之人腹胀者，宜平胃、五苓共服之；如白人腹胀者，是气虚，宜参、术、厚朴、陈皮；如瘦人腹胀者，是热，宜黄连、厚朴、香附、白芍；如因有故蓄血而腹胀者，宜抵当丸下死血；如因有食积而腹胀者，有热用木香槟榔丸，有寒用木香、厚朴、丁香、砂仁、神曲、香附；如因外寒郁内热而腹胀者，用藿香、麻黄、升麻、干葛、桂枝；因大怒而腹胀者，宜青皮、陈皮、香附、木香、栀子仁、芦荟。实者按之不坚不痛，治须实者下之，消之，次补之；虚者温之，升之，补为要。朝宽暮急血虚，暮宽朝急气虚，终日急，气血皆虚。腹胀不觉满者，食肉多，以黄连一两，阿魏半两，醋浸蒸饼为丸，同温中丸、白术汤下。食肉多腹胀，三补丸料内加香附、半夏曲，蒸饼丸服。

【附录】心肺阳也，居上；肾肝阴也，居下；脾居中，亦阴也，属土。经曰：饮食入胃，游溢精气，上输于脾，脾气散精，上归于肺，通调水道，下输膀胱，水精四布，五经并行。是脾具坤静之德，而有乾健之运，故能使心肺之阳降，肾肝之阴升，而成天地交之泰，是为无病。今也七情内伤，六淫外侵，饮食不节，房劳致虚，脾土之阴受伤，转运之官失职，胃虽受谷不能运化，故阳自生，阴自降，而成天地不交之否，清浊相混，隧道壅塞，郁而为热，热留为湿，湿热相生，遂成胀满，经曰鼓胀是也。以其外虽坚满，中空无物，有似于鼓，其病胶固，难以治疗。又名曰蛊，若虫侵蚀之义。理宜补脾，又须养肺金以制木，使脾无贼邪之患，滋肾水以制火，使肺得清化，却厚味，断妄想，远音乐，无有不安。医又不察虚实，急于作效，病者苦于胀急，喜行利药，以求通快，不知觉得一日半日其肿愈甚，病邪甚矣！真气伤矣！古方惟禹余粮丸，又名紫金丸，制肝补脾，殊为切当。

【附方】

中满分消丸　治中满鼓胀，水气胀、大热胀并皆治之。

黄芩　枳实炒　半夏　黄连炒。各五钱　姜黄　白术　人参　甘草　猪苓各一钱　厚朴制，一两　茯苓　砂仁各二两　泽泻　陈皮各三钱　知母四钱　干生姜二钱

上为末，水浸蒸饼，丸如梧子大，每服百丸，焙热，白汤下，食后。寒因热用，故焙服之。

广茂溃坚汤　中满腹胀，内有积块，坚硬如石，令人坐卧不安，大小便涩滞，上气喘促，遍身虚肿。

厚朴　黄芩　益智　草豆蔻　当归各五钱　黄连六钱　半夏七钱　广茂　升麻　红花炒　吴茱萸各二钱　甘草生　柴胡　泽泻　神曲炒　青皮　陈皮各三钱　渴者加葛根四钱

上每服七钱，生姜三片，煎服。

紫苏子汤　治忧思过度，致伤脾胃，心腹胀满，喘促烦闷，肠鸣气走，辘辘有声，大小便不利，脉虚紧而涩。

苏子一两　大腹皮　草果　半夏　厚朴　木香　陈皮　木通　白术　枳实　人参　甘草各半两

上水煎，生姜三片，枣一枚。

人参芎归汤　治血胀烦躁，漱水不咽，迷忘，小便多，大便异，或虚厥逆，妇人多有此证。

当归　半夏七钱半　川芎一两　蓬术　木香　砂仁　白芍　甘草炙。各半两　人参　桂心　五灵脂炒。各二钱半

上水煎，生姜三片，枣一个，紫苏四叶。

禹余粮丸　治中满气胀，喘满，及水气胀。

蛇含石大者三两，以铁铫盛，入炭火中，煅药与铫子一样通红，用钳出铫子，以药淬醋中，候冷研极细　真针砂五两，先以水淘净，控干，更以铁铫子炒干，入禹余粮一处，用水醋二斤，就铫内煮令醋干为度，却就用铫子同二药入一秤炭火中，煅令通赤，钳出铫子，倾药于净砖地上，候冷研极细　禹余粮三两，同入针砂内制

以上三物为主，其次量人虚实入下项药：

木香　牛膝酒浸　莪术炮　白蒺藜　桂心　川芎　白豆蔻　土茴香炒　三棱炮　羌活　茯苓　干姜炮　青皮去白　附子炮　陈皮　当归酒浸一夕

上各半两，虚人、老人全用半两，实壮之人随意减之。

上为末，拌匀，以汤浸蒸饼，滤去水，和药再捣极匀，丸如梧桐子大，每服五十丸，空心，温酒下。最忌食盐，否则发疾愈甚。

平胃散见脾胃。

五苓散见中暑。

抵当丸

水蛭七个　虻虫八个　桃仁七个　大黄一两

上为末，分作四丸，水一盏，煎一丸，取七分，温服，当下血，未下再服。

绀珠木香槟榔丸

木香　槟榔　当归　黄连　枳壳　青皮　黄柏各一两　黄芩　陈皮　三棱　香附　牛末各二两　莪术　大黄各四两

上为末，面糊丸，梧子大，每服五七十丸，临卧姜汤下。寻常消导开胃，只服三四十丸。

温中丸见积类。

三补丸见补损。

【点评】《格致余论》曰："七情内伤，六淫外侵，饮食不节，房劳致虚，脾土之阴受伤，转输之官失职，胃虽受谷，不能运化，故阳自升，阴自降，而成天地不交之否。于斯时也，清浊相混，隧道壅塞，气化浊血，瘀郁而为热。热留而久，气化成湿，湿热相生，遂成胀满。"确定了湿热壅滞为鼓胀的主要原因。治疗上，丹溪开篇即提出了"宜大补中气、行湿"的治疗大法，希冀通过健运脾胃，使壅滞于中焦之湿热得以宣化，从而达到治疗的目的。但是"以气之为病，痞闷壅塞，似难于补，恐增病势。

不思正气虚者，不能运行，邪滞所著而不出，所以为病"（出《格致余论》）。所以丹溪提出了"凡补气，必带厚朴宽满"的治疗方法。在补气行湿的大法下，丹溪强调灵机活法，以气血痰郁四伤学说为纲，结合患者体质、症状的变化予以治疗。同时强调"必须远音乐，断厚味"，就是要人们调整好生活起居，静养身体，清淡饮食。

鼓胀往往病情长久，胶固缠绵，"此病之起，或三五年，或十余年，根深矣，势笃矣"（出《格致余论》）。对于当时社会上的急功尽利者，丹溪指出："医不察病起于虚，急于作效，炫能希赏；病者苦于胀急，喜行利药，以求一时之快。不知宽得一日半日，其肿愈甚，病邪甚矣，真气伤矣，去死不远"（出《格致余论》）。但丹溪也不是一概否定疏利法对本病的治疗作用，对于病情轻浅，素体壮实，脾胃功能尚可的患者，见有可下之证也可用疏导之法治之，但攻下之剂则仍当禁用。

丹溪十分重视对鼓胀的诊治，《格致余论》中专门设有《臌胀论》，对臌胀的病因病机、治疗方法论述详且备矣。读者可结合《格致余论》《金匮钩玄》等其他专著来全面理解丹溪的这一治疗特色。

小便不通四十

小便不通，有气虚、血虚、有痰、风闭、实热。

气虚用参、芪、升麻等，先服后吐，或参、芪药中探吐之；血虚四物汤先服后吐，或芎归汤中探吐亦可；痰多二陈汤先服后吐。以上皆用探吐。若痰气闭塞，二陈汤加木通—作木香、香附探吐之，以提其气，气升则水自降下，盖气承载其水也。有实热者，当利之，砂糖汤调牵牛末二三分，或山栀之类。有热、有湿、有气结于下，宜清宜燥宜升。有孕之妇，多患小便不通，胞被胎压下故也，转胞论用四物汤加参、术、半夏、陈皮、甘草、姜、枣，煎汤，空心服。

一妇人脾疼后，患大小便不通，此是痰隔中焦，气滞于下焦，以二陈汤加木通，初吃后，煎相吐之。

【附录】肾主水，膀胱为之府，水潴于膀胱而泄于小肠，实相通也，然小肠独应于心者，何哉？盖阴不可以无阳，水不可以无火，水火既济，上下相交，此荣卫所以流行，而水窦开阖，所以不失其司耳。惟夫心肾不交，阴阳不调，故内外关格而水道涩，传送失度而水道滑，热则不通，冷则不禁。其热盛者，小便闭而绝无；其热微者，小便难而仅有。肾与膀胱俱虚，客热乘之，故不能制水，水挟热而行涩，为是以数起而溺有余沥；肾与膀胱俱冷，内气不充，故胞中自滑，所出多而色白，为是以遇夜阴盛愈多矣。小便涩滑，又当调适其气欤。

【附方】

草蜜汤　治心肾有热，小便不通。

生车前草，捣取自然汁半盏，入蜜一匙调下。

蒲黄汤　治心肾有热，小便不通。

赤茯苓　木通　车前子　桑白皮　荆芥　灯心　赤芍　甘草_炙
生蒲黄　滑石_{等分}

上为末，每服二钱，葱头一根，紫苏五叶，煎汤调服。

又方　治膀胱不利为癃。癃者，小便闭而不通。

八正散加木香以取效。或曰滑石亦可。

又方　治小便不通，脐下满闷。

海金沙_{一两}　腊茶_{半两}

上为末，每服三钱，生姜甘草汤调下。

又方　治小便不通。

鸡子中黄一枚，服之不过三。

又方　炒盐热，熨小腹，冷复易之。

又方　治忍小便久致胞转。

自取爪甲烧，饮服之。

又方　以蒲黄裹患人肾，令头至地，三度即通。

又方　取陈久笔头一枚，烧为灰，和水服之。

芎归汤见肠风类。

二陈汤见中风。

八正散见淋。

【点评】"提壶揭盖法"是中医的治疗方法之一，是指用宣肺或升提的方法通利小便。人体的水液代谢与肺、脾、肾、三焦、膀胱等脏腑密切相关。肺主气，为水道的上源，肺气闭阻，肃降失职，影响其他脏器的气化失司，就会引起小便不通。治疗应先宣发肺气，肺气得宣，小便得利，故喻为"提壶揭盖"。丹溪以吐法治疗小便不通即是提壶揭盖之意。

丹溪治疗小便不通所用"探吐之法"，取"以升为降"之意，既可升提肺气，又可升举中气，从而开通下焦之气，气机通畅，水道因之畅通。气升水降，自无小便不通之理。《丹溪翁传》中就记载着丹溪以吐法治疗患者小便不通的医案，"一男子病小便不通，医治以利药，益甚。翁诊之，右寸颇弦滑，曰：此积痰病也，积痰在肺。肺为上焦，而膀胱为下焦，上焦闭则下焦塞，譬如滴水之器，必上窍通而后下窍之水出焉。乃以法大吐之，吐已病如失"。可资参证。

小便不禁四十一

小便不禁者，属热，属虚。热者五苓散加解毒，虚者五苓加四物。

戴云：小便不禁，出而不觉，赤者有热，白者气虚也。

【附录】小便不禁，有虚热、虚寒之分。内虚寒自汗者，秘元丹、三因韭子丸；内虚湿热者，六味地黄丸，或八味丸加杜仲、骨脂、五味。老人宜八味丸减泽泻为妙。

【附方】

秘元方 助阳消阴，正气温中，内虚里寒，冷气攻心，胀痛泄泻，自汗时出，小便不禁，阳衰足冷，真气不足，一切虚冷。

白龙骨三两，烧 诃子十个，炮，去核 砂仁一两 灵砂二两

上四味为末，煮糯米粥丸，如麻子大，空心，温酒送下二丸，临卧冷水送下三丸。忌葱、茶、葵菜物。

暖肾丸 治肾虚多溺，或小便不禁而浊。

胡芦巴炒 故纸炒 川楝用牡蛎炒，去牡蛎 熟苄 益智 鹿茸酒炙 山茱萸 代赭烧，醋淬七次，另研 赤石脂各七钱半 龙骨 海螵蛸 熟艾醋拌，炙焦 丁香 乳香各五钱 禹余粮煅，醋淬，七钱半

上为末，糯米粥丸，如梧子大，服五十丸，煎菖蒲汤空心送下。

三因家韭子丸 治下元虚冷，小便不禁，或成白浊。

韭子六两，炒 鹿茸四两，酥炙 苁蓉酒浸 牛膝 熟苄 当归各二两 巴戟去心 菟丝子酒浸。各一两半 杜仲 石斛 桂心 干姜炮。各一两

上为末，酒糊丸如梧子大，每服一百丸，空心，汤酒任下。

六味地黄丸见补损。

八味丸见补损。

[**点评**] 小便不禁是指小便不能控制而自遗的一类病症。丹溪认为本病"属热，属虚"，治疗上以五苓散为主，并根据属热属虚的不同而加减治疗。当然对其所用方药，需灵活看待，不可拘泥。戴元礼"赤者有热，白者气虚也"的观点提示，可通过小便色泽来辨别属热属虚，确为阅历有得之见。

关格四十二

关格，必用吐，提其气之横格，不必在出痰也。有痰宜吐者，二陈汤吐之，吐中便有降。有中气虚不运者，补气药中升降。寒在上，热在下，脉两手寸俱盛四倍以上。

戴云：关格者，谓隔中觉有所碍，欲升不升，欲降不降，欲食不食，此谓气之横格也。

【点评】历代医家对"关格"一词有不同的解释。一种认为是"关格"病症名：一是指呕吐不止及小便不通的症状，属癃闭重证；二是指初起食入作梗，继而食入则呕的症状，属于噎膈重证；三是特指二便不通的症状。另一种认为"关格"是病机名，指病情发展至阴阳亢盛，阴阳不相协调的危重状态。

丹溪所论之关格是指呕吐不止及小便不通之癃闭证。他提出了"必用吐，提其气之横格，不必在出痰也"的治疗原则，通过吐法的上升，升提气机，恢复气血津液的正常升降。故曰："有痰宜吐者，二陈汤吐之，吐中便有降。有中气虚不运者，补气药中升降。"此条可与上"小便不通"篇同参。

淋四十三

淋有五，皆属乎热。解热利小便，山栀子之类。山栀子去皮一合，白汤送下。淋者，小便淋沥，欲去不去，不去又来，皆属于热也。

入方

治老人气虚而淋者。

人参　白术　木通　山栀

地髓汤　治死血作淋，痛不可忍，此证亦能损胃不食。

杜牛膝—合

上以水五钟，煎耗其四而留其一，去滓，入麝香少许，空心服之，又只单以酒煎亦可，又名苦杖散。老人虚寒者，八味丸或六味地黄丸为要药。

又方　治气虚而淋者。

八物汤加黄芪、虎杖、甘草，煎汤服，诸药中可加牛膝。

【附录】诸淋所发，皆肾虚而膀胱生热也。水火不交，心肾气郁，遂使阴阳乖舛，清浊相干，蓄在下焦，故膀胱里急，膏血砂石从小便道出焉，于是有欲出不出，淋沥不断之状，甚者窒塞其间，则令人闷绝矣。大凡小肠有气则小便胀，小肠有血则小便涩，小肠有热则小便痛，痛者为血淋，不痛者为尿血。败精结者为沙，精结散者为膏，金石结者为石，小便涩常有余沥者为气，揣本揆原，各从其类也。执剂之法，并用流行滞气，疏利小便，清解邪热，其于调平心火，又三者之纲领焉。心清则小便自利，心平则血不妄行，最不可用补气之药，气得补而愈胀，血得补而愈涩，热得补而愈盛，水窍不行，加之谷道闭遏，未见其有能生者也。虽然，肾气虚弱，囊中受寒，亦有挟冷而小便淋涩，其状先寒战而后溲便，盖冷气与正气交争，冷气盛则寒战而成淋，正气盛则寒战解而得便溺也。又有胞系转戾之不通者，是不可不辨，胞转证，脐下急痛，小便不通。凡强忍小便，或尿急疾走，或饱食忍尿，饱食走马，忍尿入房，使水气上逆，气迫于胞，故屈戾而不得舒张也，胞落则殂。

淋闭，古方为癃。癃者，罢也。不通为癃，不约为遗。小便滴沥涩痛者，谓之淋，小便急满不通者，谓之闭。宜五苓散、灯心汤调服。若脐下胀满，更加琥珀末一钱，甚效。

有淋病，下诸通利药不能通者，或用木香流气饮，或别用通气香剂才愈者，此乃气淋，出于冷、热淋之外。血淋一证，须看血色，分冷热。色鲜者，心小肠实热；色瘀者，肾膀胱虚冷。若的是冷淋，及下元虚冷，血色瘀者，并宜汉椒根剉碎，不以多少，白水煎，候冷服。若热极成淋，服药不效者，宜减桂五苓散加木通、滑石、灯心、瞿麦各少许，蜜水调下。

【附方】

二神散　治诸淋急痛。

海金砂七钱半　滑石半两

上为末，每服二钱半，多用灯心、木通、麦门冬煎，入蜜少许调下。

五淋散　治诸淋。

赤茯苓　赤芍　山栀仁　生甘草七钱半　当归　加黄芩五钱

每服五钱，水煎，空心服。

车前子散　治诸淋，小便痛不可忍。

车前子不炒，半两　淡竹叶　荆芥穗能通窍　赤茯苓　灯心各二钱半

上作二服，水煎。

又方　治小肠有热，血淋急痛。

生车前草洗净，臼内捣细，每服准一盏许，井水调，滤清汁，食前服。若沙淋，则以煅寒水石为末，水调服。

茯苓调血汤　治酒面过度，房劳后，小便下血。

赤茯苓一两　赤芍　川芎　半夏曲各五钱　前胡　柴胡　青皮　枳壳　北梗　桑皮　白茅根　灯心　甘草炙。各二钱半

每服三钱，姜三片，蜜一匙，水煎服。

沙石淋方

黑豆一百二十粒　生粉草一寸

上以水煎，乘热入滑石末一钱，空心服。

木香汤　治冷气凝滞，小便淋涩作痛，身体冷。

木香　木通　槟榔　大茴香炒　当归　赤芍　青皮　泽泻　橘皮甘草

上每服三钱，姜三片，入桂少许，煎服。

又方 治小便淋痛，下沙石或赤涩。

萱草根

上用一握，捣取汁服。或嫩苗煮食之亦可。

又方 治卒淋痛。

益元散_{二钱} 茴香_{一钱，微炒黄}

上为末，水煎服。

又方 治淋，茎中痛，是肝经气滞有热。

甘草梢子一味

上用水煎，空心服。

又方 治苦病淋而茎中痛不可忍者。

六君子汤或四君子汤加黄柏、知母、滑石、石韦、琥珀煎服。_{方见脾胃类。}

博济方 治五淋。

赤芍药_{一两} 槟榔_{一个，面裹煨}

上为末，每服一钱，水煎，空心服。

又方 治热淋、血淋效。

赤小豆_{不以多少，炒熟}

上为末，每服二钱，煨葱一根，温酒调服。

通秘散 治血淋，痛不可忍。

陈皮 香附 赤茯苓_{等分}

上剉散，每服二钱，水煎，空心服。

白薇散 治血淋、热淋。

白薇 赤芍_{等分}

上为末，每服二钱，温酒调下立效。或加槟榔。

发灰散 治血淋，若单小便出血，为茎衄，皆主之。

乱发不以多少，烧灰，入麝香少许，每服用米醋泡汤调下。

治淋以葵子末等分，用米饮空心调下。最治妇人胞转不尿。

沉香散 治气淋，多因五内郁结，气不舒行，阴滞于阳而致壅滞，小腹胀满，便溺不通，大便分泄，小便方利。

沉香　石韦去毛　滑石　王不留行　当归各半两　葵子　芍药七钱半　甘草　陈皮二钱半

上为末，每服二钱半，煎大麦汤调下。

又方 治淋。

人参一钱　白术一钱半　泽泻七分　麦门冬半钱　赤茯苓七分　甘草半钱　滑石半钱　竹叶三十片　灯心二十茎

上剉，作一服，水煎。

又方

海金沙七钱半，滑石五钱，煎木通、麦门冬、车前草汤，服二钱。

生附汤 治冷淋，小便秘涩，数起不通，窍中苦痛，憎寒凛凛，多因饮水过度，或为寒湿，心虚志耗，皆有此证。

附子去皮脐　滑石各半两　瞿麦　木通七钱半　半夏

上剉散，每服三钱，水一钟，生姜三片，灯心二十茎，蜜半匙，煎，空心服。

八正散 治大人小儿心经蕴热，脏腑秘结，小便赤涩，癃闭不通，热淋、血淋并宜。

车前　瞿麦　萹蓄　滑石　甘草　山栀　木通　大黄面裹煨。各等分　灯心二十茎

上每服五钱，水煎，空心服。

清心莲子饮 治上盛下虚，心火炎上，口苦咽干，烦渴微热，小便赤涩，或欲成淋。

黄芪　石莲肉　白茯苓　人参各七钱半　黄芩　甘草炙　地骨皮　麦门冬　车前子各五钱

上每服五钱，水煎。发热加柴胡、薄荷。

又方 治诸淋。

五苓散二钱　益元散一钱　灯心三十茎

上水煎，空心服。或云：益元散只加车前末一钱，又或去前二件，只加阿胶末一钱。

又方　治热淋血淋。

麻根十个

上以水四碗煎，去三留一，空心服，甚效。

又方　治淋疾。

石燕子十个，捣如黍米大　新桑白皮三两，剉，同拌匀

上将二物作七贴，每用水一盏，煎七分，去粗，空心，午前至夜各一服。

参茯琥珀汤　治淋，茎中痛不可忍，相引胁下痛。

人参五分　茯苓四分　琥珀三分　川楝子炒，一钱　生甘草一钱　玄胡索七分　泽泻　柴胡各三分　当归梢三分

上作一服，长流水煎，空心服。

灸法　治小便淋涩不通，用食盐不以多少，炒热，放温填脐中，却以艾灸七壮，即通。

八味丸见诸补损。

六味地黄丸　八物汤并见补损。

五苓散见中暑。

木香流气饮见气类。

【点评】"淋有五，皆属乎热。解热利小便，山栀子之类"。临床常以清热利湿法治疗淋证而获效。但淋证不仅属乎于热，也有因气虚不固而致淋者，故丹溪在治疗淋证制方时有以人参、白术补气为主治疗老人气虚而淋者。大抵淋证新病壮实者，多属湿热郁结；久病虚衰者，多因脾肾虚而不固。亦有虚实夹杂者，临证当辨证而施治。

赤白浊四十四

浊主湿热、有痰、有虚。

赤属血，白属气，痢带同治。寒则坚凝，热则流通。大率皆是湿痰流注，宜燥中官之湿，用二陈加苍术、白术，燥去其湿。赤者乃是湿伤血也，加白芍药，仍用珍珠粉丸，加臭椿根白皮、滑石、青黛作丸药。虚劳用补阴药，大概不宜热—作凉药。肥白人必多痰，以二陈汤去其湿热。胃弱者，兼用人参，以柴胡、升麻升其胃中之气，丸药用黄柏炒褐色，干姜炒微黑，滑石、蛤粉、青黛糊丸服。胃中浊气下流为赤白浊，用二陈加柴胡、升麻、苍术、白术。丸药用樗皮末、蛤粉、炒干姜、炒黄柏，胃中浊气下流，渗入膀胱，青黛、蛤粉。肝脉弦者，用青黛以泻肝。又方，炒黄柏一两，生柏一两，滑石三两，神曲半两，为末，滴水丸。燥湿痰，南星、半夏、蛤粉、青黛为末，神曲糊丸，青黛为衣。有热者，青黛、滑石、黄柏之类，水丸。张子元气血两虚有痰，痛风时作，阴火间起，小便白浊，方在痛风类。

一人便浊经年，或时梦遗，形瘦，作心虚主治，用珍珠粉丸和定志丸服。

一妇人年近六十，形肥，奉养膏粱，饮食肥美，中焦不清，浊气流入膀胱，下注白浊，白浊即湿痰也。用二陈去痰，加升麻、柴胡升胃中清气，加苍术去湿，白术补胃，全在活法。服四贴后，浊减大半，却觉胸满，因柴胡、升麻升动胃气，痰阻满闷，又用本汤加炒曲、白术、香附。素无痰者，虽升动不满也。

入方

青黛　蛤粉　椿末　滑石　干姜炒　黄柏炒褐色

上为末，神曲糊丸，仍用前燥湿痰丸子，亦治带下病。

法云：黄柏治湿热，青黛解郁热，蛤粉咸寒入肾，滑石利窍，干姜味苦，敛肺气下降，使阴血生。干姜监制。

又方

黄柏炒黑，一两　生柏二两，一云生地黄　蛤粉三两　神曲半两

上为末，水丸服。

【附录】人之五脏六腑，俱各有精，然肾为藏精之府，而听命于心，贵乎水火升降，精气内持，若调摄失宜，思虑不节，嗜欲过度，水火不交，精元失守，由是而为赤白浊之患。赤浊是心虚有热，因思虑得之；白浊肾虚有寒，过于淫欲而得之，其状漩白如油，光彩不定，漩脚澄下，凝如膏糊。治法：赤者当清心调气，白者温补下元，又须清上，使水火既济，阴阳叶和①，精气自固矣。

【附方】

定志丸方

远志去心　石菖蒲各二两　人参　茯苓各三两

上为末，蜜丸梧子大，朱砂为衣，每服七丸，加至二十丸，空心，米汤送下。

半夏丸　治白浊神效。

半夏燥湿　猪苓分水　肝脉弦加青黛

二陈汤治浊，能使大便润而小便长。浊气只是湿痰。有白浊人，服玄菟丹不愈，服附子八味丸即愈者，不可不知。有小便如常，停久才方漩浊。

清心莲子饮　心虚有热，小便赤浊，或有沙膜。方见淋类。

萆薢分清饮　治真元不足，下焦虚寒，小便白浊，频数无度，漩白如油，光彩不定，漩脚澄下，凝如膏糊。

益智　川萆薢　石菖蒲　乌药等分

上剉，每服五钱，水煎，入盐一捻，食前服。一方加茯苓、甘草。

---

①　叶和：和睦；和合；和谐。叶通"协"。

茯菟丸　治思量太过，心肾虚损，真阳不固，便溺余沥，小便白浊，梦寐频泄。

菟丝子五两　白茯苓三两　石莲肉二两

上为末，酒糊丸如梧子大，每三十丸，空心，盐汤下。

瑞莲丸　治思虑伤心，小便赤浊。

白茯苓　莲肉　龙骨　天门冬　麦门冬　远志去心　柏子仁另研　紫石英火煅七次，另研　当归酒浸　酸枣仁炒　龙齿各一两　乳香半两，研

上为末，蜜丸梧子大，朱砂为衣，服七十丸，空心，温酒、枣汤任下。

又方　治小便白浊出髓条。

酸枣仁炒　白术　人参　白茯苓　故纸炒　益智　大茴香　左顾牡蛎煅。各等分

上为末，青盐酒为丸，梧子大，每三十丸，温酒下。

又方　心经伏暑，小便赤浊。

人参　白术　赤茯苓　香薷　泽泻　猪苓　莲肉去心　麦门冬去心。等分

上剉，水煎服。

珍珠粉丸　治白浊，梦泄遗精，及滑出而不收。

真蛤粉一斤　黄柏一斤，新瓦上炒赤

上为末，滴水丸，梧子大，每服一百丸，空心，温酒送下。法曰：阳盛阴虚，故精泄也。黄柏降心火，蛤粉咸而补肾阴。

玄菟丹

菟丝子酒浸，研焙，取末十两　五味子酒浸，研末七两　白茯苓　莲肉各三两

上为末，别研干山药末六两，将所浸酒余者，添酒煮糊，搜和，捣数千杵，丸如梧子大，每服五十丸，米饮空心下。

附子八味丸见补损。

【点评】赤白浊是指小便混浊、或白或赤的病证。丹溪开篇即

明确了赤白浊的病因"主湿热、有痰、有虚",提出了"大率皆是湿痰流注,宜燥中宫之湿,用二陈加苍术、白术,燥去其湿"的治疗原则。篇中所举治疗素体中满湿滞而致下注白浊之妇人案,"用二陈去痰,加升麻、柴胡升胃中清气,加苍术去湿,白术补胃",通过健脾升清、燥湿化痰,使疾病得愈。

论中曰"痢带同治",即凡赤白痢、妇人赤白带等,均可与此法同参。

附录中载有治疗真元不足、下焦虚寒,而致小便混浊、频数无度之萆薢分清饮,是分清化浊、温肾利湿之经典古方,为历代医家所推崇,至今还广泛用于治疗内分泌系统、泌尿系统、生殖系统疾患,如高尿酸血症、关节炎、乳糜尿、泌尿道感染、盆腔炎、前列腺炎和子宫颈炎等。

梦遗四十五 附精滑

专主乎热。

带下与脱精同治法,青黛、海石、黄柏。内伤气血,虚不能固守,常服八物汤加减,吞樗树根丸。思想成病,其病在心,安神丸带补药。热则流通,知母、黄柏、蛤粉、青黛为丸。精滑专主湿热,黄柏、知母降火,牡蛎粉、蛤粉燥湿。

戴云:因梦交而出精者,谓之梦遗;不因梦而自泄精者,谓之精滑。皆相火所动,久则有虚,而无寒也。

入方

良姜三钱　黄柏二钱　芍药二钱。并烧灰存性　樗根白皮一两半

上为末,糊丸,每服三十丸。

【附录】遗精得之有四:有用心过度,心不摄肾,以致失精者;有因思色欲不遂,精乃失位,输精而出者;有欲太过,滑泄不禁者;

有年高气盛，久无色欲，精气满泄者。然其状不一，或小便后出多，不可禁者；或不小便而自出；或茎中出而痒痛，常如欲小便者。并宜先服辰砂妙香散，或感喜丸，或分清饮，别以绵裹龙骨同煎。又或分清饮半贴，加五倍子、牡蛎粉、白茯苓、五味子各半钱，煎服。

梦遗，俗谓之夜梦鬼交，宜温胆汤去竹茹，加人参、远志、莲肉、酸枣仁、炒茯神各半钱。

【附方】

妙香散 见溺血类。

感喜丸

黄蜡四两　白茯苓去皮，四两，作块，用猪苓一分，同于磁器内，煮二十沸，取出，日干，不用猪苓

上以茯苓为末，溶蜡搜丸，如弹子大，每服一丸，空心，细嚼津液咽下，小便清为度，忌米醋。

八物汤 见补损。

分清饮 见浊类。

樗树根丸 即固肠丸。见妇人。

安神丸 见痫。

温胆汤

半夏　枳壳各一两　甘草四钱　茯苓三分　陈皮一两半

上㕮咀，每服四钱，水盏半，姜七片，枣一枚，竹茹一块，煎七分，去粗，食前热服。

【点评】丹溪认为遗精"专主乎热"，戴元礼也曰"皆相火所动"。丹溪弟子方广在《丹溪心法附余》中进一步发挥道："夫梦遗精滑之症，盖由人之思想过度，以动心火。心火，君火也，君火动则相火翕然而动，所以激搏真水而疏泄也，其为热证明矣！"这是丹溪"相火为病"观的明征。

丹溪的相火论有两种含义：一种是指正常的阳气之动，这种

阳气之动相火，对自然界、人类起着巨大的推动作用，所谓"天非此火不能生物，人非此火不能有生"，是丹溪从理学太极动静立论的。另一种是指五志妄动生成邪火，即思想为物欲所感，五志化火，丹溪指出，"火起于妄，变化莫测，无时不有，煎熬真阴，阴虚则病，阴绝则死"（出《格致余论》）。这种相火为"元气之贼"。读者可结合《格致余论》之《相火论》以及《金匮钩玄》《丹溪治法心要》等相关篇章，对丹溪的"相火论"进行全面的了解。

对相火为病的治疗，丹溪确立了"虚火可补，实火可泻，轻者可降，重者则从其性而升之，火郁可发"的治疗原则，同时，从理学角度出发，丹溪十分重视精神方面的摄养，云："人心听命乎道心，而又能主之以静。彼五火之动皆中节，相火惟有禅补造化，以为生生不息之运用耳，何贼之有"（出《格致余论》）。体现在遗精的治疗上，特别强调"思想成病，其病在心"的发病观，治用安神丸宁心安神。丹溪重视精神调节的治疗观，在其他疾病的治疗中也随处可见，这对于当今情志病的治疗，以及养生保健等，具有积极的指导作用。

消渴四十六

消渴，养肺、降火、生血为主。分上中下治。三消皆禁用半夏，血虚亦忌用。口干咽痛，肠燥大便难者，亦不宜用。汗多者，不可用。不已必用姜盐制。消渴若泄泻，先用白术、白芍药炒为末，调服后却服前药 即诸汁膏。内伤病退后，燥渴不解，此有余热在肺经，可用参、苓、甘草少许，生姜汁调冷服，或以茶匙挑姜汁与之，虚者可用人参汤。天花粉，消渴神药也。上消者，肺也，多饮水而少食，大小便如常；中消者，胃也，多饮水而小便赤黄；下消者，肾也，小便浊淋如膏之状，面黑而瘦。

入方

黄连末　天花粉末　人乳汁又云牛乳　藕汁　生苄汁

上后二味汁为膏，入前三味搜和，佐以姜汁和蜜为膏，徐徐留舌上，以白汤少许送下。能食者，加软石膏、栝楼根。

【附录】水包天地，前辈尝有是说矣。然则中天地而为人，水亦可以包润五脏乎？曰：天一生水，肾实主之，膀胱为津液之府，所以宣行肾水，上润于肺，故识者肺为津液之脏，自上而下，三焦脏腑，皆囿乎天一真水之中。《素问》以水之本在肾，末在肺者，此也，真水不竭，安有所谓渴哉？人惟淫欲恣情，酒面无节，酷嗜炙煿糟藏，咸酸酢醃，甘肥腥膻之属，复以丹砂玉石济其私，于是炎火上熏，腑脏生热，燥炽盛，津液干焦，渴饮水浆而不能自禁。其热气上腾，心虚受之，心火散熳，不能收敛，胸中烦躁，舌赤唇红，此渴引饮常多，小便数少，病属上焦，谓之消渴。热蓄于中，脾虚受之，伏阳蒸胃，消谷善饥，饮食倍常，不生肌肉，此渴亦不甚烦，但欲饮冷，小便数而甜，病属中焦，谓之消中。热伏于下，肾虚受之，腿膝枯细，骨节酸痛，精走髓空，引水自救，此渴水饮不多，随即溺下，小便多而浊，病属下焦，谓之消肾。又若强中消渴，其毙可立待也。治法总要，当以白术散养脾，自生津液，兼用好粳米煮粥，以膂肉碎细，煮服以养肾，则水有所司，又用净黄连湿剉，入雄猪肚中，密札，于斗米上蒸烂，添些蒸饮，臼中杵，粘丸如桐子，服一百丸，食后米饮下，可以清心止渴。东垣云：膈消者，以白虎加人参汤治之；中消者，以调胃承气汤、三黄丸治之；下消者，以六味地黄丸治之。

【附方】

茯菟丸　治三消渴通用，亦治白浊。

菟丝子酒浸，十两　北五味子七两　白茯苓五两　石莲肉三两

上为末，用山药六两为末，作糊和丸，梧子大，每服五十丸，米

汤下。

麦门冬饮子 治膈消，胸满烦心，津液干少，短气而渴。

知母 甘草_炙 瓜蒌 五味子 人参 葛根 生芐 茯神 麦门冬_{去心。各等分}

上㕮咀，水煎，入竹叶十四片。

加味钱氏白术散 治消渴不能食。

人参 白术 白茯苓 甘草_炙 枳壳_{炒。各半钱} 藿香_{一钱} 干葛_{二钱} 木香 五味 柴胡_{三分}

上作一服，水煎服。

地黄饮子 治消渴咽干，面赤烦躁。

甘草_炙 人参 生芐 熟芐 黄芪 天门冬 麦门冬_{去心} 泽泻 石斛 枇杷叶_炒

上每服五钱，水煎服。

加减八味丸 治肾虚消渴引饮。

本方内减附子，加五味子。《要略》治男子消渴，小便反多者，仍用本方。_{方见补损。}

清心莲子饮 治渴而小便浊或涩。

黄芩 麦门冬 地骨皮 车前子 甘草_{各三钱} 莲子 茯苓 黄芪 柴胡 人参_{各三钱半}

上㕮咀，水煎服。

川黄连丸 治渴。

川黄连_{五两} 天花粉 麦门冬_{去心。各二钱半}

上为末，生地黄汁并牛乳夹和，捣丸梧子大，服三十丸，粳米汤送下。

玉泉丸 治烦渴口干。

麦门冬_{去心} 人参 茯苓 黄芪_{半生半蜜炙} 乌梅_焙 甘草_{各一两} 栝楼根 干葛_{各一两半}

上为末，蜜丸弹子大，每服一丸，温汤嚼下。

白虎加人参汤 见中暑。

调胃承气汤 见痢类。

三黄丸

黄连 去须　黄芩　大黄 煨。各等分

上为末，炼蜜丸梧子大，每服四十丸，熟水下。

六味地黄丸 见补损。

【点评】纵欲过度、劳倦疲乏、饮食失宜、喜服丹石等引动体内相火，耗伤人体津液，是消渴病的主要病因。对于消渴病，丹溪开篇即提出了"养肺阴、降相火、生津血"的治疗大法，且明确消渴要"分上中下治"。

特别需要指出的是，在消渴病的治疗用药上，丹溪根据自己的临床经验，提出了"三消皆禁用半夏"的用药原则。这是因为半夏性温燥行散，易伤人津液耗人正气。《本草经疏》云半夏"古人立三禁，谓血家、渴家、汗家也"。但是，临床上治疗消渴病，半夏也并不是一定不可用，可以通过炮制、药物配伍等方法减少其毒副作用，所以丹溪又曰"不已必用姜盐制"。足见丹溪临证用药不墨守成规，而是灵机活法。

发热四十七 附胸中烦热　虚烦不眠　虚热

阴虚发热证难治。

戴云： 凡脉数而无力者，便是阴虚也。

四物汤加炒黄柏、黄芩、龟板。兼气虚加人参、黄芪、黄芩、白术。四物汤加炒柏，是降火补阴之妙剂，甚者必加龟板。吃酒人发热难治。不饮酒人，因酒发热者，亦难治。

一男子年二十三岁，因酒发热，用青黛、瓜蒌仁，入姜汁，每日数匙入口中，三日而愈。

阳虚发热，补中益气汤。手足心热，属热郁，用火郁汤。伤寒寒热，当用表散。发热柴胡，恶寒苍术，虚人用苍术恐燥。发热恶风，人壮气实者，宜先解表。发热恶寒，亦宜解表。

入方

苍术半两　片芩三钱　甘草一钱半

上为末，汤浸炊饼丸服。

治手心发热。

山栀　香附　或加苍术　白芷　半夏生用　川芎

上为末，神曲糊丸服。

治烦不得眠。

六一散加牛黄。

治大病后阴虚，气郁夜热。

酒芍药一两二钱半　香附一两　苍术半两　炒片芩三钱　甘草一钱半

上为末，炊饼丸服。

湿痰发热。

炒片芩　炒黄连半两　香附二两半　苍术二两

上为末，用瓜蒌穰丸。

湿痰夜发热。

以三补丸见补损加白芍药为末。

退劳热食积痰。

上甲　下甲　侧柏　瓜蒌子　半夏　黄连　黄芩　炒柏

上为末，炊饼为丸。

胸中烦热，须用栀子仁。有实热而烦躁者，亦用栀子仁；有虚热而烦躁者，宜参、芪、麦门冬、白茯苓、竹茹、白芍药。若脉实数，有实热者，神芎丸。

虚热用黄芪，止虚汗亦然。又云：肌热及去痰者，须用黄芩。肌热亦用黄芪。如肥白之人发热，宜人参、黄芪、当归、芍药、浮小麦炒，止虚汗同。补中益气汤治虚中有热，或肌表之热。

【附方】

火郁汤

升麻　葛根　柴胡　白芍_{各一两}　防风　甘草_{各五钱}

上㕮咀，每五钱，入连须葱白三寸煎，稍热，不拘时。

补中益气汤_{见内伤。}

神芎丸

大黄　黄芩　滑石　牵牛

上为末，滴水为丸。

恶寒四十八_{附面热面寒}

阳虚则恶寒，用参、芪之类，甚者加附子少许，以行参、芪之气。

一妇人恶寒，用苦参、赤小豆各一钱为末，虀水调服，探吐之后，用川芎、南星、苍术、酒炒黄芩为末，曲糊丸，服五六十丸，白汤下。冬月芩减半，加姜汁调，曲煮糊丸。

虚劳，冬月恶寒之甚，气实者可利，亦宜解表，柴胡、干葛。恶寒久病，亦用解郁。

戴云：凡背恶寒甚者，脉浮大而无力者，是阳虚也。

面热，火起，寒郁热；面寒退胃热。

【附录】《内经》云：面热者，手阳明病，阳经气盛有余，则身已前皆热。此经多血多气，本实则风热上行，诸阳皆会于头，故面热也。先以承气汤加黄连、犀角彻其本热，次以升麻加黄连汤主之。

【附方】

升麻加黄连汤

升麻　葛根_{各一钱}　白芷_{七分}　甘草_炙　白芍_{五分}　黄连_{酒炒}　川芎

三分　荆芥　薄荷一分　生犀三分

上作一服，水煎。升麻汤加黄连治面热，加附子治面寒。

升麻附子汤　治阳明经本虚，气不足，则身已前皆寒，故面寒。

升麻　葛根一钱　白芷　黄芪七分　甘草炙　草豆蔻　人参二分
附子炮，七分　益智三分

上作一服，连须葱白同煎服。

承气汤见痢类。

【**点评**】外感、内伤均能引起发热恶寒，外感引起的发热恶寒，前面已有论及，而此篇所论发热恶寒乃因虚而致，为内伤病，当分阴虚、阳虚治。

丹溪认为阴气难成易亏，所以人体阴常不足，而"阴虚发热证难治"。《格致余论》谓"阴虚则发热。夫阳在外为阴之卫，阴在内为阳之守。精神外驰，嗜欲无节，阴气耗散，阳无所附，遂致浮散于肌表之间而恶热也。实非有热，当作阴虚治之，而用补养之法可也"。《产后》篇云"此热非有余之热，乃阴虚生内热耳，故以补阴药大剂服之"。对于阴虚发热丹溪倡用四物汤加减治疗，并认为"四物汤加炒柏，是降火补阴之妙剂"。治疗阳虚发热以参、芪补气为主，或以补中益气汤加减。

自汗四十九

自汗属气虚、血虚、湿、阳虚、痰。

东垣有法有方，人参、黄芪，少佐桂枝；阳虚，附子亦可少用，须小便煮；火气上蒸胃中之湿亦能汗，凉膈散主之；痰证亦有汗，自汗大忌生姜，以其开腠理故也。

【附录】或问湿之与汗，为阴乎？为阳乎？曰：西南坤土也，在人则为脾胃也。人之犹天地之雨也，阴滋其湿则为雾露，为雨也。阴湿下行，地之气也，汗多则亡阳，阳去则阴胜也。甚则寒中湿胜，则音声如从瓮中出，言其壅也，不出也，以明其湿审矣。《内经》曰：气虚则外寒。虽见热中，蒸蒸为汗，终传大寒。知始为热中，表虚亡阳，不任外寒，终传寒中，多成痹寒矣。色以候天，脉以候地，形者乃候地之阴阳也，故以脉气候之，皆有形无形之可见者也。又云：心之所藏，在内者为血，发外者为汗。盖汗乃心之液，而自汗之证，未有不由心肾俱虚而得之者。故阴虚阳必凑，发热而自汗；阳虚阴必乘，发厥而自汗，故阴阳偏胜所致也。

【附方】

玉屏风散　治自汗。

防风　黄芪各一两　白术二两

上每服三钱，水一钟半，姜三片，煎服。

大补黄芪汤　治自汗，虚弱之人可服。

黄芪蜜炙　防风　川芎　山茱萸肉　当归　白术炒　肉桂　甘草炙　五味　人参各一两　白茯苓一两半　熟苄二两　肉苁蓉三两

上每服五钱，姜三片，枣一枚，水煎服。

调卫汤　治湿胜自汗，补卫气虚弱，表虚不任风寒。

麻黄根　黄芪各一钱　羌活七分　生甘草　归梢　生黄芩　半夏各五分　麦门冬　生苄各三分　猪苓二分　苏木　红花各二分　五味七个

上作一服，水煎热服。

温粉

牡蛎　麦皮　麻黄根　藁本　糯米　防风　白芷

上为末，周身扑之。

又方　何首乌末，津调封脐妙。

黄芪建中汤

黄芪　肉桂各三两　甘草二两　白芍药六两

每服五钱，姜三片，枣一个，入饧少许，水煎服。

凉膈散

连翘一两　　山栀　　大黄　　黄芩　　薄荷叶各半两　　甘草一两半　　朴硝一分

上以水煎服。

【点评】自汗，是指白昼汗出，动则尤甚的现象。丹溪认为"自汗属气虚、血虚、湿、阳虚、痰"。治疗上，丹溪循东垣之法，自汗气虚用人参、黄芪，少佐桂枝；阳虚甚则少加附子；湿热者用凉膈散；痰症者化痰为治。特别告诫后学"大忌生姜，以其开腠理故也"。

本篇附方载"玉屏风散"，药仅用防风、黄芪、白术三味，具有益气固表止汗之功效，药简而效宏。临床常用于治疗气虚自汗者，也用于治疗体虚易感者，疗效显著。

盗汗五十

盗汗属血虚、阴虚，小儿不须治。忌用生姜。

东垣有方，用当归六黄汤甚效，但药性寒，人虚者，只用黄芪六一汤。盗汗发热，因阴虚，用四物加黄柏，兼气虚，加人参、黄芪、白术。

戴云：盗汗者，谓睡而汗出也，不睡则不能汗出，方其睡熟也，溱溱然出焉，觉则止而不复出矣，非若自汗而自出也。杂病盗汗，责其阳虚，与伤寒盗汗非比之，亦是心虚所致，宜敛心气、益肾水，使阴阳调和，水火升降，其汗自止。

【附方】

当归六黄汤　治盗汗之神剂。

当归　生芐　熟芐　黄连　黄芩　黄柏　黄芪加倍

上用五钱，水煎服。或加甘草、麻黄根、炒栀子，去归。

黄芪六一汤

黄芪六两　甘草一两

上各用蜜炙十数次，出火毒，每服一两，水煎。

又方

白术四两，分作四分，一分用黄芪同炒，一分用石斛同炒，一分用牡蛎同炒，一分用麸皮同炒

上各微炒黄色，去余药，只用白术，研细，每服三钱，粟米汤调下，尽四两妙。

正气汤　治盗汗。

黄柏炒　知母炒。各一钱半　甘草炙，五分

上作一服，水煎，食前热服。

麦煎散　治荣卫不调，夜多盗汗，四肢烦疼，肌肉消瘦。

知母　石膏　甘草炙　滑石　地骨皮　赤芍　葶苈　杏仁炒，去皮尖　人参　白茯苓　麻黄根

上为末，每服一钱，煎浮麦汤调下。

又方　治别处无汗，独心孔一片有汗，思虑多则汗亦多，病在用心，宜养心血。以艾煎汤调茯苓末一钱服之，名曰心汗。又青桑第二叶，焙干为末，空心，米饮调服，最止盗汗。

【**点评**】盗汗是以入睡后汗出异常，醒后出汗即止为特征的病证。丹溪指出"盗汗属血虚、阴虚"，治疗推崇东垣当归六黄汤。

当归六黄汤是李东垣创制的名方，主治阴虚火旺所致的盗汗。方由当归、生地黄、熟地黄、黄芩、黄连、黄柏、黄芪组成，具有滋阴泻火，益气固表的作用。方中用当归、生地黄、熟地黄滋阴养血；用黄芩、黄连、黄柏清三焦火，苦以坚阴；在滋阴泻火的群药中倍用甘温的黄芪，起到益气固表的作用。总之，本方既滋亏损之阴，泻内热之火，又补气固表以治汗泄，故被医家

称为"治盗汗之神剂"，广泛地用于盗汗的治疗。后世常在此方的基础上加减运用，如李时珍说"当归六黄汤加麻黄根治盗汗甚捷"。

补损五十一

大补丸 去肾经火，燥下焦湿，治筋骨软。气虚以补气药下，血虚以补血药下，并不单用。

川黄柏_{炒褐色}

上以水丸服。

龙虎丸 补下焦。

白芍 陈皮_{各二两} 锁阳 当归_{各一两半} 虎骨_{酒浸，酥炙。各一两} 知母_{酒炒} 熟苄_{各三两} 黄柏_{半斤，盐炒} 龟板_{四两，酒浸，酥炙}

上为末，酒煮羊肉捣汁丸服。冬月加干姜半两。

补肾丸 治痿厥之重者，汤使与大补丸同。此冬令之正药，春夏去干姜。

干姜_{二钱} 黄柏_炒 龟板_{一两半，酒炙} 牛膝_{一两} 陈皮_{半两}

上为末，姜汁和丸，或酒糊丸，每服七十丸，白汤下。

补天丸 治气血俱虚甚者，以此补之，多与补肾丸并行。若治虚劳发热者，又当以骨蒸药佐之。

紫河车洗净，用布缴干，同前补肾丸捣细，焙，碾末，酒米糊丸。夏加五味子半两。

虎潜丸 治痿，与补肾丸同。

黄柏_{半斤，酒炒} 龟板_{四两，酒炙} 知母_{二两，酒炒} 熟苄 陈皮 白芍_{各二两} 锁阳_{一两半} 虎骨_{一两，炙} 干姜_{半两}

上为末，酒糊丸或粥丸。一方加金箔一片，一方用生地黄，懒言语者加山药。加炒黄柏、酒知母、炙龟板各等分，干姜三分之一，酒糊丸，名补血丸。一方无干姜，冬月方加有当归一两半，熟苄比前多一两，余同。

补虚丸

人参　白术　山药　枸杞　锁阳

上为末，面糊丸服。

汤药　补心肝脾肾。

莲肉_{去心}　枸杞　山药_炒　锁阳_{各等分}

上为细末，沸汤调服，若加酥油些少尤妙。

补阴丸

侧柏　黄柏　乌药叶_{各二两}　龟板_{酒炙，五两}　苦参_{三两}　黄连_{半两}
冬加干姜，夏加缩砂。

上为末，地黄膏丸，梧子大。

又方

黄柏_{半斤，盐酒炒}　知母_{酒浸，炒}　熟苄_{各三两}　龟板_{四两，酒浸，炙}　白芍_炒　陈皮　牛膝_{各二两}　锁阳　当归_{各一两半}　虎骨_{一两，酒浸，酥炙}

上为末，酒煮羊肉和丸，每服五十丸，盐汤下。冬加干姜半两。

又方

下甲_{二两}　黄柏_炒　牛膝　人参_{各半两}　香附　白芍_{各一两}　甘草_{二钱}　砂仁_{三钱，春不用}

上为末，酒糊丸。

又方

下甲_{二两}　黄柏_{一两}

上细切地黄，酒蒸熟，擂细丸。

又方

龟板_{二两，酒炙}　黄柏_{七钱半}　知母_{半两}　人参_{三钱}　牛膝_{一两}

上为末，酒糊丸。

又方

龟板_{一两，酒煮}　黄柏_{半两}　知母_{三钱}　五味_{三钱}

上为末，酒糊丸。

又方 治抑结不散。

下甲_{五两} 侧柏_{一两半} 香附_{三两}

上为末，姜汁浸地黄膏为丸，空心服。

三补丸 治上焦积热，泄五脏火。

黄芩 黄柏 黄连_{各等分}

上为末，蒸饼丸。

又方 治酒色过伤少阴。

黄柏_{炒，一两半} 黄连_{炒。一两} 条芩_{炒，半两} 龟板_{酒炒黑色，五两} 冬加干姜炒黑色三钱，夏加砂仁三钱、五味五钱。

上用蒸饼丸，每三十丸，食前白汤下。

又方 治阴虚。

人参_{一钱} 白术_{三钱} 麦门冬_{半两} 陈皮_{二钱}

上作一服，水煎，吞补阴丸。

又方 治体弱，肌肥壮，血虚脉大。

龟板_{三两} 侧柏_{七钱半，酒浸} 生苄_{一两} 白芍_{一两，炒} 乌药叶_{酒蒸，七钱半}

上除生苄细切熬膏，余皆作末，同捣为丸，以白术四钱，香附一钱半，煎汤下。

又方 益少阴经血，解五脏结气。

山栀子_{炒令十分有二分焦黑}

上为末，以姜汁入汤煎饮之，此方甚验于他方也。

五补丸

枸杞 锁阳_{各半两} 续断 蛇床_{微炒。各一两} 两头尖_{二钱半}

上为末，糊丸．每服三十丸，淡盐汤下。

锁阳丸

龟板_炙 知母_{酒炒} 黄柏_{酒炒。各一两} 虎骨_炙 牛膝_{酒浸} 杜仲_{姜炒} 锁阳_{酒浸。五钱} 破故纸 续断_{酒浸。各二钱半} 当归 地黄_{各三钱}

上为末，酒糊丸梧子大，服五十丸。

诸补命门药，须入血药则能补精，阳生阴长故也，阳药若多则散火。

补心丸

朱砂二钱五分　瓜蒌五钱　黄连三钱　归身尾三钱五分

上为末，猪心血为丸。

又方　宁心益智。

人参　茯苓　茯神　牡蛎　酸枣仁　远志　益智各半两　辰砂二钱半

上为末，枣肉丸。

大补丸　降阴火，补肾水。

黄柏炒褐色　知母酒浸，炒。各四两　熟苄酒蒸　龟板酥炙。各六两

上为末，猪脊髓、蜜丸，服七十丸，空心，盐白汤下。

济阴丸

黄柏二两七钱，盐、酒拌炒　龟板炙，一两三钱半　陈皮七钱　当归一两，酒浸　知母一两，酒炒　虎骨七钱，酥炙　锁阳一两　牛膝一两三钱半　山药　白芍　砂仁　杜仲炒　黄芪各七钱。盐水拌炒　熟苄七钱　枸杞五钱　故纸三钱半，炒　菟丝子酒浸，一两三钱半

上为末，以苄膏如丸，每服七十丸。

【附方】

充按：丹溪书并无补损专条，诸补阴药兼见于各症之下，杨氏类集于此，又取燥热兴阳诸方混于其间，殊不知丹溪之补乃滋阴益血之药，与燥烈壮阳之剂其意天壤悬隔，欲并去之而用者既久，今明白疏出，俾观者知其旨而自采择焉。

大全大补汤　治男子、妇人诸虚不足，五劳七伤。

人参　肉桂　川芎　地黄　茯苓　白术　甘草　黄芪　当归　白芍等分

上剉，水煎，姜三片，枣一个。

茯神汤 治脉虚极，或咳则心痛，喉中介介或肿。

茯神　人参　远志　通草　麦门　黄芪　桔梗　甘草_{等分}

上剉，水煎，入姜三片。

金匮肾气丸 即六味地黄丸。治形体瘦弱，无力多困，肾气久虚，久新憔悴，寝汗发热，五脏齐损，瘦弱下血。

干山药　山茱萸肉_{各四两}　泽泻　牡丹皮　白茯苓_{各三两}　熟苄_{八两}

上为末，蜜丸梧子大，服五六十丸，空心，温水下。

三才封髓丹 降心火，益肾水。

天门冬　熟苄　人参_{各五钱}　黄柏_{炒，三两}　砂仁_{一两半}　甘草_{七钱半，一方无}

上为末，水糊丸梧子大，服五十丸，用苁蓉半两，切作片子，酒一盏，浸一宿，次日煎三四沸，去滓，空心送丸子。

八物汤 治心肺俱损，皮聚毛落，血脉虚损，妇人月水愆期，宜益气和血。

四君子合四物汤

上以水煎，温服。

八味丸 治肾气虚乏，下元冷惫，脐腹疼痛，夜多旋溺，脚膝缓弱，肢体倦怠，面皮痿黄或黧黑，及虚劳不足，渴欲饮水，肿重疼痛，少腹急痛，小便不利。

熟苄_{八两}　泽泻　牡丹皮　白茯苓_{各三两}　山茱萸肉　山药_{各四两}　附子_{炮，一两}　桂心_{一两}

上为末，蜜丸梧子大，每五十丸，温酒送下，或盐汤下，妇人淡醋汤下。

无比山药丸 治诸虚百损，五劳七伤，肌体消瘦，肤燥脉弱。

赤石脂　茯苓_{各一两}　山药_{三两}　苁蓉_{四两，酒浸}　巴戟_{去心}　牛膝_{酒浸}　泽泻_{一两}　山茱萸肉_{一两}　五味_{二两}　杜仲_{炒，去丝}　菟丝子　熟苄_{各三两}

上为末，炼蜜丸，梧子大，每服五十丸，空心，温酒下。

还少丹 大补真气虚损，肌体瘦弱。

肉苁蓉　远志去心　茴香　巴戟　山药　枸杞　熟芐　石菖蒲　山茱萸肉　牛膝　杜仲炒　楮实　五味　白茯苓各等分

上为末，炼蜜同枣肉为丸，梧子大，每服三五十丸，温酒或盐汤送下，日三服。此药平补，力衰体倦，小便浑浊最宜服之。有热加山栀子一两，心气不宁加麦门冬一两，少精神倍加五味一两，阳弱加续断一两。

补益肾肝丸 治目中焰火，视物昏花，耳聋耳鸣，困倦乏力，寝汗憎风，行步不正，两足欹侧，卧而多惊，脚膝无力，腰下消瘦。

柴胡　羌活　生芐　苦参　防己炒。各半两　附子炮　肉桂各一钱　归身三钱

上为末，熟水丸如鸡头子大，服四十丸，温水下。

巴戟丸 治肾肝俱虚，收敛精气，补戢①真阳，充肌肤，进食止汗。

五味　巴戟去心　苁蓉　人参　菟丝　熟芐　覆盆子　白术　益智炒　骨碎补去毛　茴香各一两　白龙骨二钱半　牡蛎煅，二钱

上为末，蜜丸梧子大，服五十丸，空心，盐汤下。

八味定志丸 补益心神，安定魂魄，治痰，去胸中邪热，理肺肾。

人参一两半　菖蒲　远志去心　茯神去心　茯苓各一两　白术　麦门冬各半两　牛黄二钱，另研　朱砂一钱

上为末，蜜丸梧子大，米饮下三十丸，无时。若髓竭不足，加生芐、当归；若肺气不足，加天门冬、麦门冬、五味；若心气不足，加上党人参、茯神、菖蒲；若脾气不足，加白术、白芍、益智；若肝气不足，加天麻、川芎；若肾气不足，加熟芐、远志、牡丹；若胆气不足，加细辛、酸枣仁、地榆；若神昏不足，加朱砂、预知子、茯神。

---

① 戢（jí 及）：收敛，收藏。《小尔雅》释："戢，敛也。"

海藏大五补丸　补诸虚不足。

天门冬　麦门冬　茯神　菖蒲　人参　益智　枸杞　地骨　远志　熟苄

上为末，蜜丸梧子大，空心，酒下三十丸，服数服，以七宣丸泄之。

补肾丸　有效不燥。

熟苄八两　菟丝酒浸，八两　归身三两半　苁蓉酒浸，五两　黄柏酒炒，一两　知母酒浸，一两　故纸酒炒，五钱　山茱肉三两半

上为末，酒糊丸梧子大，服五十丸。

小菟丝子丸　治肾气虚损，目眩耳鸣，四肢倦怠，夜梦遗精。又云：心腹胀满，脚膝痿缓，小便滑数，股内湿痒，水道涩痛，小便出血，时有遗沥，并宜服。

石莲肉二两　菟丝子酒浸，五两　白茯苓一两　山药二两七钱半，打糊

上为末，山药打糊，丸如梧子大，服五十丸，空心，盐汤下。脚无力木瓜汤下。

十四味建中汤　治荣卫失调，血气不足，积劳虚损，形体羸瘦，短气嗜卧，欲成劳瘵。

当归　白芍　白术　麦门冬　甘草炙　肉苁蓉　人参　川芎　肉桂　附子炮　黄芪　半夏　熟苄　茯苓各等分

上剉，以水煎，姜三片，枣一个，空心服。

人参养荣汤　治积劳虚损，四肢倦怠，肌肉消瘦，面少颜色，汲汲短气，饮食无味。

白芍三两　当归　陈皮　黄芪　桂心　人参　白术　甘草炙。各一两　熟苄　五味　茯苓各七钱半　远志半两

上以水煎，生姜三片，枣一个。遗精加龙骨，咳嗽加阿胶。

价宝丹　治五劳七伤，四肢无力，腿脚沉困，下元虚惫，失精阳痿。

川楝子二两　牛膝酒浸，一两　槟榔一两　蛇床一两　川山甲一大片，炙

莲心子　苁蓉_{酒浸}　茯神　巴戟_{去心}　五味_{各一两}　乳香_{三钱，另研}　菟丝子_{一两}　沉香　白檀_{各五钱}　鹿茸_{酥炙}　大茴香_{各一两}　仙灵脾_{三钱}　故纸_{炒，五钱}　凤眼草_{三钱}　胡芦巴_{炒，五钱}　人参　泽泻　白芍　山药　熟苄　麦门冬_{各一两}

上为末，蜜丸梧子大，空心服七十丸，白汤下。

延寿丹

天门冬_{去心}　远志_{去心}　山药　巴戟_{各二两}　赤石脂　车前子　菖蒲　柏子仁　泽泻　川椒_{去目，炒}　熟苄　生苄　枸杞　茯苓　覆盆子_{一两}　牛膝_{酒浸}　杜仲_炒　菟丝子_{酒浸}　苁蓉_{四两}　当归_{酒洗}　地骨　人参　五味_{各一两}

上为末，蜜丸梧子大，服七十丸。

添精补髓丹

赤石脂_{二钱}　茯苓_{一两}　山药_{二两}　苁蓉_{四两}　巴戟_{一两，去心}　杜仲_{三两}　牛膝_{一两，酒浸}　五味_{一两}　泽泻_{一两}　菟丝_{三两}　熟苄　山茱肉_{各一两}　晚蚕蛾_{二两，如无以鹿茸代}　山甲_{七钱，酒炙}　地龙_{一两，去土}　柏子仁_{一两}　枸杞　故纸_{各二两}　川椒_{一两，去目}　厚朴_{一两}　人参_{二两}　白术_{二两}　仙灵脾_{一两半，羊脂炒}

上为末，蜜丸。如腰痛加小茴香。

滋血百补丸

苄_{半斤，酒蒸}　菟丝_{半斤，酒浸}　当归_{酒浸}　杜仲_{酒炒。各四两}　知母_{酒炒}　黄柏_{酒炒。各二两}　沉香_{一两}

上为末，酒糊丸。

固精丸　治心神不安，肾虚自泄精。

知母_炒　牡蛎_{三钱，煅}　龙骨_{三钱}　黄柏_{酒炒。各一两}　芡实　莲蕊　茯苓　远志_{去心。各三钱}　一方加山茱萸肉三钱

上为末，煮山药糊丸，梧子大，朱砂为衣，服五十丸。

巨胜子丸

熟苄_{四两}　生苄　首乌　牛膝_{酒浸}　天门_{去心}　枸杞　苁蓉　菟丝

巨胜子　茯苓　柏子仁　天雄炮　酸枣仁　破故纸炒　巴戟去心　五味
覆盆子　山药　楮实　续断各一两　韭子　鸡头实　川椒　莲蕊　胡
芦巴各五钱　木香二钱半

上为末，蜜丸服。

如意丸

生苄　熟苄各二两　天门冬去心　麦门冬去心　川椒去目，炒　胡芦
巴酒炒　补骨脂炒　苁蓉酒浸　杜仲炒，去丝　白茯苓　小茴香炒　菟丝
子酒浸　川楝肉　地龙酒浸，去土　石菖蒲　枸杞　远志去心。以上各一两
青盐半两，炒　山栀去皮，二钱，炒　川山甲十四片，炙　甘菊花三钱半

上为末，用晋枣煮，去皮核，肉二两，核桃肉煮，去皮二两，各
研如泥，余再炼蜜和丸，梧子大，每服七八十丸，白汤、温酒任下。

沉香百补丸

熟苄六两　菟丝子四两　杜仲炒，三两　知母炒，二两　黄柏二两，酒炒
人参二两　山药　当归　苁蓉各三两　沉香一两

上为末，酒糊丸。

滋肾百补丸

当归四两，酒浸　知母二两，酒浸　沉香五钱　黄柏酒炒褐色　山药　菊
花　楮实各二两　青盐一两，炒　菟丝四两，酒浸　杜仲二两，炒　熟苄八两

上为末，酒糊丸，或炼蜜丸服。

明目益肾丸

枸杞一两　当归酒浸　生苄酒浸，一两　五味五钱　知母七钱，酒炒　黄
柏七钱，酒炒　山药半两　茯神一两　巴戟去心，五钱　菟丝子一两，酒浸
人参五钱　甘菊五钱　天门冬五钱

上为末，蜜丸梧子大，空心，盐汤下五十丸。

固真丸　治肾经虚损，真元不足。

鹿角霜一斤　白茯苓五两　鹿角胶二两

上为末，将胶水搜丸，梧子大，空心，米汤或酒服一百丸。

地芝丸　和颜色，利血气，调百节，黑发坚齿，逐风散气。

生苄八两　天门冬八两　菊花四两　枳壳麸炒，四两

上为末，酒蜜面糊丸，梧子大，空心服三十丸，酒下。

黄连茯苓丸　壮水原，降火。

黄连五两　白茯苓五两　故纸炒，五钱　菖蒲五钱

上为末，酒糊丸梧子大，服六十丸，空心，温酒下。

延生护宝丹　补元气，壮筋骨，固精健阳。

菟丝子酒浸，二两　肉苁蓉酒浸，二两。二味浸药多著要熬膏子　韭子四两，用枣二两煮熟，去枣，将韭子再用酒浸一宿，焙干，用二两　蛇床子二两，用枣三两同煮熟，去枣，用一两　木香五钱　晚蚕蛾全者二两，酥微炒　白龙骨一两，用茅香一两同煮一日，去茅香，用绵裹悬入井中浸一宿，取出用　鹿茸一两，酥炙黄　莲实一两，炒　桑螵蛸一两，炒　干莲蕊二两　胡芦巴二两　丁香五钱　乳香五钱　麝香一钱，另研

上一十五味，除乳、麝、菟丝子末外，十二味同为末，将前菟丝子末三两，用浸药酒二升，文武火熬至一半，入荞面两匙，用酒调匀，下膏子搅匀，次下乳香、麝香，不住手搅，轻沸熬如稠糊，放冷。此膏子都要用尽，恐硬，再入酒少许，成剂捣千余下，丸如桐子，服五十丸，空心，温酒下。

柏子仁丸　补益元气，充实肌肤。

山茱肉四两　柏子仁半两，微炒　远志半两，去心　覆盆子一两　山药一两，取末

上为末，将山药、白面同酒煮，和丸梧子大，服三十丸，温酒下。

八物肾气丸　平补肾气，坚齿驻颜。

熟苄半斤　山药　山茱萸肉各四两　桂二两　泽泻三两　牡丹皮　白茯苓各三两　五味二两

上为末，蜜丸服。

延龄丹　脾肾不足，真气伤惫，肢节困倦，举动乏力，怠惰嗜卧，面无润泽，不思饮食，气不宣通，少腹内急，脐下冷痛，及奔豚

小肠气攻冲脐腹，其功不可具述。

牛膝_{酒浸} 苁蓉_{酒浸} 金铃子_{去皮及子，麸炒} 补骨脂_炒 川茴香_{以上} 各七钱半 鹿茸_{去毛，酥炙} 益智仁 檀香 晚蚕蛾_炒 没药_研 丁香 青盐 山川甲_{各五钱。酥炙} 沉香 香附_炒 姜黄 山药 木香 巴戟_{去心} 甘草_{炙。各一两} 乳香_研 白术 青皮_{各三钱} 苍术_{三两，酒浸，炒，用青盐炒，去青盐不用}

上为末，酒糊丸梧子大，空心服四十丸，温酒下，茴香汤亦可。

肉苁蓉丸 壮元气，养精神。

山茱萸_{一两} 苁蓉_{二两，酒浸} 楮实 枸杞 地肤子 狗脊_{去毛} 五味 覆盆子 菟丝子 山药 故纸_炒 远志_{去心} 石菖蒲 草薢 杜仲_{去皮，炒} 熟苄 石斛_{去根} 白茯苓 牛膝_{酒浸} 泽泻 柏子仁_{各一两。炒}

上为末，酒糊丸，梧子大，服六七十丸，空心，温酒下。

益寿地仙丹 补五脏，填骨髓，续绝伤，黑髭发，清头目，聪耳听。

甘菊_{三两} 枸杞_{二两} 巴戟_{三两，去心} 肉苁蓉_{四两，酒浸}

上为末，蜜丸梧子大，服三十丸，空心，盐汤下，温酒亦得。

秘真丸 治肾水真阴本虚，心火狂，阳过甚，心有所欲，速于感动，应之于肾，疾于施泄。此药秘固真元，降心火，益肾水。

莲蕊_{一两} 白茯苓 砂仁_{半两} 益智_{一两} 黄柏_{二两，酒炒} 甘草_{炙，二两} 半夏_{泡，一两} 猪苓_{二钱半}

上为末，水浸蒸饼，丸梧子大，服五十丸，空心，酒下。

【点评】补损者，补其不足而损其有余。丹溪以理学的概念结合人体的生理病理，提出了"阳常有余，阴常不足"的著名论点。阳有余，是指病理意义上的相火妄动；阴不足，是指人体的精血阴气难成而易亏。阴精不足，相火亢动，亢动的相火更易耗伤阴精，故丹溪强调以"滋阴降火"之法损有余而补不足。程充曰："丹溪书并无补损专条，诸补阴药兼见于各症之下……丹溪之补乃滋阴益血之药。"补损门中重点要了解大补阴丸(大补丸)与虎潜丸这二张名方。

大补阴丸(黄柏、知母、熟苄、龟板、猪脊髓、蜜),原名大补丸,是朱丹溪创造的滋补肾阴的代表方剂。是方以滋阴降火立法,针对肾阴亏损、相火妄动的病理变化遣药组方,适用于阴虚火旺引起的各种病症。对于本方的方义,清·张秉成《成方便读》作了较为详细的阐述,云:"夫相火之有余,皆由肾水之不足,故以熟地大滋肾水为君。然火有余则少火化为壮火,壮火食气,若仅以滋水配阳之法,何足以杀其猖獗之势?故必须黄柏、知母之苦寒入肾,能直清下焦之火者以折服之。龟为北方之神,其性善藏,取其甘寒益肾,介类潜阳之意,则龙雷之火自能潜藏勿用。猪为水畜,用骨髓者,取其能通肾命,以有形之精髓而补之也。和蜜为丸者,欲其入下焦,缓以奏功也。"需要注意的是,本方与六味地黄丸均为补肾阴之方,但六味侧重滋阴,没有降火潜阳的作用,药力缓慢,不能使肾水骤生;本方则滋阴降火,培本清源,对于肝肾阴虚、相火亢旺的证候作用效力较六味地黄丸更为迅捷。清·吴谦等《医宗金鉴·删补名医方论》云大补阴丸为"震亨发明先圣千载未发之旨,其功伟哉!是方能骤补真阴,承制相火,较之六味功效尤捷"。临床当鉴别应用。

虎潜丸(黄柏、龟板、知母、熟苄、陈皮、白芍、锁阳、虎骨、干姜)是丹溪创制的治疗痿证之名方,具有滋阴降火、强筋壮骨、舒筋活血之功效,适用于肝肾不足、筋骨痿软等症。而本门中另有"补阴丸",药物组成较虎潜丸多当归、牛膝二味,并用酒煮羊肉和丸,其益肾养肝补血作用较虎潜丸更为显著。后世方书所载"虎潜丸"多属此方。本方的方义,清·王晋三《降雪园古方选注》曰:"虎,阴兽。潜,伏藏也。脏阴不藏,内热生痿者,就本脏分理以伏藏其阴也。故用龟甲为君,专通任脉,使其肩任三阴,臣以虎骨息肝风,丸以羊肉补精髓,三者皆有情之品，能恋失守之阴，佐以地黄味苦补肾，当归味辛补肝，使以牛膝行血，陈皮利气，芍药约阴下潜，知、柏苦以坚之，锁阳涩以固之，其阴气自然伏藏而内守矣。"由于本方在痿痹的治疗中疗效显著，故后世在此基础上加减，变生了不少虎潜丸类方，如健步虎潜丸、加味虎潜丸等，部分类方如今已研制成中成药供临床使用。

六郁五十二

气血冲和，万病不生，一有怫郁，诸病生焉。故人身诸病，多生于郁。

苍术、抚芎，总解诸郁，随证加入诸药。凡郁皆在中焦，以苍术、抚芎开提其气以升之，假如食在气上，提其气则食自降矣，余皆仿此。

戴云： 郁者，结聚而不得发越也。当升者不得升，当降者不得降，当变化者不得变化也，此为传化失常，六郁之病见矣。气郁者，胸胁痛，脉沉涩；湿郁者，周身走痛，或关节痛，遇阴寒则发，脉沉细；痰郁者，动则喘，寸口脉沉滑；热郁者，瞀闷，小便赤，脉沉数；血郁者，四肢无力，能食便红，脉沉；食郁者，嗳酸，腹饱不能食，人迎脉平和，气口脉紧盛者是也。

入方

气郁　香附_{童便浸}　苍术_{米泔浸}　抚芎

湿郁　白芷　苍术　川芎　茯苓

痰郁　海石　香附　南星_{姜制}　瓜蒌_{一本无南星、瓜蒌，有苍术、川芎、栀子}

热郁　山栀_炒　青黛　香附　苍术　抚芎

血郁　桃仁_{去皮}　红花　青黛　川芎_{抚芎亦可}　香附

食郁　苍术　香附　山楂　神曲_炒　针砂_{醋炒七次，研极细}

春加芎，夏加苦参，秋冬加吴茱萸。

越鞠丸　解诸郁。又名芎术丸。

苍术　香附　抚芎　神曲　栀子_{各等分}

上为末，水丸如绿豆大。

【点评】丹溪在杂病的辨证中非常重视"郁"在发病学上的作用，认为"气血冲和，万病不生，一有怫郁，诸病生焉。故人身诸病，多生于郁"。强调在气、血、痰、郁的致病问题上，"郁"起着主要的作用。其弟子戴元礼亦强调"郁者，结聚而不得发越也，当升者不得升，当降者不得降，当变化者不得变化也。此为传化失常，六郁之病见矣"。六郁者，气郁、湿郁、痰郁、热郁、血郁、食郁也，所见诸症，戴元礼论之详矣。

特别需要指出的是，丹溪创制千古名方越鞠丸以解诸郁。明·吴崑在《医方考》中解释该方时说"越鞠者，发越鞠郁之谓也。香附理气郁，苍术开湿郁，抚芎调血郁，栀子治火郁，神曲疗食郁"。丹溪弟子王纶在《明医杂著》中对本方也作了很好的阐发，云："故余每用此方（越鞠丸）治病，时以郁法参之，气病兼郁，则用四君子汤加开郁药，血病、痰病皆然。"丹溪所创制的越鞠丸受到了历代医家的推崇，沿用至今，现代已将此方制成中成药供临床使用，常用于治疗慢性胃炎、慢性肠炎、胃及十二指肠溃疡、胃神经症、胆囊炎、胆石症、肋间神经痛及妇女之痛经、月经不调、乳房疾病、精神失调症等属六郁所致者。

内伤五十三

东垣内外伤辨甚详，世之病此者为多，但有挟痰者，有挟外邪者，有热郁于内而发者，皆以补元气为主，看所挟而兼用药。如挟痰者，则以补中益气汤加半夏、竹沥，仍少入姜汁传送。凡内伤发斑，因胃气虚甚，是火游行于外，亦痰热所致。火则补而降之，痰热则微汗以散之，切不可下，恐生危证。内伤病退后，燥渴不解者，有余热在肺家，可用参、苓、甘草少许，姜汁冷服，或茶匙挑姜汁与之，虚者可用人参。

【附录】内伤者，其源皆由喜怒过度，饮食失节，寒温不适，劳役所伤而然。元气者，乃生发诸阳上升之气，饮食入胃，有伤则中气不足，中气不足，则六腑阳皆绝于外，是六腑之元气病也，气伤脏乃病，脏病形乃应，是五脏六腑真气皆不足也。惟阴火独旺，上乘阳分，故荣卫失守，诸病生焉。始受饮食劳倦所伤之病，必气高而喘，身热而烦，及短气上逆，鼻息不调，怠惰嗜卧，四肢困倦不收，无气以动，亦无气以言，皆为热伤元气，以甘温之剂以补元气，即是泻火之药。凡所受病，扪摸之肌肤间必大热，必燥热闷乱，心烦不安，或渴，久病必不渴，或表虚恶风寒，慎不可以寒凉药与之。经言：劳者温之，损者温之。惟以补中益气汤温药，以补元气而泻火邪。《内经》云：温能除大热。正谓此也。

【附方】

补中益气汤

黄芪劳役病甚可用一钱半，嗽者减去一钱　人参一钱，有嗽去之　甘草炙，一钱。以上三味，除躁热、肌热之圣药　当归身酒洗，焙干，半钱，以和血脉　柴胡半钱，引清气行少阳之气上升　陈皮半钱，以导滞气，又能同诸甘药益元气，独用泻脾　白术半钱　升麻三分，引胃气上腾而复其本位　葛根半钱，如渴用之，不渴不用

一方有白芍半钱，秋冬不用，红花三分，少加黄柏三分，以救肾水、泻伏火。

上作一服，水煎，午前稍热服。若病日久者，以权立加减法。若头痛，加蔓荆子三分，痛甚，加川芎五分，顶疼脑痛者，加藁本五分、细辛三分，诸头痛，并用此药四味。头痛有痰，沉重懒倦者，乃

太阴、厥阴头疼，加半夏半钱或一钱，生姜三片。若耳鸣目黄，颊颔肿，颈肩臑肘臂外后廉痛，面赤，脉洪大者，加羌活一钱，防风七分，甘草三分，藁本五分，通其经血；加黄芩、黄连各三分，消其肿。嗌痛颔肿，脉洪大，面赤，加黄芩三分，桔梗七分，甘草三分。口干嗌干，或渴者，加葛根五分，升胃气上行以润之。心下痞，瞀闷者，加芍药、黄连各一钱。如痞腹胀，加枳实三分，厚朴七分，木香、砂仁各三分，如天寒加干姜。腹中痛，加白芍药炒半钱，炙甘草三分。如恶寒觉冷痛，加中桂即桂心半钱。夏月腹中痛，不恶寒不恶热者，加黄芩五分，芍药一钱，甘草五分，以治时热。脐下痛者，加真熟地黄半钱。如胸中滞气，加莲花青皮一分或二分，壅滞可用，气促少气者去之。如身体重疼，乃风湿相搏，加羌活半钱，防风半钱，升麻一钱，柴胡半钱，藁本根半钱，苍术一钱。如病去，勿再服。若大便秘涩，加当归梢一钱。若久病痰嗽者，去人参，冬月加不去节麻黄，秋凉亦加不去根节麻黄，春月天温只加佛耳草三分，款花一分，勿加麻黄。若初病之人，虽痰嗽不去，人参必不增添。若久病肺中伏火者，去人参，以防痰嗽增益耳。长夏湿土，客邪大旺，加苍术、白术、泽泻，上下分消其湿热之气。湿热大胜，主食不消，故食减，不知谷味，则加曲以消之，加五味子、麦门冬，助人参泻火，益肺气，助秋损也，在三伏中为圣药。胁下急或痛，俱加柴胡、甘草、人参。多唾或唾白沫，胃口上停寒也，加益智仁。若胃脘当心痛，加草豆仁三分。疲甚之人，参、芪、术有用至一两二两者。

枳术丸 治痞，消食，强胃。又云：食过伤损元气，以此主之。

枳实炒，一两　白术二两

上用荷叶裹烧，饭丸。白术者，本意不取其食速化，但久令人胃气强实，不复伤也。

【点评】朱丹溪是金元四大家中出现最晚的一家，其学术思想在前三位医家的基础上有所创新发展，形成了自己独特的理论体系。对于内伤病的治疗，丹溪赞同李东垣"饮食劳倦内伤脾胃，治以补中益气"的观点，在治疗上"但有挟痰者，有挟外邪者，有热郁于内而发者，皆以补元气为主，看所挟而兼用药"。

积聚痞块五十四

痞块在中为痰饮，在右为食一云痰。积，在左为血块。气不能作块成聚，块乃有形之物也，痰与食积、死血而成也。用醋煮海石、醋煮三棱、蓬术、桃仁、红花、五灵脂、香附之类为丸，石碱白术汤吞下。瓦垄子能消血块，次消痰。石碱一物，有痰积，有块可用，洗涤垢腻，又能消食积。治块当降火消食积，食积即痰也。行死血块，块去须大补。凡积病不可用下药，徒损真气，病亦不去，当用消积药，使之融化，则根除矣。凡妇人有块，多是血块。

戴云：积聚癥瘕，有积聚成块，不能移动者是癥；或有或无，或上或下，或左或右者是瘕。

积聚癥瘕，朱先生医台州潭浦陈家，用蜀葵根煎汤去粗，再入人参、白术、青皮、陈皮、甘草梢、牛膝，煎成汤，入细研桃仁、玄明粉各少许，热饮之，二服当见块下。如病重者，须补接之，后加减再行。

入方

消块方 即《千金方》硝石大黄丸，止可磨块，不令人困，须量度虚实。

硝石六两　人参三两　甘草三两　大黄八两

上为末，以三年苦酒三升又云三斗。置瓷器中，以竹片作准，每入一升作一刻，柱竖器中，先纳大黄，不住手搅，使微沸，尽一刻，乃下余药，又尽一刻，微火熬使可丸，则取丸如鸡子中黄大，每一丸，米饮下。如不能大丸，作小丸，如桐子大，每三十丸。服后当下如鸡肝、如米泔、赤黑等色，下后避风冷，啖软粥将息之。

三圣膏

未化石灰半斤，为末，瓦器中炒令淡红色，提出火，候热稍减，次下大黄末一两，就炉外炒，候热减，下桂心末半两，略炒，入米醋熬，搅成黑膏，厚纸摊贴患处。

痞块在皮里膜外，须用补气药香附开之，兼二陈汤加补气药，先须断厚味。

又方　琥珀膏

大黄　朴硝_{各一两}

上为末，大蒜捣膏和贴。

又方　治茶癖。

石膏　黄芩　升麻

上为末，沙糖水调服。

又方　一人爱吃茶。

白术　软石膏　片芩　白芍　牛胆星　薄荷_{圆叶大者}

上为末，沙糖调作膏，食后津液化下。

又方　治胁下有块。

龙荟丸_{二钱半}　姜黄_{五钱}　桃仁_{五钱}

上为末，蜜丸服。

又方　龙荟丸和鹁鸽粪，能大消食积。或入保和丸治块，看在何部分。

治血块丸　瓦垄子能消血块。

海粉_{醋煮}　三棱　莪术_{醋煮}　红花　五灵脂　香附　石碱

上为丸，白术汤吞下。

又方　治妇人血块如盘，有孕难服峻利。

香附_{醋煮，四两}　桃仁_{去皮}　白术_{各一两}　海粉_{醋煮，二两}

上为末，神曲糊丸。

又方　治妇人食块，死血痰积成块，在两胁动作，腹鸣嘈杂，眩

晕身热，时作时止，男子亦可服。

黄连_{一两半，一半用吴茱萸炒去茱萸，一半用益智炒，去益智}　山栀_炒　川芎　三棱　莪术_{醋煮}　神曲　桃仁_{去皮尖。各半两}　香附_{童便浸，一两}　萝卜子_{炒，一两半}　山楂_{一两}

上为末，蒸饼丸服。

又方有青皮半两，白芥子一两半炒。

保和丸　治一切食积。

山楂_{六两}　神曲_{二两}　半夏　茯苓_{各三两}　陈皮　连翘　萝卜子_{各一两}

上为末，炊饼丸如梧子大，每服七八十丸，食远白汤下。

又方

山楂_{四两}　白术_{四两}　神曲_{二两}

上为末，蒸饼丸如梧子大，服七十丸，白汤下。

又方

山楂_{三两}　白术_{二两}　陈皮　茯苓　半夏_{各一两}　连翘　黄芩　神曲　萝卜子_{各半两}

上为末，蒸饼丸梧子大，每服五十丸，食后姜汤下。

阿魏丸　治肉积。诸阿魏丸，脾虚者须以补脾药佐之，切不可独用，虚虚之祸，疾如反掌。

连翘_{一两}　山楂_{二两}　黄连_{一两三钱}　阿魏_{二两，醋煮作糊}

上为末，醋煮阿魏作糊丸，服三十丸，白汤下。

小阿魏丸

山楂_{三两}　石碱_{三钱}　半夏_{一两，皂角水浸透，晒干}

上为末，粥糊丸，每服三十丸，白汤下。

又方　治饱食停滞，胃壮者宜此，脾虚勿服。

山楂　萝卜子　神曲　麦芽　陈皮　青皮　香附_{各二两}　阿魏_{一两，醋浸软，另研}

上为末，炊饼丸。

又阿魏丸 去诸积聚。

山楂　南星_{皂角水浸}　半夏_{皂角水浸}　麦芽_炒　神曲_炒　黄连_{各一两}　连翘　阿魏_{醋浸}　瓜蒌　贝母_{各半两}　风化硝　石碱　萝卜子_蒸　胡黄连_{二钱半，如无以宣连代}

上为末，姜汁浸，蒸饼丸。一方加香附、蛤粉治嗽。

佐脾丸

山楂_{三两}　半夏　茯苓_{各一两}　连翘　陈皮　萝卜子_{各半两}

上为末，粥丸服。

小温中丸

青皮_{一两}　香附_{四两，便浸}　苍术_{二两}　半夏_{二两}　白术_{半两}　陈皮_{一两}　苦参_{半两}　黄连_{一两，姜汁炒}　针砂_{二两，醋炒}

上为末，曲糊为丸。

又方

针砂_{醋煮三次}　香附_{童便浸，四两}　山楂_{二两}　神曲_{炒，二两}　黄连_{姜汁炒，一两半}　山栀_炒　厚朴_{姜汁炒}　苍术_{一两}　半夏_{一两}　台芎_{半两}

一方加人参、炒白术一两半，有苦参用白术，用苦参不用黄连。

枳实丸

白术_{二两}　枳实　半夏　神曲　麦芽_{各一两}　姜黄　陈皮_{各半两}　木香_{一钱半}　山楂_{一两}

上为末，荷叶蒸饭为丸，梧子大，每服一百丸，食后姜汤下。

大温中丸 又名大消痞丸。

黄连_炒　黄芩_{六钱}　姜黄　白术_{一两}　人参　陈皮　泽泻_{二钱}　炙甘草　砂仁　干生姜　炒曲_{二钱}　枳实_{炒，半两}　半夏_{四钱}　川朴_{三钱}　猪苓_{一钱半}

上为末，炊饼丸。

【附录】五脏之积曰五积，六腑之积曰六聚。积有定形，聚无定处。不问何经，并宜服十味大七气汤，吞下尊贵红丸子。凡木香、槟榔去气积，神曲、麦芽去酒积，虻虫、水蛭去血积，礞石、巴豆去食积，牵牛、甘遂去水积，雄黄、腻粉去涎积，硇砂、水银去肉积，各从其类也。肝积曰肥气，肺积曰息贲，心积曰伏梁，脾积曰痞气，肾积曰奔豚。其如积聚之脉，实强者生，沉小者死。

【附方】

乌梅丸　治酒毒，消食化痰。

乌梅一斤　半夏八两　白矾八两　生姜一斤

上件石臼捣细末，新瓦两片夹定，火上焙三日三夜为度，次入神曲、麦芽、陈皮、青皮、莪术、枳壳、丁皮、大腹子各四两，用酒糊丸，每服四五十丸，姜汤下。

备急丸　大治心腹厥痛，食积胸膈，下咽气便速行。

大黄一钱　巴豆去油膜心　干姜半钱

上用蜜丸，白汤下。

治吐虫有积。

上以黑锡灰、槟榔末、米饮调下。

大七气汤

三棱　莪术各一两半　青皮七钱半　陈皮一两半　藿香　桔梗　肉桂各七钱半　益智一两半　香附一两半　甘草炙，七钱半

上剉，水煎服。

散聚汤

半夏　槟榔　当归各七钱半　陈皮　杏仁炒　桂心各二两　茯苓　甘草炙　附子炮　川芎　枳壳炒　厚朴　吴茱萸各一两

上剉，水煎，姜三片。大便不利加大黄。

香棱丸　治五积六聚，气块。

三棱六两，醋炒　青皮　陈皮　莪术炮，或醋炒　枳壳炒　枳实炒　萝卜子炒　香附子各三两。炒　黄连　神曲炒　麦芽炒　鳖甲醋炙　干漆炒烟尽　桃仁炒　硇砂　砂仁　归梢　木香　甘草炙。各一两　槟榔六两　山楂四两

上为末，醋糊丸，每服三五十丸，白汤下。

龙荟丸 见胁痛类。

红丸子 见疟类。

【点评】丹溪云："气不能作块成聚，块乃有形之物也，痰与食积、死血而成也。"明确了积聚痞块的成因主要是痰滞、血瘀、食积。在治疗上丹溪主张"咸以软之，坚以削之，行气开痰为主"(出《医学正传》)，常选择行气活血，化痰消食药物治疗。同时强调"凡积病不可用下药，徒损真气，病亦不去，当用消积药，使之融化，则根除矣"。本书《倒仓论》篇中还提到"积聚久则形质成，依附肠胃回薄曲折处，以为栖泊之窠臼，阻碍津液气血，熏蒸燔灼成病"。其弟子虞抟盛赞："夫倒仓法，……以祛逐余垢，迎接调匀新布荣卫，使脏气盲膜生意敷畅，有脱胎换骨之功也。"丹溪治疗积聚的理法方药，对于当今肿瘤病的防治具有积极的意义。

保和丸(山楂、神曲、半夏、茯苓、陈皮、连翘、莱菔子)是丹溪创制的治疗食积之名方，具有消食、导滞、和胃的作用。清·张秉成《成方便读》曰："此方虽纯用消导，毕竟是平和之剂，故特谓之保和耳。"现代临床常用本方治疗老人、小儿消化不良，不思饮食，便秘等。保和丸目前临床常用于治疗食积不化症，而丹溪将其列于积聚痞块门中，说明保和丸不仅能消食导滞，治疗消化不良，还有"治块、消痰块、散郁结"等治疗积聚痞块的功用，所以可用于治疗各种有形之积，如肿瘤、痞块等。由此可见，我们学习古人的经验不能以管窥豹，而应该真正了解古人立方的意图，并在此基础上有所发挥。

脚气五十五 附足跟痛

脚气须用升提之药，提起其湿，随气血用药。有脚气冲心者，宜四物汤加炒黄柏，再宜涌泉穴用附子末津唾调傅上，以艾灸，泄引热下。

入方

防己饮

白术　木通　防己　槟榔　川芎　甘草梢　犀角　苍术_{盐炒}　黄柏_{酒炒}　生苄_{酒炒}

大便实加桃仁，小便涩加杜牛膝，有热加黄芩、黄连，大热及时令热加石膏，有痰加竹沥、姜汁。如常肿者，专主乎湿热，先生别有方。

又方　治湿热食积，痰流注。

苍术　黄柏　防己　南星　川芎　白芷　犀角　槟榔　血虚加牛膝、龟板

健步丸

生苄_{半两}　归尾　芍药　陈皮　苍术_{各一两}　吴茱萸　条芩_{各半两}牛膝_{一两}　桂枝_{二钱}　大腹子_{三个}

上为末，蒸饼丸如梧子大，每服一百丸，空心，煎白术木通汤下。

又方　一妇人足胫肿。

红花　牛膝_{俱酒洗}　生苄　黄柏　苍术　南星　草龙胆　川芎

有筋动于足大指上至大腿近腰结了，乃因奉养厚，遇风寒，宜四物汤加酒芩、红花、苍术、南星、生姜煎服。

湿痰脚气，大便滑泄。

苍术_{二两}　防风_{一两}　槟榔_{六钱}　香附_{八钱}　川芎_{六钱}　条芩_{四钱}　滑石_{一两二钱}　甘草_{三钱}

上为末，或丸或散皆可服。

脚软筋痛。

牛膝_{二两}　白芍_{一两半}　龟板_{酒炙}　黄柏_{酒炒，一两}　知母_炒　甘草_{半两}

上为末，酒糊为丸。

应痛丸　治脚气痛不可忍，此药为劫剂。

赤芍药_{半两，煨，去皮}　草乌_{半两，煨，去皮尖}

上为末，酒糊丸，空心服十丸，白汤下。

又方　治脚气肿痛。

芥子　白芷_{等分}

上为末，姜汁和敷贴。或用仙术、羌活、独活、白芷、细辛为末，入帛内作袜用。

又方　爆^①洗脚气。

威灵仙　防风　荆芥　地骨皮　当归　升麻　朔藋

上煎汤爆洗。

【附录】脚气有湿热，有食积流注，有风湿，有寒湿。胜湿以仙术、白术、防己、川芎为主，或六物附子汤，或当归拈痛汤。脚气，气郁甚者，舟车丸、除湿丹；有饮者，东垣开结导饮丸。脚气，解表用麻黄左经汤等药随经选用；有兼痰气寒湿者，五积散加木瓜。若双解，以大黄左经汤、东垣羌活导滞汤；若理血，以八味丸，或四物加羌活、天麻，又或四物加黄柏、南星，或健步丸；若疏风养血，用独活寄生汤最效。

【附方】

六物附子汤

附子　桂　防己_{各四钱}　甘草_{炙，二钱}　白术　茯苓_{各三钱}

上㕮咀，每服半两，入姜煎。

当归拈痛汤

羌活_{半两}　人参　苦参_{酒制}　升麻　葛根　苍术_{各二钱}　炙甘草黄芩_{酒制}　茵陈_{酒炒。各半两}　防风　归身　知母_{酒炒}　泽泻　猪苓　白术_{一钱半}

---

①　爆(yè 叶)：把食物放入汤或煮沸的油里弄熟。北魏·贾思勰《齐民要术·素食》载："当时随食者取，即汤爆去腥气。"

上㕮咀，每服一两，水煎，空心服，临睡再服。

舟车丸 见水气类。

除湿丹

槟榔　甘遂　威灵仙　赤芍　泽泻　葶苈各二两　乳香　没药各一两　牵牛半两　大戟炒，三两　陈皮四两

上为末，糊丸如梧子大，每服五十丸至七十丸，温水下。

东垣开结导饮丸

白术　陈皮　泽泻　茯苓　神曲炒　麦蘗曲　半夏各半两　枳实炒巴豆霜各一钱半　青皮　干生姜各半两

上为末，汤浸蒸饼，丸如梧子大，每服四五十丸或七十丸，温水下。

麻黄左经汤

麻黄　干葛　细辛　白术　茯苓　防己　桂　羌活　甘草　防风
上㕮咀，每半两，入姜枣煎服。

五积散

白芷一两半　陈皮三两　厚朴姜制，一两　桔梗六两　枳壳三两　川芎甘草炙　茯苓各一两半　桂　芍药　半夏泡。各两半　当归一两半　麻黄三两，去节　干姜三两　苍术泔浸去皮，十二两

上㕮咀，每服四钱，水一盏，姜三片，葱白三茎，煎至七分，热服。冒寒用煨姜，挟气加茱萸，妇人调经催产入艾醋。

大黄左经汤

细辛　茯苓　羌活　大黄煨　甘草炙　前胡　枳壳　厚朴制　黄芩　杏仁等分

上㕮咀，每服半两，入姜枣煎。

东垣羌活导滞汤

羌活　独活各半两　防己　当归各二钱　大黄酒浸，煨，一两　枳实炒，二钱

上㕮咀，每服五钱或七钱，水煎服。

八味丸_{见诸虚类。}

独活寄生汤_{见腰痛类。}

足跟痛，有痰，有血热。血热，四物加黄柏、知母、牛膝之类。

【点评】脚气，又称脚弱，是以两脚软弱无力为特征的病症。因外感湿邪风毒，或饮食厚味所伤，积湿生热，流注于脚而成。丹溪提出本病的治疗"须用升提之药，提起其湿"，并随症加减。

丹溪先生心法卷四

痿五十六

痿证断不可作风治而用风药。有湿热、湿痰、气虚、血虚、瘀血。湿热，东垣健步丸加燥湿降阴火，苍术、黄芩、黄柏、牛膝之类；湿痰，二陈汤加苍术、白术、黄芩、黄柏、竹沥、姜汁；气虚，四君子汤加黄芩、黄柏、苍术之类；血虚，四物汤加黄柏、苍术，煎送补阴丸；亦有食积、死血妨碍不得下降者，大率属热，用参术四物汤、黄柏之类。

【附录】谨按：五痿等证，特立篇目，所论至详，后代诸方，独于此证，盖多缺略，考其由，皆因混入中风条内故也。丹溪先生痛千古之弊，悯世之罹此疾者多误于庸医之手，有志之士，必当究其心焉。夫陈无择谓：痿因内藏不足所致。诚得之矣！然痿之所不足，乃阴血也，而方悉是补阳补气之剂，宁免实实虚虚之患乎？且无择以三因立方，可谓诸方之冠，其余此证，尤且未明，况求于他者乎？

【附方】

健步丸 东垣方。

防己酒洗，一两 羌活 柴胡 滑石炒 甘草炙 栝楼根酒洗。以上各半两 泽泻 防风各三钱 苦参酒洗 川乌各一钱 肉桂五分

上为末，酒糊为丸，梧桐子大，每服七十丸，葱白煎愈风汤下。见中风类。

补阴丸见诸虚类。

清燥汤 治湿热成痿，以燥金受湿热之邪，是绝寒水生化之源，

源绝则肾亏，痿厥之病大作，腰已下痿软，瘫痪不能动。

黄芪一钱五分　苍术一钱　白术　橘皮　泽泻各半钱　人参　白茯苓　升麻各三分　麦门冬　归身　生苄　曲末　猪苓各二分　酒柏　柴胡　黄连各一分　五味子九个　甘草炙，二分

上每服半两，水煎，空心服。

【点评】丹溪力辟当时盛行《局方》风、痿不分之谬，认为痿证的主要病因是肺热叶焦，不能管摄一身，脾伤则四肢痿废不用；主要病理因素是阴虚火旺。所以反对使用温燥之品治疗痿证，云痿证断不可作风治而用风药。

丹溪开启了分湿热、湿痰、气虚、血虚、瘀血辨治痿证的方法。在药物的选择上，丹溪用四君、二陈健脾燥湿，以四物加二妙等补阴血而清湿热。虎潜丸是丹溪创制的治疗痿证之名方（详见《补损》篇），后世常以此方化裁治疗痿痹之症，获效良多。对于痿证，丹溪《格致余论》《局方发挥》中均有专门的论述，读者可参阅。

厥五十七 附手足十指麻木

厥，逆也，手足因气血逆而冷也。因气虚为主，有因血虚。气虚脉细，血虚脉大，热厥脉数，外感脉沉实，有痰脉弦。因痰者，用白术、竹沥；气虚四君子；血虚四物；热厥用承气；外感用双解散加姜汁酒。有阴厥阳厥，阴衰于下则热，阳衰于下则寒。

手足麻者属气虚，手足木者有湿痰、死血，十指麻木是胃中有湿痰、死血。

【附录】厥者，甚也、短也、逆也、手足逆冷也。其证不一，散之方书者甚多，今姑撮大概，且如寒热厥逆者，则为阴阳二厥也。阳

厥者，是热深则厥，盖阳极则发厥也，不可作阴证而用热药治之，精魂绝而死矣，急宜大、小承气汤随其轻重治之；所谓阴厥者，始得之身冷脉沉，四肢逆，足蜷卧，唇口青，或自利不渴，小便色白，此其候也，治之以四逆、理中之辈，仍速灸关元百壮。又尸厥、飞尸、卒厥，此即中恶之候，因冒犯不正之气，忽然手足逆冷，肌肤粟起，头面青黑，精神不守，或错言妄语，牙紧口噤，或昏不知人，头旋晕倒，此是卒厥客忤，飞尸鬼击，吊死问丧，入庙登塚①，多有此病，以苏合丸灌之，候稍苏，以调气散和平胃散服，名调气平胃散。痰厥者，乃寒痰迷闷，四肢逆冷，宜姜附汤，以生附汤，以生附代熟附。蛔厥者，乃胃寒所生。经曰：蛔者，长虫也。胃中冷即吐蛔虫，宜理中汤加炒川椒五粒，槟榔半钱，吞乌梅丸效，蛔见椒则头伏故也。气厥者，与中风相似，何以别之？风中身温，气中身冷。以八味顺气散或调气散，如有痰，以四七汤、导痰汤服之。

【附方】

八味顺气散 见中风类。

调气散

白豆蔻　丁香　檀香　木香 各二钱　藿香　甘草 炙。各八钱　砂仁 四钱

上为末，每服二钱，入盐少许，沸汤点服。

平胃散

苍术 泔浸，五斤　厚朴 姜制，炒　陈皮 各三斤　甘草 炒，三十两

上为末，每服五钱，姜三片，枣一个，煎服，入盐一捻，沸汤点服亦得。

四七汤

厚朴 二两　茯苓 四两　半夏 五两　紫苏 二两

上每服四钱，水一钟，姜七片，枣一个，煎服。

---

① 塚(zhǒng 肿)：隆起的坟墓。

承气汤_{见痢类。}见痢类。

四逆汤　理中汤　姜附汤并见中寒类。

乌梅丸见心痛类。

导痰丸见痰类。

【点评】丹溪所论之"厥证"是指四肢逆冷之证，即《伤寒论·辨厥阴病脉证并治》所说"厥者，手足逆冷是也"。丹溪认为，厥证有气虚、血虚、痰浊、热重及外感的不同，并以脉细、脉大、脉弦、脉数、脉沉实进行区别，治疗根据不同病因而用补气、养血、化痰、泻热、解表之法，所列方药详尽，切合临床实用。

也有根据厥逆的寒热不同而分为阳厥阴厥者，正如《素问·厥论》曰："阳气衰于下由为寒厥，阴气衰于下则为热厥。"程充在本篇"附录"中对厥证的辨证治疗作了很好的阐发，可参。

痓五十八

痓切不可作风治，兼用风药。大率与痫病相似，比痫为甚为虚，宜带补。多是气虚有火兼痰，宜用人参、竹沥之类。

【附录】古方风痓曰痓也。经云：诸痓项强，皆属于湿土。是太阳伤湿也。又云：诸暴强直，皆属于风。是阳明内郁而阴行于外。又曰：阳痓曰刚，无汗；阴痓曰柔，有汗。亢则害，承乃制，故湿过极反兼风化制之，然兼化者虚象，实非风也。

【附方】

葛根汤　治痓病无汗而小便少，反恶寒者，名刚痓。

葛根四钱　麻黄三钱　桂枝二钱　芍药二钱　甘草三钱，炙

上㕮咀，水二盅，生姜三片，枣一枚，煎服，覆取微汗。

桂枝加葛根汤　治痓病有汗，不恶寒者服之，此名柔痓。

葛根四钱　生姜三钱　桂枝　芍药　甘草各二钱

上作一服，水二盅，枣一个，煎服。二痓皆可用小续命汤加减服，若胸满，口噤咬齿，脚挛，卧不着床者，以大承气汤下之，无疑矣。

小续命汤见中风类。

大承气汤见痢类。

痫五十九

惊与痰宜吐。大率行痰为主，用黄连、南星、瓜蒌、半夏寻火寻痰，分多分少，治之无不愈者。分痰与热，有热者，以凉药清其心；有痰者，必用吐药，吐后用东垣安神丸。大法宜吐，吐后用平肝之剂，青黛、柴胡、川芎之类，龙荟丸正宜服之。且如痫，因惊而得，惊则神不守舍，舍空而痰聚也。

戴曰：痫者，俗曰猪癫风者是也。

【附录】痫症有五：马、牛、鸡、猪、羊。且如马痫，张口摇头，马鸣；牛痫，目正直视，腹胀；鸡痫，摇头反折，喜惊；羊痫，喜扬眉吐舌；猪痫，喜吐沫。以其病状偶类之耳，非无痰涎壅塞，迷闷孔窍。发则头旋颠倒，手足搐搦，口眼相引，胸背强直，叫吼吐沫，食顷乃苏，宜星香散加全蝎三个。

【附方】

续命汤　主痫发顿闷无知，口吐沫出，四体角弓反张，目反上，口噤不得言。

竹沥一升二合　生葛汁一升　龙齿末　生姜　防风　麻黄去节。各四两
防己　附子炮。各二两　石膏　桂二两

上十味，水一斗，煮取三升，分三服。有气加紫苏、陈皮各半两。

但小儿痫,《千金》有风、食、惊三种,《本事方》又有阴阳痫、慢脾风三证,慢脾即食痫,宜醒脾丸、人参散。

古方三痫丸　治小儿百二十种惊痫。

荆芥穗二两　白矾一两,半生半枯

上为末,面糊为丸,黍米大,朱砂为衣,姜汤下二十丸。如慢惊用来复丹,急惊三痫丸,食痫醒脾丸可也。

本事人参散　治慢脾风,神昏痰盛。

人参半两　圆白大南星一两,切片,以生姜汁并浆水各半荫满煮,带性晒

上为末,每服一钱,水一盏,姜三片,冬瓜仁擂细少许同煎,取半盏,作两三次灌下。

宁神丹　清热养气血,不时潮作者可服。

天麻　人参　陈皮　白术　归身　茯神　荆芥　僵蚕炒　独活　远志去心　犀角　麦门冬去心　酸枣仁炒　辰砂各半两。另研　半夏　南星　石膏各一两　甘草炙　白附子　川芎　郁金　牛黄各三钱　珍珠三钱　生芐　黄连各半两　金箔三十片

上为末,酒糊丸,空心服五十丸,白汤下。

东垣安神丸

黄连一钱五分,酒洗　朱砂一钱,水飞　酒生芐　酒归身　炙甘草各五分

上除朱砂水飞外,四味捣为末,和匀,汤浸蒸饼丸,如黍米大,每服十五丸,食后津咽下。

星香散见中风类。

癫狂六十

癫属阴,狂属阳,癫多喜而狂多怒,脉虚者可治,实则死。大率多因痰结于心胸间,治当镇心神,开痰结。亦有中邪而成此疾者,则

以治邪法治之。《原病式》所论尤精，盖为世所谓重阴者癫，重阳者狂是也。大概是热。癫者，神不守舍，狂言如有所见，经年不愈，心经有损，是为真病。如心经蓄热，当清心除热；如痰迷心窍，当下痰宁志；若癫哭呻吟，为邪所凭，非狂也，烧蚕纸，酒水下方寸匕。卒狂言鬼语，针大拇指甲下即止。风癫引胁痛，发则耳鸣，用天门冬去心，日干作末，酒服方寸匕。癫证春治之，入夏自安，宜助心气之药。阳虚阴实则癫，阴虚阳实则狂，狂病宜大吐下则除之。

入方

治癫风。

麻仁_{四升}

上以水六升，猛火煮至二升，去滓，煎取七合，且空心服。或发或不发，或多言语，勿怪之，但人摩手足须定，凡进三剂愈。

又方 治狂邪发无时，披头大叫，欲杀人，不避水火。

苦参_{不以多少}

上为末，蜜丸如梧子大，每服十五丸，煎薄荷汤下。

【**点评**】痉（瘈）、痌、癫狂均为精神错乱的表现，丹溪所论痉、痌、癫狂多责之于"痰"，是痰浊蒙闭清窍所致。丹溪此论，为后世从痰论治精神病奠定了基础。历代文献记载及现今文献报道，运用清心开窍、逐痰清火法治疗各种类型的精神分裂症，均能获得较为理想的效果。

惊悸怔忡六十一

惊悸者血虚，惊悸有时，以朱砂安神丸。痰迷心膈者，痰药皆可，定志丸加琥珀、郁金。怔忡者血虚，怔忡无时，血少者多。有思虑便动属虚，时作时止者痰因火动。瘦人多因是血少，肥人属痰，寻常者多是痰。真觉心跳者是血少，四物、朱砂安神之类。假如病因惊而得，惊则神出其舍，舍空则痰生也。

戴云：怔忡者，心中不安，惕惕然如人将捕者是也。

【附录】惊悸人之所主者心，心之所养者血，心血一虚，神气不守，此惊悸之所肇端也。曰惊曰悸，其可无辨乎？惊者恐怖之谓，悸者怔忡之谓。心虚而郁痰，则耳闻大声，目击异物，遇险临危，触事丧志，心为之忤，使人有惕惕之状，是则为惊；心虚而停水，则胸中渗漉，虚气流动，水既上乘，心火恶之，心不自安，使人有怏怏之状，是则为悸。惊者，与之豁痰定惊之剂；悸者，与之逐水消饮之剂。所谓扶虚不过调养心血，和平心气而已。

入方

治劳役心跳大虚证。

朱砂　归身　白芍　侧柏叶炒，五钱　川芎　陈皮　甘草各二钱
黄连炒，一钱半

上为末，猪心血丸服。

【附方】

养心汤　治心虚血少，惊悸不宁。

黄芪炙　白茯苓　茯神　半夏曲　当归　川芎各半两　远志去心，姜
汁炒　辣桂　柏子仁　酸枣仁炒　五味　人参各二钱半　甘草炙，四钱

上每服三钱，水煎，姜三片，枣一个，食前服。治停水怔忡，加槟榔、赤茯苓。

宁志丸　治心虚血虚多惊，若有痰惊，宜吐之。

人参　白茯苓　茯神　柏子仁　琥珀　当归　酸枣仁温酒浸半日，
去壳，隔纸炒　远志各半两。炒　乳香　朱砂　石菖蒲二钱半

上为末，炼蜜丸如梧子大，服三十丸，食后煎枣汤吞下。

朱雀丸　治心病怔忡不止。

白茯神二两　沉香五钱

上为末，炼蜜丸，小豆大，服三十丸，人参汤下。

加味四七汤 治心气郁滞，豁痰散惊。

半夏二两半 白茯苓 厚朴各一两半 茯神 紫苏各一两 远志炒

甘草炙，半两

上每服四钱，生姜五片，石菖蒲一寸，枣一个，水煎服。

朱砂安神丸

朱砂五钱，水飞过另研 黄连酒洗，六钱 甘草炙，二钱半 生芐一钱半

当归二钱半

上四味为末，蒸饼丸如黍米大，朱砂为衣，服二十丸或五十丸，

津下。

定志丸见健忘类。

【点评】惊悸、怔忡均表现为心跳躁动不安，如人将捕。但惊悸为受到惊骇而心悸不安，发作有时，病情较轻；怔忡为不受外界影响而自觉心悸心慌，时作时止，是心悸或惊悸的进一步发展，故病情较重。但二者均责之于血虚、有痰，养血宁心、豁痰开窍为其治也。

健忘六十二

健忘精神短少者多，亦有痰者。

戴云：健忘者，为事有始无终，言谈不知首尾，此以为病之名，非比生成之愚顽不知人事者。

【附录】健忘者，此证皆由忧思过度，损其心胞，以致神舍不清，遇事多忘，乃思虑过度，病在心脾。又云：思伤脾，亦令人转盼①遗忘，治之以归脾汤，须兼理心脾，神宁意定，其证自除也。

---

① 转盼：犹转眼，喻时间短促。清·黄景仁《舟中望九华》诗："前景转盼失，后态触睫俱。"

【附方】

归脾汤 治思虑过度，劳伤心脾，健忘怔忡。

白术　茯神　黄芪　圆眼肉　酸枣仁炒。各一两　人参　木香各半两
甘草炙，二钱半

上每服四钱，姜三片，枣一枚，水煎服。

定志丸 治心气不定，恍惚多忘。

远志二两　人参一两　菖蒲一两　白茯苓三两

上为末，炼蜜丸如梧子大，朱砂为衣，服二十丸，米汤下。

【点评】健忘是指记忆力减退，遇事善忘的一种病证，多因思虑过度，心肾、脑髓不足所致，即丹溪所谓"精神短少者"。丹溪同时又曰"亦有痰者"，开创性地提出了"痰致健忘说"，丰富发展了中医治疗健忘的理论与思路。现在临床研究表明，对早期阿尔茨海默病患者，在补血养髓的同时运用化痰逐瘀法进行干预治疗，可以达到延缓病程进展、提高患者生活质量的效果。

痛风六十三 附肢节痛

四肢百节走痛是也，他方谓之白虎历节风证。大率有痰、风热、风湿、血虚。因于风者，小续命汤；因于湿者，苍术、白术之类，佐以竹沥；因于痰者，二陈汤加酒炒黄芩、羌活、苍术；因于血虚者，用芎归之类，佐以红花、桃仁。大法之方，苍术、川芎、白芷、南星、当归、酒黄芩。在上者，加羌活、威灵仙、桂枝；在下者，加牛膝、防己、木通、黄柏。血虚，《格致余论》详言，多用川芎、当归，佐以桃仁、红花、薄桂、威灵仙。治痛风，取薄桂味淡者，独此能横行手臂，领南星、苍术等药至痛处。

入方

治上中下疼痛。

南星姜制　苍术泔浸　黄柏酒炒。各二两　川芎一两　白芷半两　神曲炒，半两　桃仁半两　威灵仙酒拌，三钱　羌活三钱，走骨节　防己半两，下行　桂枝三钱，行臂　红花酒洗，一钱半　草龙胆半钱，下行

上为末，曲糊丸，梧子大，每服一百丸，空心，白汤下。

张子元血气虚有痰，白浊，阴火痛风。

人参一两　白术　熟苄　黄柏炒黑。各二两　山药　海石　南星各一两　锁阳半两　干姜烧灰，半两，取其不走　败龟板酒炙，二两

上为末，粥丸，一云酒糊丸。

臂痛方

苍术一钱半　半夏　南星　白术　酒芩炒　香附各一钱　陈皮　茯苓各半钱　威灵仙三钱　甘草少许，别本加羌活一钱

上㕮咀，作一服，入生姜二三片。

二妙散　治筋骨疼痛因湿热者。有气加气药，血虚者加补药，痛甚者加生姜汁，热辣服之。

黄柏炒　苍术米泔浸，炒

上二味为末，沸汤入姜汁调服。二物皆有雄壮之气，表实气实者，加酒少许佐之。若痰带热者，先以舟车丸，或导水丸、神芎丸下伐，后以趁痛散服之。

趁痛散

乳香　没药　桃仁　红花　当归　地龙酒炒　牛膝酒浸　羌活　甘草　五灵脂酒淘　香附童便浸　或加酒芩、炒酒柏

上为末，酒调二钱服。

八珍丸　治痛风走注脚疾。

乳香　没药　代赭石　穿山甲生用。各三钱　羌活　草乌生用。各五钱　全蝎二十一个，炒　川乌生用，一两，不去皮尖

上为末，醋糊丸如梧子大，每二十一丸，温酒送下。

四妙散 痛风走注。

威灵仙_{酒浸，五钱} 羊角灰_{三钱} 白芥子_{一钱} 苍耳_{一钱半，一云苍术}

上为末，每服一钱，生姜一大片，擂汁入汤调服。又二妙散同调服。

又方 治酒湿痰痛风。

黄柏_{酒炒} 威灵仙_{酒炒。各五钱} 苍术 羌活 甘草_{三钱} 陈皮_{一钱} 芍药_{一钱}

上为末，每服一钱或二钱，沸汤入姜汁调下。

治气实表实，骨节痛方。

滑石_{六钱} 甘草_{一钱} 香附 片芩_{各三钱}

上为末，姜汁糊丸如梧子大，每服五七十丸，白汤吞下。

又方

糯米_{一盏} 黄蹢躅根_{一握} 黑豆_{半合}

上用酒水各一碗煎，徐徐服之，大吐大泻，一服便能行动。

治食积肩腿痛。

龟板_{酒浸，一两} 酒柏叶 香附_{半两} 辣芥子 凌霄花

上为末，酒糊丸如梧子大，煎四物汤加陈皮、甘草汤下。

【附方】

控涎丹 治一身及两胁走痛，痰挟死血者。

甘遂_{面裹煨} 大戟_制 真白芥菜子_{炒。各等分}

上为末，加桃仁泥糊丸如梧子大，每服五七丸，渐加至十丸，临卧姜汤下。

龙虎丹 治走注疼痛，或麻木不遂，或半身痛。

草乌 苍术 白芷_{各一两，碾粗末，拌发酵盦过，入后药} 乳香 没药_{各二钱，另研} 当归 牛膝_{各五钱}

上为末，酒糊丸如弹大，每服一丸，温酒化下。

【附录】遍身骨节疼痛，昼静夜剧，如虎啮之状，名曰白虎历节风，并宜加减地仙丹，或青龙丸、乳香丸等服之。

又有痛风而痛有常处，其痛处赤肿灼热，或浑身壮热，此欲成风毒，宜败毒散。凡治臂痛，以二陈汤加酒炒黄芩、苍术、羌活。

如肢节痛，须用羌活，去风湿亦宜用之。如肥人肢节痛，多是风湿与痰饮流注经络而痛，宜南星、半夏。如瘦人肢节痛，是血虚，宜四物加防风、羌活。如瘦人性急躁而肢节痛，发热，是血热，宜四物汤加黄芩、酒炒黄柏。如肢节肿痛，脉滑者，当用燥湿，宜苍术、南星，兼行气药木香、枳壳、槟榔。在下者，加汉防己。若肢节肿痛，脉涩数者，此是瘀血，宜桃仁、红花、当归、川芎及大黄微利之。如倦怠无力而肢节痛，此是气虚兼有痰饮流注，宜参、术、星、半。丹溪无肢节痛条。此文又纯似丹溪语，姑书以俟知者。

小续命汤　地仙丹并见中风类。

舟车丸见中湿类。

导水丸见痢类。

神芎丸见发热类。

败毒散见瘟疫类。

乳香丸

白附子炮　南星　白芷　没药　赤小豆　荆芥　藿香去土　骨碎补去毛　乳香另研。各一两　五灵脂　川乌炮，去皮脐尖　糯米炒。各二两　草乌头炮，去皮尖　京墨煅。各五两　松脂半两，研

上为末，酒糊丸梧子大，每服十丸至十五丸，冷酒吞下，茶亦得，不拘时，忌热物。

【点评】朱丹溪最早明确提出了"痛风"病的概念，并对痛风的病因病机、临床症状、治疗方法进行了完整的论述，至今仍然不失其临床指导意义。

除《丹溪心法》外，丹溪的《格致余论》《金匮钩玄》《丹溪手镜》《丹溪治法心要》等专著中对痛风都有专题论述。《格致余论》曰："彼痛风者，大率因血受热已自沸腾，其后或涉冷水，或立湿地，或扇取凉，或卧当风，寒凉外搏，热血得寒，污浊凝涩，

所以作痛，夜则痛甚，行于阴也。"《丹溪手镜》曰："痛风，血久得热，感寒冒湿不得运行，所以作痛。夜则痛甚，行于阴也，亦有血虚痰逐经络，上下作痛。"说明血热于内，外受寒湿外束，血凝不通，痛风作矣。本篇所论"大率有痰、风热、风湿、血虚"，进一步阐明了的痛风之病因病理。总而言之，丹溪论痛风的发生，主要与风、寒、湿、痰、瘀、血虚有关。对于痛风的治疗，《格致余论》明确指出了"以辛热之剂，流散寒湿，开发腠理，其血得行，与气相和，其病自安"的治疗原则，本篇所论，有"因于风……因于湿……因于痰……因于血虚……"等，根据病因不同而有不同的治疗方法，更加丰富与完善了痛风病的治疗。

丹溪创制了治疗痛风的"治上中下疼痛"方（南星、苍术、黄柏、川芎、白芷、神曲、桃仁、威灵仙、羌活、防己、桂枝、红花、草龙胆），具有祛风除湿，清热化痰，活血化瘀，通络止痛的作用。对其组方，《医方集解》阐释道："黄柏清热，苍术燥湿，龙胆泻火，防己行水，四者所以治湿与热也；南星燥痰散风，桃仁、红花活血祛瘀，川芎为血中气药，四者所以治痰与血也；羌活祛百节之风，白芷祛头面之风，桂枝、威灵仙祛臂胫之风，四者所以治风也；加神曲者，所以消中州陈积之气也。疏风以宣于上，泻热利湿以泄于下，活血燥痰消滞以调其中，所以能兼治而通用也。"本方《丹溪心法》中仅云"治上中下疼痛"而没有完整的命名，但《金匮钩玄》《丹溪治法心要》中命名其为"上中下痛风方"，后人称之为"丹溪痛风方""上中下痛风方"或"上中下通用痛风方"。目前临床上治疗痛风等关节疼痛的病症，仍是以丹溪"上中下通用痛风方"加减化裁，每每获得良好的效果。许多实验研究也显示，上中下通用痛风汤具有明显的抗高尿酸血症的作用，可显著降低血尿酸水平、降低尿酸生成，明显对肾脏亦有保护作用。

疬风六十四 附身上虚痒

大风病是受天地间杀物之风，古人谓之疬风者，以其酷烈暴悍可畏耳。人得之者，须分在上在下。夫在上者，以醉仙散取臭涎恶血于齿缝中出；在下者，以通天再造散取恶物陈虫于谷道中出。所出虽有上下道路之殊，然皆不外乎阳明一经，治此病者，须知此意。看其疙瘩与疮，若上先见者，上体多者，在上也；若下先见者，下体多者，在下也；上下同得者，在上复在下也。阳明经胃与大肠也，无物不受，此风之入人也，气受之则在上多，血受之则在下多，气血俱受者甚重，自非医者神手，病者铁心，罕有免此。夫或从上或从下，以渐而来者，皆是可治之病，人见病势之缓多息之，虽按此法施治，病已全然脱体，若不能绝味绝色，皆不免再发，再发则终不救矣。某曾治五人矣，中间惟一妇女得免，以其贫甚且寡，无物可吃也，余四人三两年后皆再发。孙真人云：吾尝治四五百人，终无一人免于死。非孙真人不能治也，盖无一能守禁忌耳。此妇人本病外，又是百余贴加减四物汤，半年之上，方得月经行，十分安愈。

醉仙散

胡麻仁　牛蒡子　蔓荆子　枸杞子各半两，同炒黑色　防风　栝楼根白蒺藜　苦参各半两

上为末，每一两半，入轻粉二钱，拌匀，大人每用一钱，空心，日午、临卧各一服，茶汤调下。吃后五七日间，先于牙缝内出臭涎水，浑身觉疼，昏闷如醉，利下臭屎为度，量大小虚实加减与之。证候重而急者，须先以再造散下之，候补养得还，复与此药吃，须断盐、酱、醋、诸般肉、鱼腥、椒料、水果、煨烧炙煿及茄子等物，只宜淡粥、煮熟时菜，并乌梢菜花蛇用淡酒煮熟食之，以助药力也。

再造散

锦纹大黄一两　皂角刺一两半，独生经年黑大者　郁金半两，生　白牵牛头末，六钱，半生半炒，一本无此二味

上为细末，每服二钱，一云五钱。临卧冷酒调服，一云：日未出面东服。以净桶伺候泄出虫，如虫黑色乃是多年，赤色是为方近。三四日又进一服，直候无虫，则绝根矣。后用通圣散调理，可用三棱针刺委中出血。终身不得食牛、马、驴、骡等肉，大忌房事，犯者必不救。

黄精丸

苍耳叶　紫背浮萍　大力子各等分　乌蛇肉中半酒浸，去皮骨　黄精倍前三味，生捣汁，和四味研细，焙干

上为末，神曲糊丸，如梧子大，每服五七十丸，温酒下。一方加炒柏、生芐、甘草节。

又方

苍耳叶　浮萍　鼠粘子　乌蛇肉等分

上用豆淋酒炒，等分为末，每服一二钱，豆淋酒调下。

治麻风，脉大而虚者。

苦参七钱半　苍耳　牛蒡子　酒蒸柏一作酒柏。各二两　黄精　浮萍各一两

上为末，用乌蛇肉酒蒸，如无蛇以乌鲤鱼亦可，糊丸服之。候脉实，再用通天再造散取虫。

治麻风，四物汤加羌活、防风、陈皮、甘草。

又方

大黄　黄芩　雄黄三两

上为末，用樟树叶浓煎汤，入药蒸洗。

【附录】此疾非止肺脏有之，以其病发于鼻，从俗呼为肺风也。鼻准肿赤胀大而为疮，乃血随气化也。气既不施则血为之聚，血既聚则使肉烂而生虫也。生虫者，厥阴主之，以药缓疏之，煎局方升麻汤下泻青丸，余病各随经治之。

【附方】

凌霄花散　治疠风。

蝉壳　地龙_炒　僵蚕_炒　全蝎_{各七个}　凌霄花_{半两}

上为末，每服二钱，酒调下。于浴室内，常在汤中住一时许，服药效。

东坡四神丹　治大风。

羌活　玄参　当归　熟苄

上等分，炼蜜丸梧子大，每服七十丸。

浮萍散　治癞及风癣。

浮萍_{一两}　荆芥　川芎　甘草　麻黄_{去根节。已上各半两或加当归、芍药}

上为末，每服一两，水二盏煎，入葱白、豆豉亦可，汗出则愈。

通圣散_{见斑疹类。}

局方升麻汤

熟半夏　茯苓　白芷　当归_{各二钱}　苍术　干葛　桔梗　升麻_{各一两}　熟枳壳　干姜_{各半钱}　大黄_{蒸，半两}　芍药_{七钱半}　陈皮　甘草_{各一两半}

上㕮咀，每服四钱，生姜、灯心同煎，食前服。

泻青丸_{见中风类。}

身上虚痒，血不荣于腠理，所以痒也。

上用四物汤加黄芩，煎调浮萍末服之。

又方　凌霄花末一钱，酒调下。

【点评】疠风，即麻风病。多因形体素虚，为暴疠风毒之邪气所袭，邪毒内侵血脉，滞着肌肤而发；或因接触患者之邪毒而传染。丹溪认为，本病的治疗以祛邪解毒为主，"然皆不外乎阳明一经"，重视顾护中州在皮肤病治疗上的作用。"慎口味，绝色欲"是丹溪治疗本病的一大特色，"若不能绝味绝色，皆不免再发，再发则终不救矣"。

缠喉风喉痹六十五<small>附咽痛咽疮</small>

喉痹大概多是痰热，重者用桐油探吐。一方，射干，逆流水吐之。又方，李实根皮一片，噙口内，更用李实根研水敷项上一周遭。<small>用新采园中者。</small>缠喉风属痰热。**戴云**：谓其咽喉里外皆肿者是也，用桐油以鹅翎探吐。又法，用灯油脚探吐。又，用远志去心为末，水调傅项上一遭立效，亦可吐。咽喉生疮痛是虚热血虚，多属虚火，游行无制，客于咽喉也，用人参、荆芥、蜜炙黄柏。虚火用人参、竹沥；血虚，四物加竹沥；实热者，黄连、荆芥、薄荷、硝、蜜、姜汁调噙化。治咽喉用倒滴刺根净洗，入些好酒同研，滴入喉中，痛立止。喉痹，风热痰，先以千缗汤，后以四物加黄芩、知母，养阴则火降。又方，猪牙皂角为末，和霜梅噙。又方，木鳖子用盐水浸，噙一丸。又方，茜草一两一服，降血中之火。又方，焰硝半钱，枯矾半钱，硇砂一钱，为末，杜仲、牛膝捣汁调。喉闭，或有中垂一丝结成小血珠，垂于咽喉中，用杜牛膝根，即鼓槌草直而独条者，捣碎，用好米醋些小，和研取汁三五滴，滴在鼻中即破。喉痛，必用荆芥，阴虚火炎上必用玄参。又喉痹，陈年白梅入蜒蚰令化，噙梅于口中。

入方

雄黄解毒丸　治缠喉急喉风，双蛾肿痛，汤药不下。

雄黄<small>一两</small>　巴豆<small>去油，十四个</small>　郁金<small>一钱</small>

上为末，醋糊丸如绿豆大，热茶清下七丸，吐出顽涎即苏，大效。如口噤，以物斡开灌之，下咽无有不活者。

润喉散　治气郁夜热，咽干梗塞。

桔梗<small>二钱半</small>　粉草<small>一钱</small>　紫河车<small>四钱</small>　香附<small>三钱</small>　百药煎<small>一钱半</small>

上为末，敷口内。

又方　喉痛。

硼砂　胆矾　白僵蚕　陈霜梅

上为末，和噙。

【点评】本病主要表现为咽喉肿痛。痰热为本病的主要病因，故治疗以清热降火为大法。实者以吐出痰浊为治，虚者以养血降火为法。

头风六十六

属痰者多，有热、有风、有血虚。在左属风，荆芥、薄荷；属血虚，川芎、当归。在右属痰，苍术、半夏；属热，酒芩为主。又属湿痰，川芎、南星、苍术。偏头风在左而属风者，用荆芥、薄荷，此二味即是治之主药，有君、臣、佐、使之分，凡主病者为君而多，臣次之，佐又次之，须要察其兼见何症而佐使之。如有痰，即以二陈汤治痰而佐之，他症皆仿此。又须察识病情，全在活法出入加减，不可执方。

又方

酒片芩一两　苍术　羌活　防风各五钱　细辛二钱　苍耳三钱

上为末，每服三钱，生姜一大片，同擂匀，茶汤荡起服之。

又方

酒片芩五钱　苍术二钱半　羌活　苍耳　川芎　生甘草　酒黄连各一钱半　半夏曲炒，三钱半

上为末，服法同前。

又方

酒片芩一两　苍术　羌活　川芎各五钱　苍耳　细辛各三钱

上为末，服法同前。

又方　湿痰头风。

片芩酒炒，三钱　苍术酒炒，一两　川芎　细辛各二钱　甘草一钱

上为末，服法同前。

瘦人嗜药

软石膏　朴硝各五钱　脑子　荆芥　檀香皮　薄荷各一钱　白芷
细辛各二钱

上为末，嗜鼻内。

头痒风屑发黄。

用大黄酒浸，炒为末，茶调服。

一粒金嗜鼻方　治偏头风。

荜拨不以多少，研细，用獖猪胆汁拌匀，再入胆内，悬阴干　藁本　玄胡索
白芷　川芎各一两　青黛一两

上为末，入制荜拨末一两半，用无根水丸，每用一粒，长流水化
开，嗜鼻，以铜钱二三文口咬定，出涎。

治头风。

乌头尖七个　荆芥　防风　甘草　蔓荆子　台芎　桔梗　麻黄

上为末，茶调。

一人头风鼻塞。

南星　苍术　酒芩　辛夷　川芎

上为末，茶调。

【附录】头风用热药多，间有挟热而不胜热剂者，宜消风散、茶
调散服之。头风发动，顶后、两项筋紧吊起痛者，看其人挟寒挟虚，
宜三五七散。头风，九月取菊花作枕最良。《素问》论头风者，本于
风寒入于脑髓耶。《本事方》论妇人患头风者，十居其半，或者妇人
无巾以御风寒焉耳。男子间有患者，若经年不愈者，宜灸囟会、百
会、前顶、上星等穴，差。

【附方】

消风散

荆芥穗　甘草炙　川芎　羌活　人参　茯苓　防风　白僵蚕炒

204

藿香　蝉蜕去土炒。各二两　厚朴姜制，半两　陈皮去白，半两

上为末，每服二钱，荆芥汤或茶清调下。

茶调散

薄荷去梗，不见火，八两　川芎四两　羌活　甘草　白芷各二两　细辛去叶，一两　防风二两半　荆芥去梗，四两

上为细末，每服二钱，食后，茶清调下，常服清头目。

三五七散

细辛一斤半　干姜炮，二斤　防风四斤　山茱萸去核　茯苓各三斤　附子三十五个，炮，去皮脐

上为细末，每服二钱，温酒食前调下。

【点评】头风是指头痛经久不愈，时作时止。丹溪论治头风，认为其"属痰者多"，有因热、因风、因血虚者，并视头痛所在部位而论治。从本论可见，丹溪临证重视辨证论治，用药分君臣佐使，言"须察识病情，全在活法出入加减。"

头眩六十七

头眩，痰挟气虚并火。治痰为主，挟补气药及降火药。无痰则不作眩，痰因火动。又有湿痰者，有火痰者。湿痰者多宜二陈汤，火者加酒芩，挟气虚者相火也，治痰为先，挟气药降火，如东垣半夏白术天麻汤之类。眩晕不可当者，以大黄酒炒为末，茶汤调下。火动其痰，用二陈加黄芩、苍术、羌活散风行湿。左手脉数热多，脉涩有死血；右手脉实有痰积，脉大是久病。久，一作虚。久病之人，气血俱虚，而脉大痰浊不降也。

昔有一老妇，患赤白带一年半，头眩，坐立不得，睡之则安，专治赤白带，带愈其眩亦安。

【附录】眩者，言其黑晕转旋，其状目闭眼暗，身转耳聋，如立舟船之上，起则欲倒，盖虚极乘寒得之，亦不可一途而取轨也。又风则有汗，寒则掣痛，暑则热闷，湿则重滞，此四气乘虚而眩晕也。又或七情郁而生痰动火，随气上厥，此七情致虚而眩运也。淫欲过度，肾家不能纳气归元，使诸气逆奔而上，此气虚眩运也。吐衄漏崩，肝家不能收摄荣气，使诸血失道妄行，此血虚眩运也。要寻致病之因，随机应敌，其间以升降镇坠行汗为最，不可妄施汗下，识者将有采薪之忧①。有早起眩运，须臾自定，日以为常者，正元饮下黑锡丹。伤湿头运，肾着汤加川芎，名除湿汤。疏风，川芎茶调散。有痰，青州白丸子。

【附方】

头运方　利痰清热降火，或滚痰丸亦可。

南星五分，制　半夏一钱　桔梗七分　枳壳一钱　陈皮一钱　甘草五分　茯苓一钱　黄芩七分

上作一服，生姜七片，水煎，食后服。

香橘饮　治气虚眩晕。

木香　白术　半夏曲　橘皮　茯苓　砂仁各半两　丁香　甘草炙，二钱半

上剉散，水二盏，生姜五片，煎服。加当归、川芎、官桂，治血虚眩晕。

白附子丸　治风痰上厥，眩晕头疼。

全蝎半两，炒　白附子炮　南星炮　半夏　旋覆花　甘菊　天麻　川芎　橘红　僵蚕炒　干姜生。各二两

上为末，生姜半斤，取汁打糊，丸梧子大，煎荆芥汤下五十丸。

人参前胡汤　治风痰头晕目眩。

半夏曲　木香　枳壳炒　紫苏　赤茯苓　南星炮　甘草炙。各五钱　人参三钱　前胡五钱　橘红五钱

---

①　采薪之忧：指身患疾病，不能外出打柴。作为婉称有病而无法亲赴之辞。《孟子》曰："有采薪之忧，不能造朝。"

上剉散，每服五钱，生姜五片，水煎服。

芎术除眩散 治感湿感寒，头重眩晕。

附子生 白术 川芎各半两 官桂 甘草炙。各二钱半

上剉，每服三钱，姜七片，水煎服。

茯苓桂枝白术甘草汤 治气上冲胸，战摇眩晕。

茯苓一两 桂枝七钱半 白术 甘草炙。各半两

上剉，每服四钱，水煎服。风症加川芎、细辛；湿症加川芎、苍术；寒症加干姜、良姜。

半夏白术天麻汤见头痛类。

正元散

红豆炒，三钱 人参二两 肉桂半两 附子炮，去皮尖 川芎 山药姜汁炒 乌药 干葛各一两 川乌炮，去皮脐，半两 干姜炮，三钱 白术 甘草炙 茯苓各二两 陈皮二钱 黄芪炙，一两半

上㕮咀，每服三钱，水一盏，姜三片，枣一个，入盐少许，煎服。

黑锡丹

肉桂半两 沉香 附子炮，去皮脐 故纸 胡芦巴酒浸，炒 茴香炒 肉豆蔻面裹煨 阳起石研细，水飞 金铃子蒸，去皮核 木香各一两 硫黄 黑锡去滓。各二两

上用黑盏或新铁铫内，如常法结黑锡、硫黄砂子，地上出火毒，研令极细，余药并杵罗为末，一处和匀，自朝至暮，以研至黑光色为度，酒糊丸如桐子大，阴干，入布袋内擦令光莹，每服四十粒，空心，盐姜汤或枣汤下，女人艾枣汤下。

肾着汤见腰痛类。

川芎茶调散见头痛类。

【点评】"诸风掉眩"阐明了头眩发生与"风"有密切的关系。丹溪开创性的提出了"无痰不作眩"之说，足见丹溪对"痰"在发病学上的重视，也为后世医家开启了治疗头眩新的思路。

头痛六十八

头痛多主于痰，痛甚者火多，有可吐者，可下者。清空膏治诸头痛，除血虚头痛不可治出《东垣试效方》。血虚头痛，自鱼尾上攻头痛，用芎归汤，古方有追涎药。

【附录】头痛须用川芎，如不愈，各加引经药。太阳川芎，阳明白芷，少阳柴胡，太阴苍术，少阴细辛，厥阴吴茱萸。如肥人头痛是湿痰，宜半夏、苍术；如瘦人是热，宜酒制黄芩、防风；如感冒头痛，宜防风、羌活、藁本、白芷；如气虚头痛，宜黄芪、酒洗生地黄、南星、秘藏安神汤；如风热在上头痛，宜天麻、蔓荆子、台芎、酒制黄芩；如风苦头痛，用细辛；如形苍黑之人头痛，乃是血虚，宜当归、川芎、酒黄芩；如顶颠痛，宜藁本、防风、柴胡。东垣云：顶颠痛须用藁本，去川芎。且如太阳头痛，恶风，脉浮紧，川芎、羌活、独活、麻黄之类为主；少阳头痛，脉弦细，往来寒热，柴胡为主；阳明头痛，自汗，发热恶寒，脉浮缓长实，升麻、葛根、石膏、白芷为主；太阴头痛，必有痰，体重，或腹痛，脉沉缓，以苍术、半夏、南星为主；少阴头痛，足寒气逆为寒厥，其脉沉细，麻黄、附子、细辛为主；厥阴头痛，或吐痰沫厥冷，其脉浮缓，以吴茱萸汤主之。血虚头痛，当归、川芎为主；气虚头痛，人参、黄芪为主；气血俱虚头痛，调中益气汤内加川芎三分、蔓荆子三分、细辛二分，其效如神。又有痰厥头痛，所感不一。是知方者体也，法者用也，徒知体而不知用者弊，体用不失，可谓上工矣。

【附方】

清空膏 治偏正头痛，年深不愈者。又治风湿热头上壅及脑痛，除血虚头痛不治。

川芎五钱　柴胡七钱　黄连酒炒　防风　羌活各一两　炙甘草一两五钱　细挺子黄芩三两，去皮，一半酒制，一半炒

上为末，每服二钱，热盏内入茶少许，汤调如膏，抹在口内，临卧少用白汤送下。如苦头痛，每服加细辛二分；痰厥头痛，脉缓，减羌活、防风、川芎、甘草，加半夏一两五钱；如偏正头痛，服之不愈，减羌活、防风、川芎一半，加柴胡一倍。如发热恶热而渴，此阳明头痛，只与白虎汤加好吴白芷。

安神汤　治头痛头旋眼黑。

生甘草　炙甘草各二钱　防风二钱五分　柴胡　升麻　酒生芐　酒知母各五钱　酒柏　羌活各一两　黄芪二两

上剉，每服五钱，水煎，加蔓荆子五分、川芎三分，再煎，临卧热服。

彻清膏

蔓荆子　细辛各一分　薄荷叶　川芎各三分　生甘草　炙甘草各五分　藁本一钱

上为末，茶清调下二钱。

顺气和中汤　治气虚头痛，此药升阳补气，头痛自愈。

黄芪一钱半　人参一钱　甘草炙，七分　白术　陈皮　当归　芍药各五分　升麻　柴胡各三分　细辛　蔓荆子　川芎各二分

上作一服，水煎，食后服。

不卧散　治头痛。

猪牙皂角一钱　玄胡　青黛些小

上为末，吹鼻中取涎。

半夏白术天麻汤　治脾胃证，已经服疏风丸下二三次，原证不瘥，增以吐逆，痰唾稠粘，眼黑头旋，目不敢开，头苦痛如裂，四肢厥冷，不得安卧。

黄柏二分，酒洗　干姜三分　泽泻　白茯苓　天麻　黄芪　人参　苍术各三分　炒神曲　白术各一钱　麦芽　半夏汤洗　陈皮各一钱半

上每服五钱，水煎热服。

芎归汤 _{见肠风类。}

调中益气汤 _{见脾胃类。}

治头痛，片芩酒浸透，晒干为末，茶清调。治诸般头痛，亦治血虚头痛。

治头痛连眼痛，此风痰上攻，须用白芷开之。

雨前茶　川芎　白芷　防风　藁本　细辛　当归

治头痛如破。

酒炒大黄半两，一半茶煎。

【点评】头为诸阳之会，精明之府，五脏六腑之气血皆上会于此。外感、内伤导致清阳阻塞、不得运行则壅遏为痛。此篇所论之头痛乃属内伤头痛，丹溪提出了"多主于痰"的观点，奠定了头痛治痰的基础。后世医家多宗之。如明代医家薛立斋在《内科摘要》中指出："头痛多发，多主于痰。"现代临床，对于一些反复发作的头痛，采用从痰论治的治法，获效显著。

眉眶痛六十九

眉眶痛属风热与痰，作风痰治，类痛风。

入方

黄芩 _{酒浸，炒}　白芷 _{一本作白术}

上为末，茶清调二钱。

又方

川乌　草乌 _{二味为君，童便浸，炒，去毒}　细辛　羌活　黄芩　甘草 _{等分为佐}

上为细末，茶清调服。一本加南星。

【附录】痛有二证，眼属肝，有肝虚而痛，才见光明则眶骨痛甚，宜生熟地黄丸；又有眉棱骨痛，眼不可开，昼静夜剧，宜导痰汤，或芎辛汤入牙茶，或二陈汤，吞青州白丸子良。

【附方】

《选奇方》治眉骨痛不可忍，大有效。

羌活　防风各二钱　甘草二钱，夏月生冬炒　酒黄芩一钱，冬月不用，有热者用

上每服三钱，水煎，食后温服。

生熟地黄丸

生苄　熟苄各一两　玄参　金钗石斛各一两

上为末，蜜丸。

导痰汤见痰类。

芎辛汤

附子生，去皮脐　乌头生　天南星　干姜　甘草炙　川芎　细辛等分

上剉，每服四钱，姜五片，芽茶少许，煎服。

青州白丸子见《和剂》及《瑞竹堂方》。

四神散　治妇人血风，眩晕头痛。

菊花　当归　旋覆花　荆芥穗

上等分，为细末，每服二钱，葱白三寸，茶末二钱，水一盏半，煎至八分，去滓，食后温服。

心脾痛七十

心痛即胃脘痛，虽日数多不吃食，不死。若痛方止便吃物，还痛，必须三五服药后方吃物。痛甚者脉必伏，用温药附子之类，不可用参、术。诸痛不可补气。大凡心膈之痛，须分新久。若明知身受寒气、口吃寒物而得病者，于初得之时当与温散或温利之药；若曰病得之稍久则成郁，久郁则蒸热，热久必生火，《原病式》中备言之矣。

若欲行温散温利，宁无助火添病耶！古方中多以山栀子为热药之向导，则邪易伏，病易退，正易复，而病安然。病安之后，若纵恣口味，不改前非，病复作时，反咎医之失，良可叹哉！一方用山栀子炒，去皮，每服十五枚，浓煎汤一呷，入生姜汁令辣，再煎小沸，又入川芎一钱尤妙。山栀子大者，或七枚或九枚，须炒黑。大概胃口有热而作痛者，非山栀子不可，须佐以姜汁，多用台芎开之。病发者，或用二陈汤加川芎、苍术，倍加炒栀子，痛甚者加炒干姜从之，反治之法也。轻者川芎一两，苍术一两，山栀子炒去皮二两，姜汁蒸饼糊丸，梧桐子大，服七八十丸，热辣姜汤下。重者，桂枝、麻黄、石碱各等分，姜汁和，蒸饼丸桐子大，服五十丸，热辣姜汤下。一本轻者散之，麻黄、桂枝之类；重者加石碱、川芎、苍术、炒山栀子去皮，作丸服。凡治此证，必要先问平日起居何如，假如心痛，有因平日喜食热物，以致死血留于胃口作痛，用桃仁承气汤下之，切记！轻者用韭汁、桔梗，能开提其气，血药中兼用之。以物拄按痛处则止者，挟虚，以二陈汤加炒干姜和之。有虫痛者，面上白斑，唇红能食，属虫，治以苦楝根、锡灰之类。痛定便能食，时作时止者是虫。上半月虫头向上易治，下半月虫头向下难治，先以肉汁及糖蜜食下，则引虫头向上，然后用药打出，楝树根皮、槟榔、鹤虱，夏取汁饮，冬浓煎汤，下万应丸最好。脉坚实不大便者，下之。心痛用山栀，并劫药止之，若又复发，前药必不效，可用玄明粉一服立止。左手脉数热多，脉涩有死血；右手脉实痰积，弦大必是久病。胃脘有湿而痛者，宜小胃丹下之。

入方

黄连_炒 山栀_炒 吴茱萸_{汤洗。各五钱} 荔枝核_{烧存性，三钱} 滑石_{五钱}

上为末，姜汁和丸服。

又方

山栀子仁_{炒黄色}

上为末，姜汤调，粥丸亦得。冷痛者，加草豆蔻仁炒末，姜汁炊饼丸服。

又方

白术五钱　白芍　砂仁　半夏　当归各三钱　桃仁　黄连　神曲炒　陈皮各二钱　吴茱萸一钱半　僵蚕　人参　甘草各一钱

上为末，蒸饼丸服。

又方

白术三钱半　白芍炒　陈皮　归尾各二钱半　人参　黄连炒，一钱半　吴茱萸半钱

上为末，蒸饼丸。

又方　治气实心痛者。

山栀子炒焦，六钱　香附一钱　吴茱萸一钱

上为末，蒸饼丸，如花椒大，以生地黄酒洗净，同生姜汤煎，送下二十丸。

又方

胡椒　荜拨各半两

上为末，以醋调，捏作团子吞之。

又方　治心痛，亦治哮喘。又见痰类。

半夏切碎，香油炒

上为末，姜汁炊饼丸，姜汤下二三十丸。

又方

黄荆子炒焦为末，米汤调下，亦治白带。

一人脉涩，心脾常痛。

白术一两　半夏一两　苍术　枳实　神曲　香附　茯苓　台芎各半两

上为末，神曲糊丸。

治死血留胃脘作痛者。

玄胡一两半　桂　滑石　红花　红曲各五钱　桃仁三十个

上为末，汤浸蒸饼和丸。

治痰饮积食，胃脘痛。

螺蛳壳墙上年久者，烧　滑石_炒　苍术　山栀　香附　南星_{各二两}枳壳　青皮　木香　半夏　砂仁_{各半两}

上为末，生姜汁浸，蒸饼为丸，绿豆大，每服三四十丸，姜汤下。春加芎，夏加黄连，冬加吴茱萸半两。有痰者用明矾，溶开就丸，如鸡头大，热姜汤吞下一丸。青黛亦治心痛。蓝叶槌碎取汁，姜汁和服亦可。如无叶处，用水一小瓶，用蓝安在刀头，火中烧红，淬水服。

治脾痛，用海粉佐以香附末，用川芎、山栀、生姜汁煎辣汤，调服为佳。又方，治脾痛气实者，可用牡蛎煅为粉，用酒调一二钱服。有脾痛大小便不通者，此是痰隔中焦，气聚下焦。

【附录】夫心痛其种有九：一曰虫痛，二曰疰痛，三曰风痛，四曰悸痛，五曰食痛，六曰饮痛，七曰寒痛，八曰热痛，九曰来去痛。其痛甚手足青过节者，是名真心痛，旦发夕死，夕发旦死，非药物所能疗。若蛕虫攻啮心痛，令人恶心而吐，用川椒十粒煎汤下乌梅丸良。有肾气上攻以致心痛，用生韭研汁，和五苓散为丸，空心，茴香汤下。时作时止，或饮汤水咽下而作哕者，是有死血在其中，以桃仁承气汤下之。草豆蔻丸多治气馁弱人心痛，妙。

【附方】

草豆蔻丸　治客寒犯胃痛者，宜此丸，热亦可服，止可一二服。

草豆蔻_{一钱四分，面裹煨，去皮}　益智　橘皮　僵蚕　人参　黄芪_{各八分}　吴茱萸_{汤洗去苦，八分}　生甘草_{三分}　炙甘草_{三分}　归身　青皮_{各六分}　神曲_炒　姜黄_{各四分}　泽泻_{一钱，小便数者减半}　桃仁_{七个，去皮尖，另研}　麦芽_{炒，一钱五分}　柴胡_{四分，详胁下加减用}　半夏_{洗，一钱}

上除桃仁另研，余为末浸，蒸饼丸如桐子大，服三十丸，白汤下，食远，旋斟酌多少用之。

丁香止痛散　治心气痛不可忍。

良姜_{五两}　茴香_炒　甘草_{各一两半}　丁香_{半两}

上为末，每服二钱，沸汤点服。

失笑散　治心气痛不可忍，小肠气痛。

蒲黄炒　五灵脂酒研，淘去砂土。各等分

上先以醋调二钱，煎成膏，入水一盏煎，食前热服。

二姜丸　治心脾疼，温养脾胃，冷食所伤。

干姜炮　良姜

扶阳助胃汤　治寒气客于肠胃，胃脘当心而痛，得热则已。

干姜炮，一钱半　拣参　草豆蔻　甘草炙　官桂　白芍各一钱　陈皮　白术　吴茱萸各五分　附子炮，二钱　益智五分

上剉，作一服，水煎，生姜三片，枣二枚。有积聚，备急丹良。

乌梅丸　治胃冷，蛔虫攻心痛，呕吐，四肢冷。

乌梅三百个　黄柏炙　细辛　肉桂　附子炮。各六两　黄连十六两　人参六两　蜀椒炒，去闭口者及目　当归各四两　干姜炮，十两

上为末，取乌梅肉和蜜丸，桐子大，每服五十丸，空心，盐汤下。

桃仁承气汤见吐血类。

小胃丸见痰类。

五苓散见中暑类。

胁痛七十一

胁痛，肝火盛、木气实、有死血、有痰流注、肝急。木气实，用苍术、川芎、青皮、当归之类；痛甚者，肝火盛，以当归龙荟丸姜汁下，是泻火之要药；死血，用桃仁、红花、川芎；痰流注，以二陈汤加南星、苍术、川芎；肝苦急，急食辛以散之，用抚芎、川芎、苍术，血病入血药中行血。治咳嗽胁痛，以二陈汤加南星、香附、青皮、青黛，入姜汁。胁痛有瘀血，行气药中加桃仁不去尖，并香附之类。有火盛者，当伐肝木。左金丸治肝火。有气郁而胸胁痛者，看其

脉沉涩，当作郁治。痛而不得伸舒者，蜜丸、龙荟丸最快。胁下有食积一条扛起，用吴茱萸、炒黄连。控涎丹，一身气痛及胁痛，痰挟死血，加桃仁泥，丸服。右胁痛，用推气散，出《严氏方》。左胁痛，用前药为君，加柴胡，或小柴胡亦可治。

入方

小龙荟丸

当归　草龙胆酒洗　山栀炒　黄连炒　川芎各半两　大黄煨，半两　芦荟三钱　木香一钱

一方有黄芩、柴胡各半两，无大黄、木香；一方有甘草、柴胡、青皮，无当归、栀子。

上为末，入麝香少许，粥糊丸如绿豆大，每服五十丸，姜汤下，仍以琥珀膏贴痛处。龙荟丸亦治有积，因饮食大饱，劳力行房，胁痛。

当归龙荟丸　治内有湿热，两胁痛，先以琥珀膏贴痛处，却以生姜汁吞此丸。痛甚者，须炒令热服。

草龙胆　当归　大栀子　黄连　黄芩各一两　大黄　芦荟各半两　木香一钱半　黄柏一两　麝香半钱

一方加柴胡、川芎各半两；又方加青黛半两；蜜丸治胁痛，曲丸降肝火。

上十味为末，面糊丸。

抑青丸　泻肝火。

黄连半斤

上为末，蒸饼糊丸服。

【附录】胁下痛，发寒热，小柴胡汤。肥白人因气虚而发寒热，胁下痛者，补虚用参、芪，退热用柴胡、黄芩，调气止痛用青木香、青皮；瘦人胁下痛，发寒热，多怒者，必有瘀血，宜桃仁、当归、红花、柴胡、青皮、大黄、栀子、草龙胆。

【附方】

推气散　治右胁疼痛，胀满不食。

枳壳　桂心　片子姜黄<small>各半两。一本作僵蚕</small>　甘草<small>炙，一钱半</small>

上为末，每服二钱，姜枣汤调下，酒亦可。

枳芎散　治左胁痛刺不可忍者。

枳实<small>炒</small>　川芎<small>各半两</small>　粉草<small>炙，一钱半</small>

上为末，每服二钱，姜枣汤下，酒亦可。

十枣汤　治胁痛甚效。病人气实可用，虚人不可用。

甘遂　芫花<small>慢火熬紫色</small>　大戟<small>各等分</small>

上为末，水一大盏，枣十枚，切开煮取汁半盏，调半钱，人实更加一钱，量虚实加减。

控涎丹<small>见痛风类。</small>

小柴胡汤<small>见疟类。</small>

琥珀汤<small>见积聚类。</small>

腹痛七十二<small>附腹中窄狭　绞肠沙</small>

腹痛有寒、积热、死血、食积、湿痰。

脉弦，食；脉滑，痰。<small>一作涩。</small>清痰多作腹痛，台芎、苍术、香附、白芷，为末，以姜汁入汤调服，大法之方若此。腹痛者，气用气药，如木香、槟榔、香附、枳壳之类；血用血药，如归、川芎、桃仁、红花之类。初得时元气未虚，必推荡之，此通因通用之法，久必难，壮实与初病宜下，虚弱衰与久病宜升之消之。腹中水鸣，乃火击动其水也，用二陈汤加黄芩、黄连、栀子，亦有脏寒而鸣者。凡心腹痛者，必用温散，此是郁结不行，阻气不运故痛。在上者，多属食，食能作痛，宜温散之，如干姜、炒苍术、川芎、白芷、香附、姜汁之类，不可用竣利药攻下之，盖食得寒则凝，热则化，更兼行气快气药助之，无不可者。

一老人腹痛，年高不禁下者，用川芎、苍术、香附、白芷、干姜、茯苓、滑石之类。

戴云：寒痛者，绵绵痛而无增减者是；时痛时止者是热也；死血痛者，每痛有处，不行移者是也；食积者，甚欲大便，利后痛减者是；湿痰者，凡痛必小便不利。

入方

治酒积腹痛者，宽气紧要。

槟榔　三棱　莪术　香附　官桂　苍术　厚朴　陈皮　甘草　茯苓　木香

上为末，神曲糊丸，每服五十丸，白汤下。

【附录】或曰：痰岂能痛？曰：痰因气滞而聚，既聚则碍其路道不得运，故作痛也。诸痛不可用参、芪、白术，盖补其气，气旺不通而痛愈甚。白芍药只治血虚腹痛，诸痛证不可用，以酸收敛。脐下忽大痛，人中黑色者，多死。

绞肠沙作痛，以樟木煎汤大吐，或白矾调汤吐之，盐汤亦可探吐。宜刺委中出血。腹痛须用芍药，恶寒而痛加桂，恶热而腹痛者亦加黄柏。凡腹痛，以手重按者，属虚，宜参、术、姜、桂之属；凡腹痛，以手不可按者属实，宜大黄、芒硝下之。凡肥人腹痛者，属气虚兼湿痰，宜参、二术、半夏。如感寒而腹痛，宜姜、桂，呕者丁香；如伤暑而腹痛，宜玉龙丸；如饮食过伤而痛者，宜木香槟榔丸下之；如禀受弱，饮食过伤而腹痛者，当补脾胃而消导，宜参、术、山楂、曲、蘖、枳实、木香；如攧扑损伤而腹痛者，乃是瘀血，宜桃仁承气汤加当归、苏木、红花，入酒、童子便煎服下之。有全不思食，其人本体素弱而腹冷痛者，以养胃汤仍加桂、茱萸各半钱，木香三分，又或理中汤、建中汤皆可用，内加吴茱萸良。

【附方】

玉龙丸　又名黄龙丸见中暑。

木香槟榔丸见痢类。

桃仁承气汤见吐血类。

养胃汤见疟类。

理中汤见中寒类。

小建中汤

苎药三两　甘草一两　生姜一两半　大枣六个　桂枝去皮，一两半　胶
饴半斤，旧有微溏或呕者去胶

上剉，每服五钱，水盏半，姜三片，大枣一个，煎八分，去滓，
下饴胶两匙许，再煎化温服。

腹中窄狭须用苍术。若肥人自觉腹中窄狭，乃是湿痰流灌脏腑，
不升降，燥饮用苍术，行气用香附；如瘦人自觉腹中窄狭，乃是热气
薰蒸脏腑，宜黄连、苍术。

腰痛七十三附肾着

腰痛主湿热、肾虚、瘀血、挫闪、有痰积。脉大者肾虚，杜仲、
龟板、黄柏、知母、枸杞、五味之类为末，猪脊髓丸服；脉涩者瘀
血，用补阴丸加桃仁、红花；脉缓者湿热，苍术、杜仲、黄柏、川芎
之类。痰积作痛者，二陈加南星、半夏。腰曲不能伸者，针人中。

凡诸痛皆属火，寒凉药不可峻用，必用温散之药。诸痛不可用
参，补气则疼愈甚。

人有痛，面上忽见红点者多死。

戴云：湿热腰疼者，遇天阴或久坐而发者是也；肾虚者，疼之不
已者是也；瘀血者，日轻夜重者是也。

入方

治湿痰腰痛，大便泄。

龟板一两，炙　苍术　椿皮　滑石半两　白苎酒炒　香附各四钱

上为末，糊丸。如内伤，白术山楂汤下。

又方　治腰腿湿痛。

龟板酒炙　黄柏酒炙　苍术　苍耳　威灵仙酒浸。各一两　扁柏半两

上为末，酒糊丸，每用黑豆汁煎四物汤，加陈皮、甘草、生姜，煎汤下。

久腰痛必用官桂以开之方止，腹胁痛亦可。

又方

龟板酒炙，一两半　炒柏　白芍一两　陈皮　威灵仙　知母　苍术　苍耳

上为末，调服。

又方

龟板酒炙，半两　酒炒柏四钱　青皮三钱　生甘草一钱半

上为末，姜一大片，同前药末一钱研匀，以苍耳汁荡起，煎令沸服之。

摩腰膏　治老人虚人腰痛，并妇人白带。

附子尖　乌头尖　南星各二钱半　雄黄一钱　樟脑　丁香　干姜　吴茱萸各一钱半　朱砂一钱　麝香五粒，大者

上为末，蜜丸如龙眼大，每服一丸，姜汁化开，如粥厚，火上炖热，置掌中，摩腰上，候药尽粘腰上，烘绵衣包缚定，随即觉热如火，日易一次。

【附录】腰者，肾之外候，一身所恃，以转移阖辟①者也。盖诸经皆贯于肾，而络于腰脊。肾气一虚，凡冲寒②受湿、伤冷蓄热、血涩气滞、水积堕伤与失志作劳，种种腰疼叠见而层出矣。脉若弦而沉者为虚，沉者为滞，涩者瘀血，缓者为湿，滑与伏者是痰。

气痛，一身腔子尽痛，皆用少许木香于药内行气。若寒湿腰痛，见热则减，见寒则增，宜五积散加吴茱萸半钱，杜仲一钱。若湿腰痛，如坐水中，或为风湿雨露所着，湿流入肾经，以致腰痛，宜渗湿

---

① 阖辟：闭合与开启。唐·杨炯《浑天赋》云："乾坤阖辟，天地成矣；动静有常，阴阳行矣。"

② 冲寒：冒着寒冷。

汤，不效，宜肾着汤。肾虚腰痛，转侧不能，以大建中汤加川椒十粒，仍以大茴香盐炒为末，破开猪腰子作薄片，勿令断，层层散药末，水纸裹，煨熟细嚼，酒吃下。闪挫腰痛，宜复元通气散酒调服，或五积散加牵牛头末一钱，或桃仁七枚。

【附方】

青娥丸　治肾虚腰痛，益精助阳。

破故纸四两，炒　杜仲四两，炒，去丝　生姜二两半，炒干

上为末，用胡桃肉三十个，研膏入蜜丸，桐子大，每服五十丸，盐汤下。

独活寄生汤　治肾气虚弱，为风湿所乘，流注腰膝，或挛拳掣痛，不得屈伸，或缓弱冷痹，行步无力。

独活一两　桑寄生如无以续断代之　细辛　牛膝　秦艽　茯苓　白芍桂心　川芎　防风　人参　熟芐　当归　杜仲炒　甘草炙。各二两

上判，每服三钱，水煎，空心服。下利者去地黄；血滞于下，委中穴刺出血妙，仍灸肾俞、昆仑尤佳。

治腰疼。

黑丑四两，半生半炒

上研细，取头末，水丸桐子大，硫黄为衣，每服三十丸，空心盐汤送下，四服即止。

补阴丸见诸虚类。

五积散见脚气类。

大建中汤见斑疹类。

复元通气散见气类。

肾着为病，其体重腰冷如冰，饮食如故，腹重如物在腰，治宜流湿，兼用温暖之药以散之。

肾着汤　治肾虚，伤湿身重，腰冷如坐水中，不渴，小便自利。

干姜炮　茯苓各四两　甘草炙　白术各二两

上咬咀，每服五钱，水煎，空心服。

渗湿汤 治寒湿所伤，身体重着如坐水中。

苍术　白术　甘草炙。各一两　茯苓　干姜炮。各一两　橘红　丁香
各二钱半

上每服五钱，水一钟，生姜三片，枣一枚，煎服。

疝痛七十四 附木肾　肾囊湿疮

疝痛，湿热，痰积流下作病，大概因寒郁而作，即是痰饮食积并死血。专主肝经，与肾经绝无相干，大不宜下。痛甚者，不宜参、术。癫，湿多。

疝气宜灸大敦穴，在足大指爪甲后一韭叶，聚毛间是穴。食积与死血成痛者，栀子、桃仁、山楂、枳子一作枳实、吴茱萸，并炒，以生姜汁、顺流水煎汤调服。一方加茴香、附子。却有水气而肿痛者。又有挟虚者，当用参、术为君，佐以疏导之药，其脉沉紧豁大者是。按之不定者属虚，必用桂枝、山栀炒，乌头细切炒，上为末，姜汁糊丸，每服三四十丸，姜汤下，大能劫痛。

戴云：疝本属厥阴肝之一经，余常见。俗说小肠、膀胱下部气者，皆妄言也。

入方

治诸疝，定痛速效。

枳实十五片，一作橘核　山栀炒　山楂炒　吴茱萸炒。各等分　湿胜加
荔枝核炮

上为末，酒糊丸服。或为末，生姜水煎服，或长流水调下一二钱，空心。

守效丸 治癫之要药不痛者。

苍术　南星　白芷散水　山楂各一两　川芎　枳核又云枳实，炒　半
夏　秋冬加吴茱萸，《衣钵》有山栀

上为末，神曲糊丸服。又云：有热加山栀一两，坚硬加朴硝半两，又或加青皮、荔枝核。

又方 治诸疝，发时服。

海石　香附

上为末，生姜汁调下，亦治心痛。

又方 治阳明受湿热传入太阳，恶寒发热，小腹连毛际间闷痛不可忍。

山栀炒　桃仁炒　枳子炒　山楂

上各等分，研入姜汁，用顺流水荡起，同煎沸，热服。一方加茱萸。

橘核散

橘核　桃仁　栀子　川乌细切，炒　吴茱萸

上研煎服。橘核散单止痛，此盖湿热因寒郁而发，用栀子仁以除湿热，用乌头以散寒郁，况二药皆下焦之药，而乌头又为栀子所引，其性急速，不容胃中留也。

又方 治疝劫药。

用乌头细切炒，栀子仁炒，等分为末，或加或减，白汤丸。

又方 治疝。

枇杷叶　野紫苏叶　椒叶　水晶葡萄叶

上以水煎，熏洗。

肾气方

茴香　破故纸　吴茱萸盐炒。各五钱　胡芦巴七钱半　木香二钱半

上为末，萝卜捣汁丸，盐汤下。

积疝方

山楂炒，一两　茴香炒　柴胡炒，三钱　牡丹皮一钱

上为末，酒糊丸如桐子大，服五六十丸，盐汤下。

疝病、黄病久者，皆好倒仓。

又方 治疝痛。

山楂炒，四两　枳实炒　茴香炒　山栀炒。各二两　柴胡　牡丹皮　桃仁炒　八角茴香炒，一两　吴茱萸炒，半两

上为末，酒糊丸桐子大，服五十丸，空心，盐汤下。

又方　治疝作痛。

苍术盐炒　香附盐炒　黄柏酒炒，为君　青皮　玄胡索　益智　桃仁为臣　茴香佐　附子盐炒　甘草为使

上为末，作汤服后，一痛过更不再作矣。

又方　治癫疝。

南星　山楂　苍术二两　白芷　半夏　枳核　神曲一两　海藻　昆布半两　玄明粉　茱萸二钱

上为末，酒糊丸。

一人疝痛作腹内块痛止，疝痛止块痛作。

三棱　莪术醋煮　炒曲　姜黄　南星各一两　山楂二两　木香　沉香　香附各三钱　黄连用茱萸炒，去茱萸，用五钱，净　萝卜子　桃仁　山栀　枳核炒。各半两

上为末，姜汁浸，蒸饼为丸。

予尝治一人，病后饮水，患左丸痛甚，灸大敦穴，适有摩腰膏，内用乌、附、丁香、麝香，将与摩其囊上横骨端，火温帛覆之，痛即止，一宿肿亦消。

予旧有柑橘积，后因山行饿甚，遇橘、芋食之，橘动旧积，芋复滞气，即时右丸肿大，寒热，先服调胃剂一二贴，次早注神思，气至下焦呕逆，觉积动吐，复吐后和胃气，疏通经络而愈。

【附录】木肾者，心火下降，则肾水不患其不温；真阳下行，则肾气不患其不和。既温且和，安有所谓木强者哉？夫惟嗜欲内戕，肾家虚惫，故阴阳不相交，水火不相济，而沉寒痼冷凝滞其间，胀大作痛，顽痹结硬，势所必至矣。不可纯用燥热，当温散温利以逐其邪，邪气内消，荣卫流转，盎如寒谷回春，盖有不疾而速，不行而至者矣。

入方

治木肾。

楮树叶又云杨树。雄者，晒干为末，酒糊丸桐子大，空心，盐汤下五十丸。

又方 治木肾不痛。

枸杞子 南星 半夏 黄柏酒炒 苍术盐炒 山楂 白芷 神曲炒 滑石炒 昆布 吴茱萸

上为末，酒糊丸桐子大，空心，盐汤下七十丸。

治小肠气及木肾偏坠。

黑牵牛一斤，用猪尿胞装满，以绵缚定口子，好酒、米醋各一碗，于砂锅内煮干为度，取出黑牵牛，用青红娘子各十九个，于铁锅内炒燥，去青红娘子，将牵牛碾取头末四两，另入猪苓、泽泻细末各二两，醋糊丸如梧桐子大，每服三十丸，空心，盐酒送下。不可多服，多服令人头眩，如头眩可服黑锡丹。

肾囊湿疮。

密陀僧 干姜 滑石

上为末，擦上。

又方 先用吴茱萸煎汤洗。

吴茱萸半两 寒水石三钱 黄柏二钱 樟脑半两 蛇床子半两 轻粉十盏 白矾三钱 硫黄二钱 槟榔三钱 白芷三钱

上为末，麻油调搽。

又方 治肾上风湿疮及两腿。

全蝎一钱 槟榔一钱 蛇床子一钱 硫黄一钱

上四味，研如细末，用麻油调，入手心搽热，吸三口，用手抱囊一顷，次搽药两腿上。

【点评】丹溪创"气血痰郁四伤学说"治疗杂病，认为疼痛的发生与气、血、痰、郁有关，但其中又特别强调痰浊致痛，云

"痰之为物，随气升降，无处不到""头痛多主于痰""眉眶痛属风热与痰""胁痛……有痰流注""腰痛主湿热、肾虚、瘀血、挫闪、有痰积""疝痛，湿热，痰积流下作病"，开启从痰论治痛证的先河。

丹溪在《心脾痛》篇提出了"诸痛不可补气"的观点，引起了后世医家的广泛争议。有学者赞同这一观点，更多的则认为丹溪的这一观点有失偏颇，诸病属气实者则不可补气，而属气虚者当补则补。纵观丹溪所论治的痛症之病机总以痰浊郁滞、气机不运为主，此时如果再用补气之品，则会造成愈补愈滞，疼痛加剧的现象。就如《心脾痛·附录》所说"诸痛不可用参、芪、白术，盖补其气，气旺不通而痛愈甚"。由此可见，丹溪提出的"诸痛不宜补气"是因气郁而致痛证的治疗法则，不可不加辨证地运用于全部的痛证治疗。对于因虚而致的痛证，乃要采用"虚则补之，实则泻之"的治疗原则。在此也告诫我们，对于前人的一些学术观点，不能断章取义，要综合地分析，结合医家的学术背景而深入理解，免犯虚虚实实之戒！

耳聋七十五

耳聋皆属于热，少阳、厥阴热多，当用开痰散风热，通圣散、滚痰丸之类。大病后耳聋，须用四物汤降火；阴虚火动耳聋者，亦用四物汤。因郁而聋者，以通圣散内大黄酒煨，再用酒炒三次，后入诸药，通用酒炒。耳鸣因酒遏者，大剂通圣散加枳壳、柴胡、大黄、甘草、南星、桔梗、青皮、荆芥，不愈，用四物汤妙。耳鸣必用龙荟丸，食后服。气实人槟榔丸或神芎丸下之。聋病必用龙荟丸、四物汤养阴。湿痰者，神芎丸、槟榔丸。耳湿肿痛，凉膈散加酒炒大黄、黄芩、酒浸防风、荆芥、羌活服，脑多麝少。湿加枯矾吹。耳内哄哄然，亦是阴虚。

戴云：亦有气闭者，盖亦是热。气闭者，耳不鸣也。

入方

蓖麻子_{四十九粒}　枣肉_{十个}

上入人乳汁，捣成膏，石上略晒干，便丸如指大，绵裹，塞于耳中。

又方　鼠胆汁，滴入耳中尤妙。

又方　将龟于漆桌上，尿出用绵渍之，捏入青葱管中，滴入耳中。

【附录】耳属足少阴之经，肾家之寄窍于耳也。肾通乎耳，所主者精，精气调和，肾气充足，则耳闻而聪，若劳伤气血，风邪袭虚，使精脱肾惫，则耳转而聋。又有气厥而聋者，有挟风而聋者，有劳损而聋者。盖十二经脉上络于耳，其阴阳诸经适有交并，则脏气逆而为厥，厥气搏入于耳，是谓厥聋，必有眩晕之证。耳者，宗脉之所附，脉虚而风邪乘之，风入于耳之脉，使经气痞而不宣，是谓风聋，必有头痛之证。劳役伤于血气，淫欲耗其精元，瘦悴力疲，昏昏聩聩，是为劳聋，有能将息得所，血气和平，则其聋暂轻。又有耳触风邪，与气相搏，其声嘈嘈，眼见光为之虚聋。热气乘虚，随脉入耳，聚热不散，浓汁出为之脓耳。人耳间有津液，轻则不能为害，若风热搏之，津液结聊①成核塞耳，亦令暴聋，为之耵耳。前是数者，肾脉可推，风则浮而盛，热则洪而实，虚则涩而濡。风为之疏散，热为之清利，虚为之调养，邪气屏退，然后以通耳调气安肾之剂主之，于此得耳中三昧。

【附方】

和剂流气饮　治厥聋。

方见气类，内加菖蒲、生姜、葱同煎服。治聋皆当调气。

---

① 聊(bào 报)：起也，发硬。凸起而坚硬的样子。

桂星散　治风虚耳聋。

辣桂　川芎　当归　细辛　石菖蒲　木通　白蒺藜炒　木香　麻黄去节　甘草炙。各二钱半　南星煨　白芷梢各四钱　紫苏一钱

上剉，每服二钱，水煎，葱二茎，食后服。

地黄丸　治劳损耳聋。

熟芐　当归　川芎　辣桂　菟丝子　川椒炒　故纸炒　白蒺藜炒　胡芦巴炒　杜仲炒　白芷　石菖蒲各一钱半　磁石火烧，醋淬七次，研，水飞，一钱二分半

上为末，炼蜜丸如桐子大，服五十丸，葱白温酒下。

益智散　治肾虚耳聋。

磁石制如前　巴戟去心　川椒各一两。炒　沉香　石菖蒲各半两

上为末，每服二钱，用猪肾一枚，细切，和以葱白、少盐并药，湿纸十重裹，煨令熟，空心嚼，以酒送下。

芎芷散　治风入耳虚鸣。

白芷　石菖蒲炒　苍术　陈皮　细辛　厚朴　半夏　桂　木通　紫苏茎叶　甘草炙。各二钱半　川芎五钱

上剉散，每服三钱，姜三片，葱二枝，水煎，食后临卧服。

耳鸣方

草乌烧　石菖蒲

上等分为末，用绵裹塞耳，一日三度。

耳鸣暴聋方

川椒　石菖蒲　松脂各二钱半　山豆肉半钱

上为末，溶蜡丸如枣核大，塞入耳。

蔓荆子散　治内热，耳出浓汁。

甘草炙　川升麻　木通　赤芍　桑白皮炒　麦门冬去心　生芐　前胡　甘菊　赤茯苓　蔓荆子

上等分，每服三钱，姜三片，枣一枚，煎，食后温服。

又方　治耳内出脓。

真龙骨　　枯白矾　　赤小豆　　黄丹　　乌贼骨　　胭脂_{一钱一分}

上为末，掺耳。

又方　治耳内脓出或黄汁。

石膏_{新瓦上煅}　　明矾_枯　　黄丹_炒　　真蚌粉　　龙骨_{各等分}　　麝香_{少许}

上为末，绵缠竹签拭耳，换绵蘸药入耳。

聤耳方　治风热搏之，津液结聤成核塞耳。

生猪脂　　地龙　　釜下墨_{等分}

上件细研，以葱汁和捏如枣核，薄绵裹入耳，令润即挑出。

耳烂

贝母为末，干糁。

桃花散　治耳中出脓。

枯矾　　干胭脂_{各一钱}　　麝香_{一字}

上为末，绵杖子蘸药捻之。

通圣散_{见斑疹类。}

滚痰丸

大黄_{半斤}　　黄芩_{半斤}　　青礞石_{一两}　　沉香_{五钱}

上为末，水丸桐子大。

龙荟丸_{见胁痛类。}

槟榔丸_{见痢类。}

神芎丸_{见痛风类。}

凉膈散_{见自汗类。}

　　【点评】耳聋多责之于邪热痰郁，以"开痰散风热"为治，方用通圣散(见《斑疹七》)。对于血虚、阴虚火动之耳聋者，均以四物汤加减。

　　方广《丹溪心法附余》中，对丹溪"耳聋皆属于热"的观点非常赞同，并认为耳聋当分左耳、右耳或左右耳治，其曰："夫左耳聋者，少阳火也，龙荟丸主之；右耳聋者，太阳之火也，六味地黄丸主之；左右耳俱聋者，阳明之火也，通圣散、滚痰丸主之。何以言之？有所忿怒过度则动少阳胆火，从左起故使左耳聋也；有所色欲过度则动太阳膀胱相火，从右起故使右耳聋也；有所醇酒厚味过度则动阳明胃火，从中起故使左右耳俱聋也。盖左耳聋者妇人多有之，以其多忿怒故也；右耳聋者男子多有之，以其多色欲故也；左右耳俱聋者膏粱之家多有之，以其多肥甘故也。总三者而论之，忿怒致耳聋者为多。"方广对左右耳聋之分虽有些偏颇，但其对耳聋之病因的分析还是有一定道理的，临证治疗足资参考。

鼻病七十六

酒渣鼻是血热入肺，治法用四物汤加陈皮_{又云柏皮}、红花、酒炒黄芩，煎，入好酒数滴，就调炒五灵脂末同服。《格致余论》中于上药有茯苓、生姜，气弱者加黄芪。

入方

用桐油入黄连末，以天吊藤烧灰，热傅之。一云用桐油，入天吊藤烧油熟，调黄连末，拌傅之。

又方 用山栀为末，蜜蜡丸，弹子大，空心嚼一丸，白汤送下。

治鼻中瘜肉，胃中有食积、热痰流注，治本当消食积。

蝴蝶矾_{二钱} 细辛_{一钱} 白芷_{五钱}

上为末，内鼻中。

治鼻渊。

南星 半夏 苍术 白芷 神曲 酒芩 辛夷 荆芥

上水煎，食后服。

【附录】酒渣者，此皆壅热所致。夫肺气通于鼻，清气出入之道路，或因饮酒，气血壅滞，上焦生热，邪热之气留伏不散，则为之鼻疮矣。又有肺气，不能饮而自生者，非尽因酒渣耳。宜一味渐二泔，食后用冷饮，外用硫黄入大菜头内煨，碾涂之。若鼻尖微赤及鼻中生疮者，辛夷碾末，入脑麝少许，绵裹纳入。或以枇杷叶拭去毛，剉，煎汤候冷，调消风散食后服。一方以白盐常擦妙。又以牛、马耳垢傅，妙。

【附方】

白龙丸末逐日洗面，如澡豆法，更罨少时，方以汤洗去，食后常服龙虎丹一贴。方见《和剂》风门。

白龙丸

川芎　藁本　细辛　白芷　甘草各等分

上为细末，每四两入煅石膏末一斤，水丸。

又方　黄柏、苦参、槟榔等为末，傅以猪脂调尤妙。

又方　以青黛、槐花、杏仁研傅之。

又方　以杏仁研乳汁傅之。

铅红散　治风热上攻，面鼻紫赤，刺瘾疹，俗呼肺风。

舶上硫黄　白矾枯。各半两

上为末，黄丹少许，染与病人面色同。每上半钱津液涂之，临卧再涂，兼服升麻汤下泻青丸，服之除其根本也。二方见疬风类。

轻黄散　治鼻中瘜肉。

轻粉一钱　雌黄半两　杏仁一钱，汤浸去皮尖双仁　麝香少许

上于乳钵内，先研杏仁如泥，余药同研细匀，磁合盖定，每有患者，不问深浅，夜卧用箸点粳米许，纤鼻中，隔夜一次，半月效。

消风散见中寒类。

【**点评**】血热之邪蕴于肺，肺开窍于鼻，鼻为之赤肿，称为酒醋鼻。丹溪以滋阴血、清热毒为法治疗。《格致余论》载有治疗面鼻紫黑者，"予为酒制四物汤，加炒片茯苓、陈皮、生甘草、酒红花、生姜煎，调五灵脂末饮之，气弱者加酒黄芪，无有不应

者。"与本法同参。

眼目七十七

眼黑睛有翳，皆用黄柏、知母。眼睛痛，知母、黄柏泻肾火，当归养阴水。眼中风泪出，食后吞龙荟丸数粒，日三次。冬月眼暴发痛，亦当解散，不宜用凉药。

入方

神效七宝膏 治暴发眼，热壅有翳膜者。

蕤仁_{去油、心、膜}　白硼砂　朱砂　片脑

蜜调成膏，点眼。

烂眶眼。

薄荷　荆芥　细辛

上为粗末，如烧香状烧之，以青碗涂蜜少许于内，覆香烟上，取烟尽之后，以小青罐收烟藏之。凡眼有风热多泪者皆可点，此是阳明经有风热所致。

生熟地黄丸 治血虚眼。_{方见眉眶痛类。}

龙荟丸 _{见胁痛类。}

一人病眼，至春夏便当作郁治。

黄芩_{酒浸}　南星_{姜制}　香附_{童便浸}　苍术_{童便浸。各二两}　川芎_{便浸，两半}　山栀_{炒，一两}　草龙胆_{酒浸}　陈皮　连翘　萝卜子_蒸　青黛_{各半两}　柴胡_{三钱}

上为末，神曲糊丸。

【附方】

泻热黄连汤 治眼暴发赤肿疼痛。

黄连_{酒炒}　黄芩_{酒炒}　草龙胆　生苄_{各一两}　升麻_{半两}　柴胡_{一两}

上哎咀，每服四钱，水煎，日午前、饭后热服。

上清散　治上热鼻壅塞，头目不清利。

川芎　薄荷　荆芥穗各半两　盆硝　石膏　桔梗各一两

上为末，每服一字，口噙水，鼻内嗜之，神效。加龙脑三分尤妙。

东垣熟干地黄丸

人参二钱　炙甘草　天门冬去心　地骨皮　五味子　枳壳炒　黄连各三钱　归身酒洗，焙　黄芩各半两　生芐酒洗，七钱半　柴胡八钱　熟干地黄一两

上为末，炼蜜丸桐子大，每服百丸，茶清下，食后，日二服。

【点评】"丹溪曰：目病属风热、血少、神劳、肾虚"（出《医学正传》）。其弟子方广也总结道："眼疾所因不过虚实二者而已，虚者眼目昏花，肾经真水之微也；实者眼目肿痛，肝经风热之甚也。苟实焉，则散其风热；苟虚焉，则滋其真阴；苟虚实相仍，则散风热、滋真阴兼之，夫何眼疾之不瘳哉！"治疗上，方广对丹溪"清热养阴"之法作了进一步补充，云："气有余便是火，而散火在于破气；血不足则阴虚，而滋阴在于补血也。常使血能配气，水能制火，则眼疾胡为而作也欤？"

口齿七十八

口疮服凉药不愈者，因中焦土虚，且不能食，相火冲上无制，用理中汤。人参、白术、甘草补土之虚，干姜散火之标，甚则加附子，或噙官桂亦妙。一方生白矾为末，贴之极效。或噙良久，以水漱之，再噙。一方治口疮甚者，用西瓜浆水徐徐饮之。冬月无此，用西瓜皮烧灰敷之。又方，黄连好酒煮之，呷下立愈。又方，远志醋研，鹅毛扫患处，出涎。

入方

细辛　黄柏炒，一云黄连，等分

上为末贴之，或掺舌上，吐涎水再敷，须旋合之。

治满口白烂。

荜拨_{一两，为末}　厚柏_{一两}

上用柏，火炙为末，米醋煎数沸后调上药，漱涎，再用白汤漱口即愈，重者三次。

舌上生疮，用白荷花瓣贴之。

【附录】口舌生疮，皆上焦热壅所致，宜如圣汤或甘桔汤，加黄芩一钱，仍用柳花散掺之。

【附方】

黑参丸　治口舌生疮久不愈。

黑参　天门冬　麦门冬_{去心。各炒，一两}

上为末，炼蜜丸如弹子大，每用一丸，绵裹噙化咽津。

柳花散　治口舌生疮。

玄胡索_{一两}　黄柏　黄连_{各半两}　密陀僧_{二钱}　青黛_{二钱}

上为末，敷贴口内，有津即吐。

增损如圣汤

桔梗_{二两}　甘草_{炙，一两半}　防风_{半两}　枳壳_{汤浸，去穰，二两半}

上为末，每服三钱，水煎食后服。

甘桔汤

桔梗_{二两}　甘草_{一两}

上水煎，食后温服。

理中汤_{见中寒类。}

牙痛，梧桐泪为末，少加麝香擦之。牙大痛，必用胡椒、荜拨，能散其中浮热，间以升麻、寒水石，佐以辛凉，荆芥、薄荷、细辛之类。又方，用清凉药便使痛不开，必须从治，荜拨、川芎、薄荷、荆芥、细辛、樟脑、青盐。

治牙痛甚者。

防风　羌活　青盐_{入肉}　细辛　荜拨　川椒

上为末，擦噙。

又方

南星为末，霜梅五个，取其引涎，以荆芥、薄荷散风热，青盐入肾入骨，擦噙。

又方

蒲公英_{烧灰}　香附末　白芷　青盐

上为末，擦噙。

治阴虚，牙出鲜血，气郁。

用四物汤加牛膝、香附、生甘草、侧柏。

蛀牙。

芦荟、白胶香塞蛀孔中。

阳明热而牙痛。

大黄、香附各烧灰存性为末，入青盐少许，不时擦牙上。

固齿。

用羊胫骨烧灰存性二钱，当归、白芷、猪牙皂角、青盐各一钱，为末，擦牙上。

刷牙药

烧白羊骨灰_{一两}，升麻_{一两}，黄连_{半钱}，擦用。

【点评】口疮者，其病因有虚实之分。实者，多为脏腑蕴热，心火炎上；虚者，常为阴亏不足，虚阳上亢。治疗实热之口腔溃疡，以清热泻火为法，故服用西瓜浆水，或酒煮黄连；对于中焦土虚，服用凉药不效者，则用理中汤补土虚而散火邪，"甚则加附子，或噙官桂"，起到引火归原的作用。目前临床上采用引火归原法治疗顽固性口腔溃疡常常收到满意的疗效。

破滞气七十九 <small>附气刺痛 诸气</small>

破滞气须用枳壳，高者用之。夫枳壳者，损胸中至高之气，二三服而已。又云：滞气用青皮勿多，用多则泻真气。如实热在内，相火上冲，有如气滞，宜知母、黄柏、黄连、黄芩。如阴虚气滞者，宜四物加玄参、黄柏以补血。

气刺痛用枳壳，看何部分，以引经药导，使之行则可。若禀受素壮，而气则刺痛，枳壳、乌药。若肥白气虚之人气刺痛者，宜参、术加木香。若因事气郁不舒畅而气刺痛，当用木香。

【附录】<small>充按：丹溪无治气条，后人增入，姑存以便阅者。</small>

人以气为主，一息不运则机缄穷，一毫不续则穿壤判。阴阳之所以升降者，气也；血脉之所以流行者，亦气也；荣卫之所以运转者，此气也；五脏六腑之所以相养相生者，亦此气也。盛则盈，衰则虚，顺则平，逆则病。气也者，独非人身之根本乎？人有七情，病生七气，七气者，寒、热、怒、恚、喜、忧、愁；或以为喜、怒、忧、思、悲、惊、恐，皆通也。然则均调是气，将何先焉？曰气结则生痰，痰盛则气愈结，故调气必先豁痰，如七气汤以半夏为主，而官桂佐之，盖良法也。况夫冷则生气，调气须用豁痰，亦不可无温中之剂，其间用桂，又所以温其中也。不然七情相干，痰涎凝结，如絮如膜，甚如梅核窒碍于咽喉之间，咯不去咽不下，或中艰食，或上气喘急，曰气隔，曰气滞，曰气秘，曰气中，以至五积六聚，疝癖癥瘕，心腹块痛，发则欲绝殆，无往而不至矣。怒则气上，喜则气缓，惊则气乱，恐则气下，劳则气耗，悲则气消，思则气结，此七者皆能致疾。寒气郁于中作痛者，以七气汤、盐煎散、东垣升阳顺气汤。逆者抑之，以木香流气饮、降气汤，有热者须加凉剂抑之，所谓从阴引阳也。

【附方】

和剂七气汤　七气所伤，痰涎结聚，心腹刺痛，不能饮食。

半夏五两　人参　桂各一两　甘草炙，半两

上每服三钱，水煎，姜五片，枣一枚。

三因七气汤　治如前。

半夏五两　茯苓四两　厚朴三两　紫苏二两

上剉，以水煎，姜七片，枣二个。

指迷七气汤　治七情相干，阴阳不得升降，气道壅滞，攻冲作疼。

青皮　陈皮　桔梗　莪术　桂　藿香　益智各一两　香附一两半　甘草炙，七钱半　半夏七钱半

上剉，每服三钱，水煎，姜三片，枣一个。

加减七气汤

莪术炮　三棱炮　青皮　陈皮　香附　藿香　益智　甘草炙　桔梗　官桂　木香　槟榔　枳壳炒　白果　萝卜子炒　紫苏

上以水煎，姜三片。

流气饮子　治男妇五脏不和，三焦气壅，心胸闷痞，咽塞不通，腹胁膜胀，脚气肿痛，肩背走注疼痛，呕吐不食，气喘咳嗽，痰盛，面目浮肿及四肢，大便秘涩，小便不通。

木香二钱半　槟榔　青皮　半夏　茯苓　枳壳　桔梗　当归　芍药　防风　川芎　紫苏　枳实　黄芪　乌药　腹皮　甘草炙　陈皮七钱半

上剉，每服五钱，水煎，姜三片，枣一枚。

和剂流气饮　调荣卫，利三焦，行痞滞，消肿胀。

陈皮　青皮　紫苏　厚朴姜制　香附炒　甘草炙。各四两　木通二两　腹皮　丁皮　槟榔　桂　木香　草果　莪术炮　藿香各一两半　麦门冬去心　人参　白术　木瓜　赤茯苓　石菖蒲　白芷　半夏　枳壳炒。各一两

上每服三钱，水煎，姜四片，枣二枚。

一方有大黄，无藿香。

大七气汤 治积聚随气上下，发作有时，心腹疼痛，大小便不利。

三棱炮 莪术炮 青皮炒 陈皮 藿香 桔梗 肉桂 益智各一两半 甘草炙，七钱半 香附炒，一两半

上剉，以水煎，姜五片。

分心气饮 治男妇一切气不和，心胸痞闷，胁肋胀满，噎塞不通，噫气吞酸，呕哕恶心，头目昏眩，四肢倦怠，面目萎黄，口苦舌干，饮食减少，日渐羸瘦，大肠虚秘，并皆服之。

紫苏茎叶俱用，四两 羌活 半夏 肉桂 青皮 陈皮 腹皮 桑白皮炒 木通 芍药 甘草炙 赤茯苓各一两

上剉，每服三钱，水煎，生姜三片，枣一枚，灯心十茎。若气秘，加枳壳、萝卜子、皂角子各半钱。咳嗽不利，加人参一钱，五味子七粒，桔梗一钱。气滞腰疼，加木瓜二片，枳壳一钱。水气面目浮肿，加车前、麦门冬、葶苈子、泽泻、猪苓。

分心气饮 治一切气留滞于胸膈之间，不能流畅，以致痞闷，噎塞不通，大便虚秘。

木香 丁皮各二钱 人参 麦门冬去心 腹皮 槟榔 桑白皮 草果 桔梗 厚朴 白术各半两 香附 藿香 陈皮 紫苏各一两半 甘草炙，一两

上剉，每服姜三片，枣一枚，水煎服。

分心气饮真方 治忧思郁怒，诸气痞满停滞，通利大小便。

紫苏茎叶三两 半夏 枳壳各一两半 青皮 橘红 腹皮 桑白皮炒 木通 赤茯苓 木香 槟榔 莪术煨 麦门冬去心 桔梗 桂 香附 藿香各一两 甘草炙，一两三钱

上剉，每服三钱，水煎，入姜三片，枣二枚，灯心十茎。

苏子降气汤 治虚阳上攻，气不升降，上盛下虚，痰涎壅盛头

目，腰痛，大便风秘，冷热气泻，肢体浮肿。

紫苏子　半夏五钱　当归　甘草炙　前胡　厚朴各二两　官桂　陈皮三两

上剉，姜三片，枣一枚，水煎服。

三和散　和畅三焦，治痞胀浮肿，肠胃涩秘。

腹皮炒　紫苏茎叶　沉香　木瓜　羌活各二两　白术　川芎　木香甘草炒　陈皮　槟榔湿纸煨。各七钱半

上每服三钱，水煎服。加茯苓利水。

蟠葱散　治男妇脾胃虚冷，气滞不行，攻刺心腹，痛连胸胁，膀胱、小肠肾气，及妇人血气刺痛。

玄胡索　肉桂　干姜炮。各一两　苍术　甘草炙。各八两　砂仁　丁皮　槟榔各四两　蓬术　三棱　茯苓　青皮各六两

上每服二钱，水煎，入连茎葱白一茎，空心温服。

治气六合汤

当归　芍药　川芎　地黄　木香　槟榔

上以水煎服。

分气紫苏饮　治脾胃不和，胸膈噎塞，腹胁疼痛，气促喘急，心下胀闷。

枳壳　茯苓　腹皮　陈皮　甘草　苏子　草果　白术　当归　紫苏　半夏　桑皮　五味子

上剉，姜三片，水煎。

木香化滞散

木香　白术　陈皮　桔梗　腹皮　茯苓　人参　砂仁　青皮　藿香　姜黄　檀香　白果

聚香饮子　治七情所伤，遂成七疝，心胁引痛，不可俯仰。

檀香　木香　丁香　乳香　沉香　藿香各一两　玄胡索　川乌炮桔梗炒　桂心　甘草炙　片子姜黄各半两

上姜三片，枣一枚，煎服。

沉香降气汤 治三焦痞满，滞气不宣，心腹痛满，呕吐痰沫，五噎五膈。

沉香　木香　丁香　藿香　人参　甘草　白术各一两　肉豆蔻　桂花　槟榔　陈皮　砂仁　川姜炮　枳实炒　白檀各二两　白茯苓　青皮　白豆蔻

上每服三钱，水煎，入盐少许。

乌药平气散 治脚气上攻，头目昏眩，脚膝酸疼，行步艰苦，诸气不和，喘满迫促。

人参　白术　茯苓　甘草　天台乌药　当归　白芷　川芎　麻黄　木瓜　五味子

上姜三片，水煎服。

复元通气散 治气不宣流，或成疮疖，并闪挫腰痛，诸气滞闭，耳聋耳疼，止痛活血。

茴香　穿山甲蛤粉炒。各二两　白牵牛炒　玄胡索　甘草炒　陈皮各一两　木香一两半

上为末，每服一钱，热酒调服。

手拈散 治心脾气痛。

草果　没药　玄胡　五灵脂

上为末，酒调二钱。

枳壳煮散 治悲哀伤肝，气痛引两胁。

防风　川芎　枳壳　细辛　桔梗　甘草　葛根

上用水煎服。

盐煎散 治男子妇人，一切冷气攻冲胸胁，刺痛不已，及脾胃虚冷。呕吐泄泻，膀胱小肠气，妇人血气痛。

羌活　砂仁　甘草炙　茯苓　草果　肉豆蔻煨　川芎　茴香　荜澄茄　麦芽炒　槟榔　良姜油炒　枳壳炒　厚朴　陈皮　苍术等分

上用水煎，加盐少许。

东垣升阳顺气汤

升麻　柴胡　陈皮_{各一钱}　半夏　人参_{各三钱}　黄芪_{四钱}　甘草　柏皮_{各五分}　当归_{一钱}　草豆蔻_{一钱}　神曲_{炒，一钱半}

上㕮咀，每半两入姜煎。

分气紫苏饮　治脾胃不和，气逆喘促，心下胀满，呕逆不食。

五味子　桑白皮　茯苓　甘草_炙　草果　腹皮　陈皮　桔梗_{各一斤}　紫苏_{十五两}

上剉，每服四钱，水煎，姜三片，入盐少许。

鸡舌香散　治脏腑虚弱，阴阳不和，中脘气滞，停积痰饮，胸膈胀闷，心脾引痛。

台乌　香附　良姜　芍药　甘草　肉桂

上以水煎服。

大玄胡汤

莪术　三棱　当归　芍药　官桂　槟榔　厚朴　木香　玄胡　大黄　桔梗　川楝子　川芎　甘草_炙　黄芩

上以水煎服。

化气散　治诸食积，并宿食不消。此剂至为稳当。

三棱　莪术　青皮　陈皮　厚朴　神曲　麦芽　甘草　台乌　香附

上以水煎服。

东垣木香顺气散　治浊气在上则生膜胀。

木香_{三分}　厚朴_{四分}　青皮　陈皮　益智　茯苓　泽泻　生姜　吴茱萸　半夏_{各二分}　当归_{五分}　升麻　柴胡_{一分}　草豆蔻_{三分，煨}　苍术_{三分}

上作一服，水煎温服。

匀气散　治气滞不匀，胸膈虚痞，宿食不消，心腹刺痛，胀满噎塞，呕吐恶心，调脾胃，进饮食。

生姜　沉香　丁香　檀香　木香_{各一两}　藿香_{四两}　甘草_{炙，四两}

砂仁二两　白果仁二两

上为末，每服二钱，沸汤调下，或水煎服。

顺气木香散　治气不升降，胸膈痞闷，时或引痛，及酒食过伤，噫气吞酸，心脾刺痛，女人一切血气刺痛。

砂仁　官桂　甘草炙　陈皮　厚朴　丁皮　茴香　桔梗　苍术　木香　干姜　良姜

上以水煎服。

快气散　治一切气，心腹胀痛，胸膈噎塞，噫气吞酸，胃中痰逆呕吐，及宿酒不解。

砂仁　甘草炙　香附　生姜

上为末，盐汤调下。

异香散　治肾气不和，腹胁胀满，饮食难化，噫气吞酸，一切冷气结聚，腹中刺痛。

石莲肉一两　莪术炮　益智　甘草炙　三棱各六两　青皮　陈皮各三两　厚朴二两

上剉，每服三钱，水煎，姜三片，枣一枚，入盐一捻，同煎服。

化气汤　治一切气逆，胸膈噎塞，心脾卒痛，呕吐酸水，丈夫小肠气，妇人血气。

沉香　胡椒各一两　砂仁　桂心　木香各二两　陈皮炒　干姜炮　莪术炮　青皮去瓤，炒　茴香炒　甘草　丁皮各四两

上为末，每服二钱，姜苏盐汤调下，妇人淡醋汤下。

降气汤　治中脘不快，心腹胀满，气不升降，噎塞喘促，干哕咳嗽，嗜卧减食，停积不消，专治脚气上冲，肢体浮肿，有妨饮食。

紫苏　厚朴　官桂　半夏　当归　前胡　柴胡　甘草　姜

上以水煎服。

木香化滞汤　治因忧气，食湿盐面结于中脘，及腹底微痛，心下痞满不食。

草豆蔻　甘草五钱，炙　半夏一两　当归梢　枳实炒。各二钱　红花

半两

上每用五钱，水煎，姜三片，枣一个，热服。

【点评】滞气者，气机阻滞而不通也，表现为胀闷、疼痛等症。气滞不通，百病由生，开郁理气为其大法。但破气消滞之药往往容易耗伤正气，故治疗气滞用药强调中病即止，不可过剂。如用枳壳，二三服而已；用青皮，勿多。

脾胃八十 附胃风

【附方】
调中益气汤
升麻二分　黄芪一钱　甘草五分　苍术五分　木香二分　人参五分　柴胡五分　陈皮二分　加黄柏二分

水煎服。

四君子汤　治脾胃不调，不进饮食。
人参　白术　茯苓　甘草炙

上以水煎服。

六君子汤　治脾胃不和，不进饮食，上燥下寒，服热药不得者。
人参　白术　茯苓　甘草　砂仁　陈皮　又方加半夏

上以水煎，姜三片，枣一枚。

胃苓汤
甘草　茯苓　苍术　陈皮　白术　官桂　泽泻　猪苓　厚朴

上剉，每服五钱，水煎，姜五片，枣二枚。

参苓白术散　治脾胃虚弱，饮食不进，或致呕吐泄泻，及大病后调助脾胃。
白扁豆一斤，炒　白茯苓　山药　人参　白术各二斤　莲子　砂仁一斤　甘草炙，二斤　薏苡　桔梗各一斤。炒黄色上为末，每服二钱，煎枣汤调下。

治中汤 治脾胃不和，呕逆霍乱，中满虚痞，或泄泻。

人参 甘草炙 干姜炮 白术 青皮 陈皮等分

上每服五钱，水煎。如呕加半夏等分。加丁香减半夏，名丁香温中汤。

丁沉透膈汤 治脾胃不和，痰逆恶心，或时呕吐，饮食不进，十膈五噎。

白术二两 香附炒 砂仁 人参各一两 丁香 麦芽 木香 肉豆蔻 白豆蔻 青皮各半两 沉香 厚朴 藿香 陈皮各七钱半 甘草炙，一两 半夏 神曲炒 草果各二钱半

上剉，每服四钱，水煎，姜三片，枣一个，不拘时候温服，忌生冷瓜果。

五膈宽中散 治七情四气，胸膈痞满，停痰气逆，遂成五膈。

青皮 陈皮 丁皮 厚朴 甘草炙 白果 香附 砂仁 木香

上以水煎，生姜三片，入盐少许。

枳缩二陈汤 理脾胃，顺气宽膈，消痰饮。

砂仁 枳实 茯苓 半夏 陈皮 甘草炙

水煎，生姜五片。

八珍汤 和血气，理脾胃。

当归 赤芍 川芎 熟苄 人参 白茯苓 甘草 砂仁等分

上以水煎，姜三片，枣二枚。

凝神散 收敛胃气，清凉肌表。

人参 白术 茯苓 山药各一两 粳米 扁豆炒 知母 生苄 甘草炙，半两 淡竹叶 地骨皮 麦门冬各二钱半

上水煎，姜三片，枣一枚。

胃风，此因初饮食讫，乘风凉而致。其证胀满，食饮不下，形瘦腹大，恶风头多汗，隔塞不通，胃风汤正治，然此亦看挟证加减。脉右关弦而缓带浮。

胃风汤 见痢证类。

瘿气八十一 _{附结核}

瘿气先须断厚味。

入方

海藻一两　黄连二两，一云黄柏，又云黄药

上为末，以少许置掌中，时时舐之，津咽下，如消三分之二，止后服。

结核或在项、在颈、在臂、在身，如肿毒者，多是湿痰流注，作核不散。

入方

治耳后、项间各一块。

僵蚕炒　酒大黄　青黛　胆南星

上为末，蜜丸噙化。

又方　治项颈下生痰核。

二陈汤加大黄酒炒　连翘　桔梗　柴胡

上以水煎，食后服。

又方　治臂核作痛。

二陈汤加连翘　防风　川芎　皂角刺　酒黄芩　苍术

上以水煎服。

【点评】瘿气指颈前两侧肿大的一类疾病，相当于西医学的单纯甲状腺肿或甲状腺囊肿、甲状腺肿瘤等。丹溪以海藻软坚散结，以黄连清热解毒，合而用之，清热而散结。现今临床运用本方随证加减治疗缺碘性甲状腺肿大，颇获良效。其中所云黄药者，即黄药子，为薯蓣科植物黄独的块茎，具有凉血降火、消瘿解毒的作用，对各类甲状腺肿均有一定的治疗效果，但此药的肝脏毒性较大，用时宜审谨。

结核是散见于皮下的肿块，相当于西医学的急慢性淋巴结炎、淋巴结核、多发性脂肪瘤等。其病因"多是湿痰流注，作核不散"，故丹溪以清热化痰诸方合二陈汤加减治疗。现代临床遵循丹溪从痰论治之法治疗本病，疗效显著。

跌扑损伤八十二

跌扑损伤，须用苏木和血，黄连降火，白术和中，童便煎妙。在下者，可先须补接，后下瘀血；在上者，宜饮韭汁，或和粥吃。切不可饮冷水，血见寒则凝，但一丝血入心即死。

入方

治撷扑伤损。

跌伤出血者，姜汁、香油各四两，酒调服之。

治撷伤骨折及血出者。

用滑石、甘草为末，人参汤调服，次用生姜自然汁一盏，米醋一盏，独核肥皂四个敲破，按于姜汁米醋中，纱片滤过去相，入牛皮胶煎成膏药贴之，遍身者皆可。

接骨散

没药　乳香各半两　自然铜一两，煅淬　滑石二两　龙骨三钱　赤石脂三钱　麝香一字，另研

上为末，好醋浸没，煮多为上，干就炒燥为度，临睡服时入麝香，抄以茶匙留舌上，温酒下，分上下食前后服。若骨已接尚痛，去龙骨、赤石脂，而服多尽好，极效。

世以自然铜为接骨药，然此等方尽多，大抵在补气、补血、补土，俗工惟在速效，以罔利迎合病人之意。而铜非煅不可服，若新出

火者，其火毒、金毒相扇，夹香夹药毒，虽有接伤之功，而燥散之祸甚于刀剑，戒之！

又方

冬瓜皮　阿胶等分

上炒干为末，以酒调饮，醉为度。

破伤风八十三

破伤风多死。防风、全蝎之类，非全蝎不开，十个为末，酒调，日三次。破伤风血凝心，鸦翅烧灰存性研细，酒调一钱。

入方

破伤风发热。

瓜蒌子九钱　滑石一钱半　南星　苍术　赤芍　陈皮一钱　黄连　炒柏　黄芩　白芷五分　甘草些少

上姜一片，煎服。

【附方】

天麻丸　治破伤风神效。

天麻　川乌生，去皮。各三钱　草乌生　雄黄各一钱

上为末，酒糊丸梧子大，每服十丸，温酒下无时。

《元戎》治破伤风欲死者。

川乌　南星　半夏并生　天麻去芦，等分

上为细末，每服一钱，豆淋酒调下，稍温服，次以酒三盏投之。

诸疮痛八十四 附天疱疮　冻疮

诸疮痛不可忍者，用苦寒药加黄连、黄芩，详上下根稍用，及引

经药则可。又云：诸疮以当归、黄连为君，连翘、甘草、黄芩为佐。诸痛痒疮疡属火，若禀受壮盛，宜四物加大承气汤下之。若性急，面黑瘦，血热之人因疮而痛，宜四物加黄连、黄芩、大力子、甘草，在下焦者加黄柏。若肥胖之人生疮而痛，乃是湿热，宜防风、羌活、荆芥、白芷、苍术、连翘，取其气能胜湿。诸疮药：脓窠，治热燥湿为主，用无名异；干疥，开郁为主，用茱萸；虫疮如癣状，退热杀虫为主，芜荑、黑狗脊、白矾、雄黄、硫黄、水银_{杀虫}、樟脑、松香_{头上多加}、黄连、方解石、蛇床_{定痒杀虫}、松皮炭_{主脓}；肿多者，加白芷开郁；痛多，加白芷、方解石；虫多，加藜芦、斑蝥；痒多，加枯矾；阴囊疮，加茱萸；湿多，香油调；干痒，出血多，加大黄、黄连，猪脂调；红色加黄丹；青色加青黛；虫多加锡灰、芜荑、槟榔；在上多服通圣散，在下多须用下；脚肿出血，分湿热用药。

入方

疮有三种。

脓疱疮，治热为主。

黄芩　黄连　大黄_{各三钱}　蛇床　寒水石_{三两}　黄丹_{半钱}　白矾_{一钱}轻粉　白芷　无名异_{少许，炒}　木香_{少许，痛者用}

上为末，油调敷。

沙疮。

芜荑_{二钱}　剪草_{二钱}　蛇床_{三钱}　白矾_枯　吴茱萸　黄柏_{各一钱}　苍术　厚朴　雄黄_{各五分}　寒水石_{二钱}　轻粉_{十贴}

上为末，油调敷。

疥疮药。春天发疮疥，开郁为主，不宜抓破敷。

白矾_{二钱}　吴茱萸_{二钱}　樟脑_{半钱}　轻粉_{十盏}　寒水石_{二钱半}　蛇床_{三钱}　黄柏　大黄　硫黄_{各一钱}　槟榔_{一个}

又方

芜荑　白矾_枯　软石膏　大黄　樟脑_{各半两。另入}　管仲　蛇床_{各一两}　硫黄　雄黄_{各二钱半}

上为末，香油调，须先洗疮，去痂敷之。

一上散

雄黄三钱半　寒水石一两　蛇床　白胶香　黑狗脊各一两　黄连五钱　硫黄三钱半　吴茱萸三钱　白矾枯，五钱　斑蝥十四个，去翅足

上硫黄、雄黄、寒水石另研如粉，次入斑蝥和匀，蛇床、狗脊等为极细末，同研匀，洗疮令汤透，去痂，用腊猪油调，手心中擦热，鼻中嗅三二次，却擦上，一上即愈。如痛甚，肿满高起，加寒水石一倍；如不苦痒，只加狗脊；如微痒，只加蛇床子；如疮中有虫，加雄黄；如喜火炙汤洗，加硫黄，口臭不止，亦可愈也。

【附方】

四物汤见妇人类。

大承气汤见痢类。

郭氏升麻牛蒡子散　治时毒疮疹，脉浮，红在表者，疮发于头面胸膈之际。

升麻　牛蒡子　甘草　桔梗　葛根　玄参　麻黄各一钱　连翘一钱

上㕮咀，姜三片，水二盏，作一服。

升麻和气饮　治疮肿，疥疖痒痛。

甘草　陈皮各一两半　芍药七钱半　大黄半两，煨　干葛　苍术　桔梗　升麻各一两　当归　半夏　茯苓　白芷各二钱　干姜　枳壳各半钱

《三因》有厚朴半两。

上㕮咀，每服一两，水煎。

当归饮子　治疮疥、风癣、湿毒，燥痒疮。

当归　白芍　川芎　生芐　白蒺藜　防风　荆芥各一两　何首乌　黄芪　甘草各半两

上㕮咀，每服一两，水煎。或为末，每服一二钱亦得。天疱疮，用防风通圣散末及蚯蚓略炒，蜜调敷极妙。

从肚皮上起者，是里热发于外也，还服通圣散。见斑疹类。

冻疮，用煎熟桐油调密陀僧末敷。

脚上烂疮久不愈，先以豆腐浆水洗三两次，悬钩租叶、地暴租叶，捣细，入盐些少，盦之。

【点评】丹溪治疗疮疡疼痛，以清热燥湿、解郁止痛为法，并根据疼痛部位加入引经之药。所列药物加减，可供临床参考。

丹溪先生心法卷五

痈疽八十五

痈疽只是热胜血。六阳经六阴经，有多气少血者，有少气多血者，有多气多血者，不可一概论也。若夫要害处，近虚怯薄处，前哲已曾论及，惟分经之言未闻。诸经惟少阳、厥阴经生痈疽，理宜预防，以其多气少血，肌肉难长，疮久未合，必成死症。遽用驱毒利药，以伐其阴分之血，祸不旋踵。阳滞于阴，脉浮洪弦数；阴滞于阳，脉沉细弱涩。阳滞以寒治之，阴滞以热治之。

人中年以后，不可生痈，才有痈肿，参之脉证，但见虚弱，便与滋补气血，可保终吉。若用寻常驱热拔毒纾气之药，虚虚之祸，如指诸掌。

内托之法，河间治肿焮于外，根盘不深，形证在表，其脉多浮，病在皮肉，非气盛则必侵于内，急须内托以救其里，宜复煎散除湿散郁，使胃气和平。如或未已，再煎半料饮之。如大便秘及烦热，少服黄连汤。如微利及烦热已退，却与复煎散半两。如此使荣卫俱行，邪气不能内伤也。然世俗多用排脓内补十宣散，若用之于此小疮，与冬月时令即可，若溃疡，于夏月用之，其桂、朴之温散，佐以防风、白芷，吾恐虽有参、芪，难为倚杖。一妇年七十，形实性急而好酒，脑生疽，才五日，脉紧急且涩，急用大黄酒煨细切，酒拌炒为末，又酒拌人参炒，入姜煎，调一钱重。又两时再与，得睡而上半身汗，睡觉病已失，此内托之意。又一男子，年五十，形实色黑，背生红肿，及胂骨下痛，其脉浮数而洪紧，食亦呕，正冬月与麻黄桂枝汤，加酒黄柏、生附、瓜蒌子、甘草节、羌活、青皮、人参、黄芩、半夏、生姜，六贴而消。此正内托之法，非《精要》内托散乳香、绿豆等药，想此方专为服丹石而发疽者设，不因丹石而发，恐非必用之剂。

疮先发为肿，气血郁积，蒸肉为脓，故其痛多少，疮之始作时也。脓溃之后，肿退肌宽，痛必渐减，而反痛者，此为虚，宜补。亦有秽气所触，宜和解；风寒逼者，宜温散。

肠痈

大肠有瘀积死血流注，桃仁承气汤加连翘、秦艽。近肛门破入风者，难治，防风之类。

乳痈

乳房阳明所经，乳头厥阴所属。乳子之母，不知调养，怒忿所逆，郁闷所遏，厚味所酿，以致厥阴之气不行，故窍不得通，而汁不得出，阳明之血沸腾，故热甚而化脓。亦有所乳之子，膈有滞痰，口气焮热，含乳而睡，热气所吹，遂生结核。于初起时，便须忍痛，揉令稍软，吮令汁透，自可消散。失此不治，必成痈疖。治法：疏厥阴之滞以青皮，清阳明之热细研石膏，行污浊之血以生甘草之节，消肿导毒以瓜蒌子，或加没药、青橘叶、皂角刺、金银花、当归。或汤或散，或加减，随意消息，然须以少酒佐之。若加以艾火两三壮于肿处，其效尤捷。不可辄用针刀，必至危困。若不得于夫，不得于舅姑，忧怒郁闷，昕夕①积累，脾气消阻，肝气横逆，遂成隐核如大棋子，不痛不痒，数十年后方为疮陷，名曰奶岩。以其疮形嵌凹似岩穴

---

① 昕(xīn 心)夕：朝暮。谓终日。宋·沈括《贺年启》云："祈颂之诚，昕夕于是。"

也，不可治矣。若于始生之际，便能消释病根，使心清神安，然后施之治法，亦有可安之理。

乳痈方

青皮　瓜蒌　橘叶　连翘　桃仁　皂角刺　甘草节　破多，加参、芪

上以水煎，入酒服。

乳痈奶劳焮肿。

石膏煅　桦皮烧　瓜蒌子　甘草节　青皮

上以水煎服。

治乳有核。

南星　贝母　甘草节　瓜蒌各一两　连翘半两

上以水煎，入酒服。

又方

人参　黄芪　川芎　当归　青皮　连翘　瓜蒌　白芍　甘草节乳岩小破，加柴胡、川芎

上以水煎，入酒服。

乳硬痛。

没药一钱　甘草三钱　当归三钱

上作一服，水煎，入酒少许，热饮。

吹奶。

金银花　大荞麦　紫葛藤等分

上以醋煎洗患处立消。如无下二物，只金银花亦可。

乳栗破，少有生，必大补。

人参　黄芪　白术　当归　川芎　连翘　白芍　甘草节

上以水煎服。

附骨痈

热在血分之极细，初觉，先以青皮、甘草节；后破，当养血。初腿肿，以人参、黄连、茯苓各二钱，瓜蒌子四十八粒，作二贴，入竹沥，热饮之。

治环跳穴痛不已，防生附骨疽。以苍术佐黄柏之辛，行以青皮。冬月加桂枝，夏月加条子芩，体虚者加牛膝，以生甘草为使，大料煎，入姜汁带辣，食前饮之。病深者，恐术、柏、桂枝十数贴发不动，加少麻黄，二三贴又不动，恐痈将成矣，急掘地坑，以火煅红，沃以小便，赤体坐其上，以被席围抱下截，使热气熏蒸，腠理开，气血畅而愈。

铁围散　治痈疽肿毒。

乳香　没药半两　大黄　黄柏　黄连　南星　半夏　防风　皂角刺　木鳖子　瓜蒌　甘草节　草乌　阿胶

上为末，醋调成膏，砂石器内火熬黑色，鹅翎敷之。

围药　诸般痈疽，傅上消散。

乳香　没药　大黄　连翘　黄芩　黄连　黄柏　南星　半夏　防风　羌活　瓜蒌　阿胶　皂角刺

上研为细末，好醋煎黑色成膏。寒者热用，热者寒用。

围药铁井栏

贝母　南星各七钱　连翘　五倍子　经霜芙蓉叶各一两

上碾为细末，用水调傅四向肿处，止留中间一窍出毒气。

隔皮取脓法

驴蹄细切，一两　荞麦面一两　白盐半两　草乌四钱，去皮

上为末，水调作饼子，慢火炙微黄色，出火毒，研末，醋调成膏，用白纸摊贴患处，水自毛孔而出，其肿自退。

骑马痈

用大粉草带节四两，长流水一碗，以甘草淬焙水尽为末，入皂角炭少许，作四服，汤调顿服效。

又方

甘草节、白芷、黄连。破者，龙骨、枯矾、赤石脂并用。

敷疽疖方

草乌　黄连　紫荆皮　白芷　大黄　芙蓉皮　朴硝　糯米各等分

上为末，蜜水调敷。如疮盛，以蜜调雄黄末，围定疮穴大小前后，敷前药末。

一人肛门生疖，久不收口，有针窍三孔，劳力则有脓。

黄芪　条芩　连翘　秦艽

上为末，神曲糊为丸。

取朽骨，久疽及痔漏者用之。

取乌骨鸡胫骨，以上等雌黄实之，盐泥固济，火煅通红取出，地上出火毒，去泥用骨，研细，饭丸如粟大。以纸燃送入孔中窍内，更用膏药贴之。

便毒。

山栀子　大黄　乳香　没药　当归五分　瓜蒌仁三钱　代赭石一钱

上作一服煎。

又方

木鳖子　大黄　瓜蒌　桃仁　草龙胆

上咬咀，浓煎，露星月一宿，清早温服，立愈。

又方

白僵蚕、槐花为末，调酒服。一方加酒大黄。

【附方】

消毒饮　治便毒初发三四日，可消。

皂角刺　金银花　防风　当归　大黄　甘草节　瓜蒌仁_{等分}

上㕮咀，水酒各半煎，食前温服。仍频提掣顶中发，立效。

机要内托复煎散　痈疽托里健胃。

地骨皮　黄芩　茯苓　白芍　人参　黄芪　白术　桂　甘草　防己　当归_{各一两}　防风_{三两}

上㕮咀，先以苍术一斤，水五升，煎至三升，去术，入前十二味，再煎至三四盏，取清汁，分三四次，终日饮之。又煎苍术相为汤，去粗，依前又煎前十二味粗，分饮之。

内疏黄连汤　治疮皮色肿硬，发热而呕，大便闭，脉洪实者。

黄连　芍药　当归　槟榔　木香　黄芩　栀子　薄荷　桔梗　甘草_{各一两}　连翘_{二两}　大黄_{二两半}

上㕮咀，每服一两，入姜煎。

【点评】痈疽，由邪热壅聚化腐成脓所致。丹溪论治痈疽强调经络分治，重视气血的盛衰。根据痈疽所发的经络，分其气血的多少，分而治之，"不可一概论也"。如发于少阳、厥阴之痈疽，因其血少，较难治愈，更不能用驱毒利药伤其本就不足之阴分血。丹溪曰："阳滞以寒治之，阴滞以热治之。"其传人汪机所著《外科理例》释道："阳滞于阴，谓阳盛而滞其阴，脉则浮洪弦数；阴滞于阳，谓阴弱而滞其阳，脉则沉弱细涩。"所以阳滞者，治之以寒；阴滞者，治之以热。

疔疬八十六

疔疬，用针刀镶破头上，以蟾酥敷之，后用绿豆、野菊莎末，酒调饮醉睡觉，即定痛热除，不必去疔自愈也。治一切疔疮，用紫梗菊花，根、茎、叶皆可，研碎取汁，滴口中饮之。

瘰疬，血气痰热，以牡蛎煅过为末，玄参捣膏为丸。桑椹黑熟者，捣汁熬膏，汤调服；红者，晒干为末，汤调服。师云：大田螺连肉，烧灰存性，为末，入麝香少许，湿则干敷，干则油调敷。夏枯草大能散结气，而有补养血脉之功，能退寒热，虚者尽可倚仗。若实者，以行散之药佐之，外施艾灸，亦渐取效。

入方

治瘰疬。

海藻洗去砂土，晒干　昆布揉去土，同上，二味先研为末　何首乌木白捣为末　皂角刺炒令黄色　公蛇退树上或墙上是雄，用一条，平地上是雌

上五味，为细末，和匀一处，猪项下刀口肉烧熟，醮前药末吃，食后倒患处眠一伏时，每核灸七壮，口中觉烟起为度，脓尽即安。初生起时，灸曲池，男左女右。

【附方】

宝鉴保生挺子　治疗疮背疽瘰疬，一切恶疮。

金脚信　雄黄　硇砂各二钱　麝一钱　轻粉半大匣半大盏　巴豆四十九粒，文武火炒，研

上为极细末，用黄蜡五钱溶开，将药和成挺子，冷水浸少时，取出旋丸，捏作饼子，如钱眼大，将疮头拨开，安一饼子，次用神圣膏贴，后服托里散。若疮气入腹危者，服破棺丹。

神圣膏　治一切恶疮。

当归　藁本各半两　没药二钱　黄丹　黄蜡各二两　乳香二钱　琥珀二钱半　胆矾　粉霜各一钱　白胶香二两　清油二斤　木鳖子五十个，去皮　巴豆十五个，去壳　槐枝　柳枝各一百二十条

上作一处，先将槐枝、柳枝下油内熬焦，取出不用，后下余药，熬至焦黑，亦漉出不用，将油澄清，下黄丹，再熬成膏，用绯帛摊之，立效。

千金托里散　治疗疮发背，一切恶肿。

官桂　人参　甘草　川芎　白芷　芍药各一两　木香　没药各三钱

乳香_{二钱}　当归_{半两}　连翘_{一两二钱}　黄芪_{一两半}　防风　桔梗　厚朴_{各二两}

上十五味为细末，每服三钱，酒一大盏，煎三二沸，和相温服，无时。

破棺丹　治疮肿，一切风热。

大黄_{二两，半生半熟}　芒硝　甘草_{各一两}

上为末，炼蜜丸如弹子大，每服半丸，食后，茶清温酒任化下。童便半盏研化服亦得。忌冷水。

太乙膏　治瘰子疮神效。

脑子_{一钱，研}　轻粉　乳香_{各二钱，研}　麝香_{三钱，研}　没药_{四钱，研}　黄丹_{五两}

上用清油一斤，先下黄丹熬，用柳枝搅，又用憨儿葱七枝，先下一枝，熬焦再下一枝，葱尽为度，下火不住手搅，觑^①冷热得所，入脑子等药搅匀，磁器盛之，用时旋摊。

克效散　治瘰子疮。

官桂　硇砂_{各半钱}　赤小豆　粳米_{各四十九粒}　斑蝥_{四十九个，不去翅足}

上五味研为末，初服一字，次服二字，次服三字，次服四字，煎商陆根汤送下，空心服，小便淋沥为效。如恶心呕吐黄水无妨，瘰疬日日消矣。

玉烛散　治瘰疬，和血通经，服之自消，日进一服，七八日取效。_{方见妇人类。}

东垣升阳调经汤　治瘰疬绕颈，或至颊车，此皆出足阳明胃经中来。若疮深远，隐曲肉底，是足少阴肾经中来，乃戊脾传于癸肾，是夫传与妻，俱作块子，坚硬大小不等，并皆治之，或作丸亦可。

草龙胆_{酒制}　酒芩　莪术_{酒洗，炒}　三棱_{酒炒}　升麻_{八钱}　葛根　甘草_炙　黄连_{酒洗}　连翘　桔梗_{已上各五钱}　生黄芩_{四钱}　归梢　芍药_{各三钱}

----

①　觑（qù 去）：细看。辛弃疾《祝英台近·晚春》词："鬓边觑，试把花卜归期，才簪又重数。"

黄柏酒炒，二钱　　知母酒洗炒，一两

上另秤，一半作末，炼蜜为丸绿豆大，每服百余丸；一半作咬咀，每服五钱，若能食，大便硬，可旋加至七八钱，水二盏，先浸半日，煎至一盏，去粗，临卧热服。足高，去枕仰卧，嚼一口，作十次咽下，留一口在后，送下丸药。服毕，其卧如常。

【点评】对于瘰疬的治疗，丹溪推荐用夏枯草，认为其"大能散结气，而有补养血脉之功，能退寒热，虚者尽可倚仗"。明代医家缪仲醇治瘰疬宗法丹溪，主用夏枯草配贝母、皂角子、金银花等，旨在清热化痰，软坚散结。

金汤疳癣诸疮八十七

金疮

五倍子、紫苏等分。

又方

白胶香三钱，龙骨一钱。

金疮狗咬

五月五日午时，用陈石灰一斤，捣为末，韭一斤，捣汁，和成饼，阴干，为细末敷之。

治阳证肿毒并金疮。

大粉草剉细，用竹筒一段，割去青，两头留节，节上开一窍，入粉草在内，满后用油灰塞孔窍，从立冬日，放粪缸内，待立春先一日取起，竖立在有风无日阴处二十一日，多最好，却破竹取草，为细末，用傅金疮。干者水调。

火烧

桐油二钱　水二钱

上二件，以桃柳枝不住手搅成膏，再入少水溶，外用猫儿肚底毛细剪掺上。

汤浇

以淋了第三次灰粗敷患处。

汤火疮，腊月，猪胆涂黄柏，炙干为末，敷上。

臁疮

乳香　没药　水银　当归各半两　川芎　贝母　黄丹二钱半　真麻油五两

上㕮咀，除黄丹、水银外，先将余药用香油熬黑色，去粗，下黄丹、水银，又煎黑色，用柳桃枝搅成膏，油纸摊贴。

又方

龙骨生用　血竭　赤石脂共一两　头发如指大　黄蜡一两　白胶香　香油不拘多少

上件，先以香油煎头发三五沸，去发，入黄蜡、白胶香，却入龙骨、血竭、赤石脂，搅匀，安在水盘内，候冷取起，以磁器盛之，每遇一疮，捻作薄片贴疮口，以竹箬①贴在外，三日后，翻过再贴，仍服活血药。

---

① 竹箬（ruò 若）：箬竹的叶子。

又方

用砂糖水煎冬青叶三五沸，捞起，石压平。将叶贴疮上，日换二次。

又方

以头垢烧灰，和枣肉捣作膏，先以葱椒叶煎汤洗净，用轻粉掺上，却以前膏，雨伞纸摊贴之。

又方

地骨皮一两　白蜡半两　甘草节半两

上以香油，入地骨皮、甘草节，文武火熬熟去相，入黄丹一两半，紧火熬黑提起，白纸摊贴之，次用冬青叶醋煎过，以药贴之。

杖疮疼

黄柏、生地、黄紫荆皮皆要药。热血作痛，凉血去瘀血为先，须下鸡鸣散之类。生地黄、黄柏为末，童便调敷，或加韭汁。不破者，以韭菜、葱头春碎，炒热贴，冷则易。膏药，紫荆皮、乳香、没药、生地黄、黄柏、大黄之类。

又方

用大黄、黄柏为末，生地黄汁调敷，干即再敷。

又方

野生苎麻根，嫩者，不拘多少，洗净，同盐擂敷疮上，神效。伤重多用盐。

癣疮

防风通圣散去硝黄，加浮萍、皂角刺。又紫苏、樟树、苍耳、浮萍煎汤洗。

又方

浮萍一两　苍术二两　苦参一两半　黄芩半两　香附二钱半

上为末，酒糊丸。

又方

芦荟　大黄　轻粉　雄黄　蛇床子　槿树皮　槟榔

上为末，先刮癣，用米醋调药末涂之。

又方

芦荟研，三钱　江子去壳，十四粒　蓖麻子去壳，十四粒　斑蝥七个，去翅足　白蜡

上以香油二两，熬江子、蓖麻、斑蝥三药，以黑为度，去药入蜡，并芦荟末在内，磁罐盛贮，微微刮癣令破，以油涂上，过夜略肿即愈。

下疳疮

蛤粉　蜡茶　苦参　密陀僧

上为末，河水洗净，蜡猪油调傅。兼治臁疮。

又方

米泔水洗疮净，用头发，以盐水洗净去油，再用清汤洗，晒干烧灰，敷疮上，即时生靥。

【附方】

冰霜散　治火烧燎损伤，油热浇伤，皮烂肉大痛。

寒水石生　牡蛎煅　明朴硝　青黛各一两　轻粉一钱

上为末，新水调，或油调，湿则干贴痛处，立止如神。

圣粉散　治下注疳疮，蚀臭腐烂，疼痛不可忍者。

黄柏蜜炙　密陀僧　黄丹　高末茶　乳香各三钱　轻粉一钱半　麝少许

上为末，用葱汤洗疮后，次贴此药，兼治小儿疳疮。

下疳疮洗药

黄连　黄柏　当归　白芷　独活　防风　朴硝　荆芥

上等分，水煎，入钱五十文，乌梅五个，盐一匙，同煎，温洗，日五七次，用下药敷：

木香　槟榔　黄连　铜青　轻粉　枯矾　螵蛸　麝_{各等分两}

上为极细末，洗后，至夜敷上。

妇人八十八

妇人经水过期，血少也，四物加参、术，带痰加南星、半夏、陈皮之类。经水不及期而来者，血热也，四物加黄连。过期紫黑有块，亦血热也，必作痛，四物加香附、黄连。过期淡色来者，痰多也，二陈加川芎、当归。过期而来，乃是血虚，宜补血，用四物加黄芪、陈皮、升麻。未及期先来，乃是气血俱热，宜凉气血，柴胡、黄芩、当归、白芍、生芐、香附之属。经不调而血水淡白，宜补气血，参、芪、芎、归、香附、白芍。腹痛加胶珠、艾叶、玄胡索。经候过而作痛者，乃虚中有热，所以作疼。经水将来作疼者，血实也_{一云气滞}，四物加桃仁、黄连、香附。临行时，腰疼腹痛，乃是郁滞，有瘀血，宜四物加红花、桃仁、莪术、玄胡索、香附、木香，发热加黄芩、柴胡。紫色成块者，热也，四物加黄连、柴胡之类。痰多，占住血海地位，因而下多者，目必渐昏，肥人如此，用南星、苍术、川芎、香附，作丸子服之。肥人不及日数而多者，痰多血虚有热，亦用前丸药中，更加黄连、白术丸服。血枯经闭者，四物加桃仁、红花。躯脂满经闭者，以导痰汤加黄连、川芎，不可服地黄，泥膈故也，如用，以姜汁炒。肥胖饮食过度之人而经水不调者，乃是湿痰，宜苍术、半夏、滑石、茯苓、白术、香附、川芎、当归。临经来时肚痛者，四物汤加陈皮、玄胡索、牡丹、甘草。痛甚者豆淋酒，痛缓者童便煮莎，入炒条芩末为丸。经水去多不能住者，以三补丸加莎根、龟板、金毛狗脊。阴虚经脉久不通，小便涩，身体疼痛，以四物加苍术、牛膝、陈皮、生甘草。又用苍莎丸加苍耳、酒芍药为丸，就煎前药吞下。

又方 治经水过多。

黄芩炒 白芍炒 龟板炙。各一两 黄柏炒，三钱 椿树根皮七钱半 香附子二钱半

上为末，酒糊丸，空心，温酒或白汤下五十丸。

又方 治积痰伤经不行，夜则妄语。

瓜蒌子一两 黄连半两 吴茱萸十粒 桃仁五十个 红曲二钱 砂仁三两

上为末，生姜汁化炊饼为丸桐子大，服百丸，空心。

又方 治一切瘀血为痛。

香附四两，醋煮 瓦垅子煅，二两，醋煮一昼夜 桃仁二两 牡丹皮 大黄熟蒸 当归各一两 川芎 红花各半两

上为末，蒸饼丸如桐子大，空心，温酒下三五十丸。

【附方】

四物汤 治冲任虚损，月水不调，腹疠痛。

当归 川芎 芍药 熟苄等分

上以水煎服，加减于后。若经候微少，渐渐不通，手足烦疼渐瘦，生潮热，脉微数，本方去地黄、芎，加泽兰叶三倍，甘草半分。经候过多，本方去熟地黄，加生苄，或只加黄芩、白术。经行身热，脉数头昏，本方加柴胡、芩。经行微少，或胀或疼，四肢疼痛，加延胡、没药、白芷与本方等，淡醋汤调下末子。经候不调，心腹疠痛，只用芎、归二味，名君臣散。气冲经脉，故月事频并，脐下多痛，加芍药。经欲行，脐腹绞痛，加玄胡、槟榔、苦楝，炒木香减半。经水涩少，加葵花、红花。经水适来适断，或有往来寒热，先宜服小柴胡汤，后以四物和之。经候过而作痛，血气俱虚也，宜本方对四君子汤服之。

治经事过期不行。

玄胡索一钱　香附　枳壳各半钱

上为末，杜牛膝捣汁半钟，空心调服。

交加地黄丸　治经水不调，血块气痞，肚腹疼痛。

生苄一斤　老生姜一斤　玄胡索　当归　川芎　白芍二两　没药
木香各一两　桃仁去皮尖　人参各一两半　香附子半斤

上先将地黄、生姜各捣汁，以姜汁浸地黄粗，地黄汁浸生姜粗，皆以汁尽为度，次将余药为末，共作一处日干，同为末，醋糊丸如桐子大，空心服五十丸，姜汤下。

当归散　治经脉不通。

当归　川山甲灰炒　蒲黄各半两，炒　辰砂一钱　麝香少许

上为末，酒调服二钱。

琥珀散　治月水不通，心膈迷闷，腹脏撮痛。

台乌二两　当归　莪术各一两

上为末，空心，温酒调二钱，以食压之。产后诸疾，炒姜酒调下。

通经丸　治妇人室女经候不通，脐腹疼痛，或成血瘕。

川椒炒　莪术　干漆炒烟尽　当归　青皮　干姜　大黄煨　桃仁去皮尖，炒　川乌炮　桂心各等分

上为末，将一半用米醋熬成膏子，和余药成剂，臼中杵之，丸如桐子，阴干，每服三五十丸，醋汤下。《严氏方》无川乌，有红花。

红花当归散　治妇人血脏虚竭，或积瘀血，经候不行，时作痛，腰胯重疼，小腹坚硬，及室女经水不行。

红花　当归尾　紫葳即凌霄花　牛膝　甘草炙　苏木各三两　白芷
桂心一两半　赤芍九两　刘寄奴五两

上为末，空心，热酒调三钱服。一名凌霄花散。

导痰汤见痰类。

三补丸见诸虚类。

苍莎丸 见咳嗽类。

越鞠丸 见六郁类。

【点评】丹溪"阳常有余，阴常不足"的学术思想，在妇科中得到了充分的体现。妇人以血为本，经、孕、产、乳皆以血为用，所以机体常常处于血分不足、气分有余的生理状态之中。《局方发挥》曰："妇人以血为主，血属阴，易于亏欠，非善调摄者不能保全也。"所以调补气血乃是妇科的一大法则，丹溪常以四物汤加减，在《妇人》篇中择用四物汤者比比皆是。而《产后》篇更是明确指出"产后无得令虚，当大补气血为主，虽有杂症，以末治之。一切病多是血虚，皆不可发表"。充分体现了丹溪治疗妇科疾病重视阴血补养的特色。

除了重视气血的调养外，丹溪论治妇科疾病还有以下二大特色：①重视从痰论治。丹溪认为，妇人经、带、胎、产的病理变化与痰浊内蕴有密切的关系，故根据患者体质的不同而用活血化痰法、燥湿化痰法、清化热痰法，常以二陈汤加减。妇科病从痰论治，丹溪之前鲜有人阐发。所以丹溪的这一观点，不仅丰富了妇科病的治疗，今仍有较高的临床指导意义。②强调情志调节。丹溪十分重视情志的调畅，其所创的"六郁"学说在临床各科的治疗中有着积极的意义。情志变化对妇人影响尤大，《丹溪手镜》曰："妇人乃血虚，七情感而生风；室女乃血实，七情感而生热。"《格致余论》曰："世之难产者，往往见于郁闷安佚之人，富贵奉养之家，若贫贱辛苦者无有也。……乳子之母，不知调养，怒忿所逆，郁闷所遏，厚味所酿，以致厥阴之气不行，故窍不得通，而汁不得出。"强调治疗妇科病尤要重视情志的调节。

纵观丹溪对妇科经、带、胎、产的治疗，仍是以"气血痰郁"四伤学说为法，无不体现四伤学说的临床意义。

崩漏八十九

血崩，东垣有治法，但不言热，其主在寒，学者宜寻思之。急则治其标，用白芷汤调百草霜末。甚者用棕榈灰，后用四物汤加炒干姜调理。因劳者用参、芪带升补药，因寒者用干姜，因热者黄芩。崩过多者，先用五灵脂末一服，当分寒热，盖五灵脂能行能止。紫色成块者，热，以四物汤加黄连之类。妇人血崩，用香附、白芷丸服。气虚、血虚者，皆以四物汤加参、芪。漏下，乃热而虚，四物加黄连。崩中白带，用椒目末，又用白芷石灰炒，去灰为末，茜草少许，粥丸服。一方用生狗头骨，烧灰存性，或酒调服，或入药服。一方五灵脂半生半炒，为末，酒调服。经血逆行，或血腥，或吐血，或唾血，用韭菜汁服效。

夫妇人崩中者，由脏腑伤损，冲任二脉血气俱虚故也。二脉为经脉之海，血气之行，外循经络，内荣脏腑，若气血调适，经下依时。若劳动过极，脏腑俱伤，冲任之气虚，不能约制其经，血故忽然而下，谓之崩中暴下。治宜当大补气血之药，举养脾胃，微加镇坠心火之药，治其心，补阴泻阳，经自止矣。

【附方】

小蓟汤　治崩中不止。

小蓟茎叶研取汁，一盏　生苄汁一盏　白术半两

上三件，入水一盏，煎温服。

荆芥散　治妇人崩中，连日不止。

用荆芥穗，于灯盏多著灯心，好麻油点灯，就上烧荆芥焦色

上为末，每服三钱，童便调下。

又方

艾叶如鸡子大　阿胶半两　干姜一钱

上为粗末，用水五盏，先煮艾、姜，后入胶烊消，分作二服，空心。

如圣散 治妇人血山崩。

棕榈灰　乌梅各一两　干姜一两五分。并烧灰存性

上为末，每服二钱，乌梅酒调下，空心。

凉血地黄汤 治妇人血崩，是肾水月虚，不能镇守包络相火，故血走而崩也。

黄芩　荆芥　蔓荆子各一分　黄柏　知母　藁本　细辛　川芎各二分　黄连　羌活　柴胡　升麻　防风各三分　生苄　当归各五分　甘草一钱　红花炒，少许

上作一服，水煎，空心，稍热服。

【点评】崩漏是月经的周期、经期、经量发生严重失常的病证。发病急骤，暴下如注，大量出血者为"崩"；病势缓慢，出血量少，淋漓不绝者为"漏"。丹溪认为，崩漏的根本原因是"脏腑伤损，冲任二脉血气俱虚故也"。治疗上，急者治其标，以益气止血为先；缓者治其本，"当大补气血之药，举养脾胃，微加镇坠心火之药治其心，补阴泻阳，经自止矣"。补气血之亏、益生化之源以治其本，清内盛之心火以治其标，标本兼治，实为治崩漏之良策。方广在《丹溪心法附余》中提出治崩漏三法：初用止血，以塞其流；中用清热凉血，以澄其源；末用补血，以复其旧。对治疗崩漏起到了提纲挈领的作用，后世多从之。

带下九十

带下，赤属血，白属气，主治燥湿为先。漏与带，俱是胃中痰积流下，渗入膀胱，无人知此，只宜升提，甚者上必用吐，以提其气，

下用二陈汤，加苍术、白术，仍用丸子。一本作瓦垅子。又云：赤白带下，皆属血出于大肠、小肠之分。肥人多是湿痰，海石、半夏、南星、炒柏、苍术、川芎、椿皮。一方无椿皮，有青黛。瘦人白带少，如有者多热，以炒黄柏、滑石、椿皮、川芎、海石。如无海石，以蛤粉亦可。一方有青黛作丸子服。赤白带下，炒黄荆子为末，酒调下二钱，或米汤亦可。又治心痛，罗先生法，或十枣汤，或神佑丸，或玉烛散，皆可服。实者可行，虚者不可峻攻。血虚者，加减四物汤。气虚者，参、术、陈皮间与之。湿胜者，用固肠丸。相火动者，于诸药中少加黄柏。滑者，加龙骨、赤石脂；滞者，加葵花。葵花白者治白带，赤者治赤带。性燥者，加黄连。痰气带下者，苍术、香附、滑石、蛤粉、半夏、茯苓丸服。寒月少加干姜，临机应变。必须断厚味。

入方

良姜　芍药　黄柏二钱。各炒成灰　椿树根皮一两半

上为末，粥丸，每服四五十丸，空心。

又方　一妇人白带兼风痛。

半夏　茯苓　川芎　陈皮　甘草　苍术　黄柏酒炒　南星　牛膝酒洗

治妇人上有头风鼻涕，下有白带。

南星　苍术　柏皮炒　滑石　半夏　川芎　辛夷　牡蛎粉炒　酒芩

上㕮咀，水煎，去粗，食前服。

又方　治白带。

龟板炙　栀子各二两　黄柏炒，一两　白芍药七钱半　香附半两　干姜炒，二钱半　山茱萸　苦参　椿树皮各半两　贝母

上为末，酒糊丸桐子大，空心，米汤下五十丸。

又方　治赤白带下，或时腹痛。

龟板酒炙，二两　黄柏炒，一两　干姜炒，一钱　栀子二钱半

上为末，酒糊丸如桐子大，每服七十丸，日服二次。

又方 治妇人有孕白带。

苍术三钱　白芷二钱　黄连炒，二钱　黄芩炒，三钱　黄柏炒，一钱半
白芍二钱半　椿树皮炒，一钱半　山茱萸二钱半

上为末，糊丸，空心，温酒下五十丸。

治结痰白带，先以小胃丹，半饥半饱，津液下数丸，候郁积开，却宜服补药。

白术二两　黄芩半两　红白葵花二钱半　白芍七钱半

上为末，蒸饼丸，空心，煎四物汤下三五十丸。

固肠丸 治湿气下利，大便血，白带。去脾胃陈积之痰，用此以燥其湿，亦不可单用，须看病作汤使。

椿根白皮性凉而燥，须炒用

上为末，酒糊丸服。

又方

椿根皮四两　滑石二两

上为末，粥丸桐子大，空心，白汤下一百丸。

又方 治白带，因七情所伤，而脉数者。

黄连炒　扁柏酒蒸　黄柏炒。各半两　香附醋炒　白芍　白术各一两
椿根皮炒，三两　白芷烧存性，三两

上为末，粥丸桐子大，每服七十丸，食前，米饮下。

又方 治赤白带，因湿胜而下者。

苍术盐炒　白芍　滑石炒。各一两　枳壳炒　甘草各三钱　椿根皮炒，
二两　干姜炮，二钱　地榆半两

上为末，粥丸，空心，米饮下一百丸。

【附录】赤白带者，皆因七情内伤，或下元虚惫，感非一端。叔和云：崩中日久为白带，漏下多时骨本枯。崩中者，始病血崩，久则血少，亡其阳，故白滑之物下流不止，是本经血海将枯，津液复亡，枯干不能滋养筋骨。执剂之法，须以本部行经药为引用，为使；大辛甘油腻之药，润其枯燥而滋益津液；以大辛热之气味药，补其阳道，

生其血脉；以寒苦之药，泄其肺而救上热；伤气，以人参补之，以微苦温之药为佐而益元气。此治之大法也。

【附方】

戴人玉烛散　治经候不通，腹胀或痛。

当归　芍药　川芎　熟苄　芒硝　大黄　甘草

上咬咀，生姜三片，煎服。

十枣汤 见胁痛类。

神佑丸 见中湿类。

【点评】"带下，赤属血，白属气，主治燥湿为先。漏与带，俱是胃中痰积流下，渗入膀胱，无人知此"。《丹溪治法心要》曰赤白带者"主湿热。赤属血，白属气属痰。带漏俱是胃中痰积流下，渗入膀胱"。明确了带下与气血、痰湿有着密切的关系，尤其突出了痰湿在带下发病中的作用。在治疗上，除以气血痰郁四伤学说为法，强调辨证论治外，丹溪还倡用升提法，云"只宜升提，甚者上必用吐，以提其气""带下病多者与久者，当于湿热药中兼用升举"（出《丹溪治法心要》）。从痰湿论治及善用升提法治疗带下病，充分体现了丹溪治疗带下病的特色，对后世带下病症的治疗有一定的影响。

产前九十一

产前当清热养血。产妇因火动胎逆，上作喘急者，急用条芩、香附之类，为末调下。条芩水中取沉者为佳。坠胎，乃气虚、血虚、血热。黄芩安胎，乃上、中二焦药，能降火下行。益母草即茺蔚子，治产前产后诸病，能行血养血，难产可煎作膏。地黄膏、牛膝膏皆可用。怀妊爱物，乃一脏之虚，假如肝脏之虚，肝气止能生胎，无余用也。又云不能荣其肝，肝虚故爱酸物。产前安胎，白术、黄芩为妙药也。条芩，安胎圣药也。俗人不知，以为害而不敢用，反谓湿热之药可养胎，殊不知产前宜清热，令血循经而不妄行，故能养胎。胎热将临月，以三补丸加炒香附、炒白芍，蒸饼丸服。抑热，以三补丸，用地黄膏丸。有孕八九个月，必用顺气，须用枳壳、紫苏梗。凡妊妇，脉细匀易产；大、浮、缓，火气散，难产。生产如抱舡过坝一般。

入方

固胎。

地黄半钱　归身　人参　白芍各一钱　白术一钱半　川芎五分　陈皮一钱　黄芩半钱　甘草三分　黄连少许　黄柏少许　桑上羊儿藤七叶，圆者。一本无芩

上㕮咀，每二钱，入糯米二十四粒煎服。血虚不安者用阿胶。痛者用砂仁，止痛安胎行气故也。

束胎丸　第八个月可服。

炒黄芩夏一两，春秋七钱半，冬半两　白术二两，不见火　茯苓七钱半，不见火　陈皮三两，忌火

上为末，粥丸服。

达生散　又名束胎散。

大腹皮三钱　人参　陈皮各半钱　白术　芍药各一钱　紫苏茎叶半钱　甘草炙，二钱　归身尾一钱

上作一服，入青葱五叶，黄杨脑七个，此即黄杨树叶稍儿也，或加枳壳、砂仁，以水煎，食后服。于八九个月，服十数贴，甚得力。夏月加黄芩，冬不必加，春加川芎。或有别证，以意消息于后。气虚加参、术，气实倍香附、陈皮，血虚倍当归加地黄，形实倍紫苏，性急加黄连，有热加黄芩，湿痰加滑石、半夏，食积加山楂，食后易饥倍黄杨脑，有痰加半夏，腹痛加木香、桂。

又方　第九个月服。

黄芩一两，酒炒。不宜凉药，怯弱者减半　白术一两　枳壳炒，七钱半　滑

石七钱半。临月十日前小便多者，减此一味

上为末，粥丸桐子大，每服三十丸，空心热汤下，多则恐损元气，实人宜服。

又方 安胎。

白术　黄芩　炒曲

上为末，粥丸服。一本云：用条芩一二两，为末，每一钱或半钱，浓煎白术汤调下。每次用白术五七钱煎汤。

恶阻从痰治，多用二陈汤。

戴云：恶阻者，谓妇人有孕，恶心，阻其饮食者是也。肥者有痰，瘦者有热，须用二陈汤。

入方

白术不拘多少

上为末，水丸，随所好，或汤或水下。

子肿，湿多。

戴云：子肿者，谓妇人手足或头面通身浮肿者是也。

入方

山栀子炒用，一合

上为末，米饮吞下，或丸服。

三因鲤鱼汤 治妊娠腹大，间有水气。

白术五两　茯苓四两　当归　芍药各三两

上细剉，以鲤鱼一头，修事如食法，煮取汁，去鱼不用，每服四钱，入鱼汁一盏半，姜七片，陈皮少许，煎至七分，去粗，空心服。

胎漏，气虚、血虚、血热，可服固孕之药。

戴云：胎漏者，谓妇人有胎而血漏下者。

参术饮 治妊娠转胞。

四物汤加人参　白术　半夏制　陈皮　甘草

上㕮咀，入生姜煎，空心服。

【附方】

治胎动不安，已有所见。

艾叶　阿胶　当归　川芎_{各三两}　甘草_{一两}

上每服五钱，水煎熟，下胶令烊，温服。

胶艾汤　损动胎去血腹痛。

艾叶　阿胶

上二味，水煎服。

难产，气血虚故也。此盖九月十月之际，不谨守者有之，亦有气血凝滞而不能转运者，临月时服野天麻，熬膏，白汤调下。油、蜜、小便和极匀，治难产。

入方

砂仁　香附_{醋煮}　枳壳　甘草

上为末，汤调，又以香油、蜜、小便和匀各半盏，调益母草末。

催生。

白芷灰　百草霜　滑石

上为末，用芎、归煎汤调下，或姜汁服。

天麻丸　易产。

天麻即益母草，六月间连根采，阴干。

上为末，不拘多少，炼蜜丸如圆眼大，临产时，温酒或白汤化一丸，能除产后百病。

【附方】

催生如圣散

黄葵花_{不以多少，焙干}

上为末，热汤调下二钱，神妙。或有漏血，胎脏干涩，难产痛剧者，并进三服，食久，腹中气宽胎滑，即时产下。如无花，只以蜀葵子，烂研小半合，以酒调尤妙。亦治打扑伤损，如死胎不下，煎红花，温酒调下。《经验方》用子四十九粒或三十粒。歌曰：黄金内子三十粒，细研酒调能备急，命若悬丝在须臾，即令眷属不悲泣。

又方

蛇蜕_{一条，全者}　蚕脱纸_{一张，一方无}

上入新瓷中，盐泥固脐，烧存性为末，煎榆白皮调下一钱，三服觉痛便产。

又方　治产难，兼治胞衣不下并死胎。

蓖麻子七粒，去壳，研细成膏，涂脚心，胞衣即下，速洗去，不洗肠出，却用此膏涂顶上，肠自缩入，如神之妙。

又方

腊月兔头_{一枚，烧灰}

上为末，葱白汤调二钱立生。

又方　治难产三日不下。

伏龙肝细研，每服一钱，酒调服之。又，或吞鸡子黄三个，并少苦酒服之，立生。又，或用赤小豆二升，水九升，煮取一升汁，入炙了明黄胶一两，同煎少时，一服五合。又，用槐子十四枚即下。又方，当归为末，酒调方寸匕服。

胞衣不下，取皂屋黑尘，研为细末，酒调方寸匕。

【**点评**】"产前当清热养血"，明确了产前疾病的治疗原则。妇人怀孕以后聚血以养胎，常呈阴血亏虚之象。饮食、劳倦、七情太过皆易引起阴虚火动，而出现产前诸疾，治疗上宜清热养血。对于胎动不安者，丹溪倡用白术、黄芩，指出"产前安胎，白术、黄芩为妙药也"。盖是以白术燥湿健脾，脾健则气血盛而胎自安；以黄芩清热降火，热清火降而胎自安。有学者以丹溪之法治疗漏胎，收到了满意的疗效。当然，胎动不安由多种原因引起，临床还当根据孕妇的身体状况辨证治疗。

产后九十二

产后无得令虚，当大补气血为先，虽有杂证，以末治之。一切病多是血虚，皆不可发表。产后不可用芍药，以其酸寒伐生发之气故也。产后血晕，因虚火载血上行，渐渐晕来，方用鹿角烧灰，出火毒，研极细末，好酒同童便灌下，一呷即醒，行血极快。又方，以韭叶细切，盛于有嘴瓶中，以热醋沃之，急封其口，以嘴塞产妇鼻中，可愈眩冒。产后中风，切不可作风治，必大补气血为主，然后治痰，当以左右手之脉，分其气血多少而治。产后中风，口眼㖞斜，切不可服小续命汤。产后水肿，必用大补气血为主，小佐苍术、茯苓，使水自利。产后大发热，必用干姜。轻者用茯苓淡渗其热，一应寒苦并发表之药，皆不可用。产后发热恶寒，皆属血虚。左手脉不足，补血药多于补气药。恶寒发热腹痛者，当去恶血，腹满者不是。产后发热，乳汁不通及膨者，无子当消，用麦蘖二两，炒研细末，清汤调下，作四服；有子者用木通、通草、猪蹄煎服。凡产后有病，先固正气。前条云，产后大热，必用干姜，或曰：用姜者何也？曰：此热非有余之热，乃阴虚生内热耳。故以补阴药大剂服之，且干姜能入肺和肺气，入肝分引血药生血，然不可独用，必与补虚药同用，此造化自然之妙，非天下之至神，孰能与于此乎？产后脉洪数，产前脉细小涩弱，多死。怀孕者，脉主洪数，已产而洪数不改者，多主死。

入方

产后补虚。

人参　白术一钱　茯苓　归身尾　陈皮　川芎各半钱　甘草炙，三分
有热加黄芩一钱、生姜三片

上以水煎服。

产后消血块方

滑石三钱　没药二钱　血竭二钱，如无，以牡丹皮代之

上为末，醋糊丸。如恶露不下，以五灵脂为末，神曲丸，白术、陈皮汤下。瓦垅子能消血块。

又方

血竭　五灵脂

上为末，消产后血块极好。

又方　治产后泄泻。

黄芩　白术　川芎　茯苓　干姜　滑石　陈皮　炒芍药　甘草炙

上㕮咀，水煎服。

又方　治产后恶露不尽，小腹作痛。

五灵脂　香附一方加蛤粉

上为末，醋糊丸，甚者入桃仁，不去尖用。

独行丸　治妇人产后血冲心动，及治男子血气心腹痛。有孕者忌服。

五灵脂去土，半炒半生

上为末，水丸弹子大，每一丸，或酒或姜汤化下。

参术膏　治产后胞损成淋沥证。

人参二钱半　白术二钱　桃仁　陈皮各一钱　黄芪一钱半　茯苓一钱
甘草炙，半钱

上㕮咀，水煎猪羊胞，后入药，作一服。

【附录】产后血晕者，皆由败血流入肝经，眼见黑花，头目旋晕，不能起坐，甚至昏闷不省人事，谓之血晕。用酒调黑神散最佳，切不可作中风治之。凡血晕，皆血乘虚，逆上凑心，故昏迷不省，气闭欲绝是也。古法有云：产妇才分娩了，预烧秤锤或江中黄石子，硬炭烧令通赤，置器中，急于床前，以醋沃之，得醋气可除血晕。或以好醋久涂口鼻，乃置醋于傍，使闻其气，兼细细少饮之，此为上法也。又法，以干漆烧烟，熏产母面即醒，无干漆以破漆器亦可。

【附方】

清魂散 治血迷血晕。

泽兰叶　人参_{各二钱半}　荆芥_{一两}　川芎_{半两}　甘草_{二钱}

上为末，用温酒热汤各半盏，调一钱，急灌之，下咽即开眼。

黑神散

黑豆_{炒，半升}　熟苄　当归　肉桂　干姜　甘草　白芍　蒲黄_{各四}
两　生苄_{别本无}

上为末，每服二钱，童便、酒各半调服。一名乌金散。

> 【点评】"产后无得令虚，当大补气血为先，虽有杂证，以末治之"。妇人胎孕，以血养胎，生产过程中又耗损气血，产育以后还需要化生乳汁哺育胎儿，所以妇人产后往往以气血大亏为之主，挟有其他各证乃为之末。此主、末二字，乃标本之意，治疗上应根据临床表现采用标本兼治。对此，丹溪弟子虞抟在《医学正传》中作了很好的阐释，云："若夫气血大虚，诸证杂揉，但虚而无他证者，合宜大补气血自愈。或因虚而感冒风寒者，补气血药带驱风之剂。或因脾虚而食伤太阴者，补气血药加消导之剂。或因瘀血恶露未尽而恶寒发热者，必先逐去瘀血恶露，然后大补。"
>
> 丹溪还特别强调产后切不可发表，云"一切病多是血虚，皆不可发表""一应寒苦并发表之药，皆不可用"。产后血虚，发表之剂难免伤津耗液，使本已亏损之阴血更加亏虚，而犯实实虚虚之诫，临证当慎之。
>
> 用麦蘖断乳，效果较好。据报道，这可能与催乳素释放高峰受到抑制有关，现今临床也常用之。

子嗣九十三_{附断子法}

若是肥盛妇人，禀受甚厚，恣于酒食之人，经水不调，不能成胎，谓之躯脂满溢，闭塞子宫，宜行湿燥痰，用星、夏、苍术、台芎、防风、羌活、滑石，或导痰汤之类。若是怯瘦性急之人，经水不调，不能成胎，谓之子宫干涩无血，不能摄受精气，宜凉血降火，或四物加香附、黄芩、柴胡，养血养阴等药可宜。东垣有六味地黄丸，以补妇人之阴血不足无子，服之者能使胎孕。_{出《试效方》}。

断子法：用白面曲一升，无灰酒五升，作糊，煮至二升半，滤去粗，分作三服，候经至前一日晚，次早五更及天明，各吃一服，经即不_{一无不字}。行，终身无子矣。

【**点评**】丹溪从体质的角度对妇人不孕症进行探讨，云"肥盛妇人，禀受甚厚，恣于酒食之人，经水不调，不能成胎，谓之躯脂满溢，闭塞子宫，……若是怯瘦性急之人，经水不调，不能成胎，谓之子宫干涩无血，不能摄受精气"。肥胖妇人多为痰湿之体，由于津液运化失常，痰湿凝聚，易致胞宫闭塞。临床检查发现，肥胖妇女常有排卵障碍或输卵管不通的症状，常导致不孕症的发生。而瘦怯性急之人，多为阴虚体质，阴精亏损于内，不能濡养胞宫，加之阴虚火旺，从而造成不孕。在治疗上，痰湿体质宜行湿燥痰，阴虚体质宜养血养阴。

小儿九十四

乳下小儿，常多湿热食积，痰热伤乳为病，大概肝与脾病多。小儿易怒，肝病最多，大人亦然。肝只是有余，肾只是不足。

小儿初生，未经食乳，急取甘草一寸，火上炙熟，细切，置地上出火毒一时许，用水一小盏，熬至三分之一，去滓，用新绵蘸滴儿口中，令咽尽，须臾吐痰及瘀血，方与乳食，年长知睿无病。

小儿急慢惊风，发热口禁，手心伏热，痰热咳嗽痰喘，此类证，并用涌法吐之，重剂瓜蒂散，轻剂用苦参、赤小豆末，须虾蟗汁调服之，后用通圣散为末，蜜丸服，间以桑树上牛儿，阴干，焙末调服，以平其气。惊有二证，一者热痰主急惊，当吐泻之；一者脾虚，乃为慢惊，所以多死，当养脾。急惊只用降火、下痰、养血。慢惊者，先实脾土，后散风邪，只用朱砂安神丸，更于血药中求之。

小儿蓦然无故大叫作发者，必死，是火大发则虚其气故也。

入方

黑龙丸 治小儿急慢惊风。

牛胆南星 青礞石<small>焰硝等分煅。各一两</small> 天竺黄 青黛<small>各半两</small> 芦荟<small>二钱半</small> 辰砂<small>三钱</small> 僵蚕<small>半钱</small> 蜈蚣<small>一钱半，烧存性</small>

上为末，甘草煎膏，丸如鸡头大，每服一二丸，急惊煎姜蜜薄荷汤下，慢惊煎桔梗白术汤下。

治惊而有热者。

人参 茯苓 白芍<small>酒炒</small> 白术

上咬咀，姜煎，夏月加黄连、生甘草、竹叶。

【附方】

神圣牛黄夺命散

槟榔<small>半两</small> 木香<small>三钱</small> 大黄<small>二两，面裹煨熟为末</small> 白牵牛<small>一两，一半炒一半生用</small> 黑牵牛<small>粗末，一半生用一半炒</small>

上为一处，研作细末，入轻粉少许，每服三钱，用蜜浆水调下，不拘时候，微利为度。

通圣散<small>见斑疹类。</small>

朱砂安神丸<small>见惊悸类。</small>

瓜蒂散<small>见疽类。</small>

疳病，或肚大筋青。

胡黄连丸 治疳病腹大。

胡黄连<small>五分，去果子积</small> 阿魏<small>一钱半，醋浸，去肉积</small> 神曲<small>二钱，去食积</small> 麝香<small>四粒</small> 炒黄连<small>二钱，去热积</small>

上为末，猪胆汁丸如黍米大，每服二三十丸，白术汤送下。又云，胡黄连丸十二粒，白术汤下。

五积丸　治小儿诸般疳积。

丑头末_{一两}　黄连_{半两}　陈皮_{一两}　青皮_{半两}　山楂_{半两}

上炒焦黑色，为末，每用巴豆霜半钱，前药末半钱，宿蒸饼，丸麻子大，小儿二岁十丸，五更姜汤下，至天明大便泄为度，温粥补之。未利，再服三五丸。

乌犀丸

丑头末_{三两}　青皮_{三两}　使君子肉_{七钱半}　白芜荑_{一钱半}　鹤虱_{五钱}　芦荟_{一钱，另研，烧红醋淬}　苦楝根皮_{半两}

上炒令焦黑色，为末，曲丸麻子大，每服三五十丸，米饮送下，食前，量小儿大小加减。

黄龙丸

三棱_{三两}　黑角莪术_{三两}　青皮_{一两半}　山楂肉_{七钱半}　干姜_{七钱半}

上用曲丸麻子大，日晒干，食后，姜汤下，量儿大小加减。乌犀、黄龙间服，食前服乌犀，食后服黄龙。

肥儿丸　治小儿疳积。

芦荟_{另研}　胡黄连_{三钱}　炒曲_{四钱}　黄连　白术　山楂_{炒，半两}　芜荑_{炒，三钱}

上为末，芦荟末和匀，猪胆汁丸粟米大，每六十丸，食前米饮下。

疳黄食积。

白术　黄连　苦参　山楂_{等分}

上为末，曲糊丸麻子大，食后，白汤下十五丸。

食伤胃热熏蒸。

白术_{一两}　半夏　黄连_{半两}　平胃散_{二两}

上用粥丸，食后，白汤下二十丸。

【附录】小儿疳病者，小儿脏腑娇嫩，饱则易伤，乳哺饮食一或失常，不为疳者鲜矣。疳皆因乳食不调，甘肥无节而作也。或婴幼缺乳，粥饭太早，耗伤形气，则疳之根生。延及岁月，五疳病成，甚者胸陷喘哕，乳食直泻，肿满下利，腹胁胀疼，皮发紫疮，肌肉光紫。与夫疳劳，渴泻而槁，色夭骨露，齿张肚硬不食者，皆危笃矣。凡此等类，卢扁复生，难施其巧。

【附方】

集圣丸　治小儿疳通用。

芦荟　五灵脂　好夜明砂_焙　砂仁　陈皮　青皮　莪术_煨　木香　使君子_{煨。各二钱}　黄连　虾蟆_{日干炙焦。各二分}

上为末，用雄猪胆二枚，取汁和药入糕，糊丸麻子大，每服十五丸，米饮送下。

大芦荟丸　治诸疳。

芦荟　芜荑　木香　青黛　槟榔　黄连_{炒，二钱半}　蝉壳_{二十四枚}　黄连_{半两}　麝香_{少许}

上为末，猪胆汁二枚，取汁浸糕，为丸麻子大，每服二十丸，米饮下。

褐丸子　治疳肿胀。

莱菔子_{一两，炒}　陈皮　青皮　槟榔　黑丑_{半熟半生}　五灵脂　赤茯苓　莪术_{煨。各半两}　木香_{二钱半}

上为末，面糊丸绿豆大，每服十五丸，煎紫苏桑皮汤下。

子热。

炒芍药　香附　滑石_{一两}　甘草_{三钱}　黄连_{二钱}

上作四服，水一盏半，生姜三片煎，乳母服。

风痰。

南星_{一两，切，用白矾末半两，水泡一指厚浸，晒干，研细入}　白附子_{二两}

上为末，飞白面糊丸如芡实大，每服一二丸，姜蜜薄荷汤化下。

白附丸

牛胆星_{一两，须用黄牯牛胆，腊月粉南星，亲手修合，风干，隔一年用，牛胆须入}

三四次者佳　　大陈半夏半两　　粉白南星一两，切作片用，腊雪水浸七日，去水晒干

枯白矾二钱半

上为末，宿蒸饼，丸如梧子大，用姜汁蜜汤送下。有热加薄荷叶。

紫金泥　治小儿哮喘不止，端午日修合。

黑椒四十九粒，浸透去皮，研如泥次入　　人言一钱　　鹅管石一钱

上为末，丸如黍米大，朱砂为衣，每一丸或二丸，量儿大小，空心，冷茶清下。当日忌生冷、荤、腥、热物。服药病止后，更服白附丸三五贴。

小儿腹痛，多是饮食所伤。宜：

白术　陈皮　青皮　山楂　神曲　麦蘖　砂仁　甘草

受寒痛者加藿香、吴茱萸，有热加黄芩。

小儿腹胀。

萝卜子蒸　紫苏梗　干葛　陈皮等分　甘草减半

食减者，加术煎服。

小儿好吃粽成腹胀疼，用白酒曲末，同黄连末为丸，服之愈。

又方

茯苓皮　陈皮　赤小豆　萝卜子炒　木通各半钱　木香二分　甘草些少

上㕮咀，姜一片煎服。

【附录】小儿腹痛，多因邪正交争，与脏气相击而作也。挟热作痛者，以面赤，或壮热，四肢烦，手足心热见之。挟冷作痛者，以面色或白或青见之。冷甚而证变，则面色黯黑，唇爪甲皆青矣。热证，宜四顺清凉饮加青皮、枳壳。冷证，指迷七气汤。冷热不调，以桔梗枳壳汤加青皮、陈皮、木香、当归。

小儿吐泻黄疸。

三棱　莪术　青皮　陈皮　神曲炒　茯苓　麦蘖　黄连　甘草

白术

上为末，调服。伤乳食吐泻加山楂，时气吐泻加滑石，发热加薄荷。

夏月小儿肚泻，用益元散，钱氏五补、五泻之药俱可用。吐泻腹疼吐乳，调脾以平胃散，入熟蜜，加苏合香丸，名万安膏，用米汤化下。夏月热病，六一散最妙。

小儿痢疾。

黄连　黄芩　陈皮　甘草

上以水煎服。赤痢加红花、桃仁，白痢加滑石末。

又方　治小儿食积痢。

炒神曲　苍术　滑石　白芍　黄芩　白术　甘草炙　陈皮

上咬咀，水煎，下保和丸。一方加茯苓。

小儿赤痢壮热。用蓝青捣汁，每服半盏，与之妙。

【附录】凡小儿痢疾，亦作食积论，初得之时，宜用木香槟榔丸下之，后用白术、白芍药、黄芩、甘草、滑石。如里急后重，加木香、槟榔、枳壳；久不止者，用肉豆蔻、粟壳炒黄。小儿赤斑、红斑、疮痒、瘾疹，并宜用防风通圣散，为末调服。

小儿口糜。

戴云：满口生疮者便是。

江茶　粉草

上为末敷之。一方用黄丹。

又方

苦参　黄丹　五倍子　青黛

上等分，为末敷之。

又方

青黛　芒硝

上为末，敷口中。

又方

黄柏　细辛　青盐

上等分，为末噙之，吐出涎，不过三日愈。亦治大人。

治毒口疮，五倍子、黄丹、甘草、江茶、芒硝等分，为末敷之。

龟胸。

苍术　酒柏　酒芍药　陈皮　防风　威灵仙　山楂　当归

痢后加生芐。

小儿夜啼，此是邪热乘心。

黄连_{姜汁炒，钱半}　甘草_{一钱}

上用竹叶一十片煎服。又方，加人参二钱半，作二服，入姜一片，水煎。

又法　夜啼不止，潜取捕鸡窠草一握，置小儿身下。

【附录】夜啼，小儿脏冷也。阴盛于夜则冷动，冷动则为阴极发燥，寒盛作疼，所以夜啼而不歇。

【附方】

钩藤散　治小儿夜啼。

钩藤　茯苓　茯神　川芎　当归　木香_{各一钱}　甘草_{炙，五分}

上为末，每服一钱，姜枣略煎服。又灯草烧灰，涂傅乳上与之。

小儿脱肛。

戴云：脱肛者，大肠脱下之说。

脱囊，即外肾肿大。

戴云：脱囊者，阴囊肿大，坠下不收上之说。或云：溃烂阴丸脱出。

入方

木通　甘草　黄连_炒　当归　黄芩_炒

上以水煎服。

又方　治脱肛，用东北方陈壁土泡汤，先熏后洗。

又方　治脱囊。紫苏茎叶末，干敷。如烂，用香油调，鹅翎刷。又用青荷叶包上。

小儿木舌。

戴云：木舌者，舌肿硬不和软也。又言，重舌者亦是。

此类二者，皆是热病。

入方

百草霜　芒硝　滑石

上为末，酒调敷之。

重舌，用好胆矾研细敷之。

咯血。

戴云：咯红者即唾内有血，非吐血与咳血。

又方

黑豆　甘草　陈皮

上煎服。

小儿尿血。

甘草汤调益元散。加升麻煎服尤妙。

小儿吃泥，胃气热故也。

入方

软石膏　黄芩　陈皮　茯苓　白术　甘草

上用水煎服。

又方

腻粉一钱，砂糖和丸如麻子大，米饮下一丸，泻出土立瘥。

小儿解颅，乃是母气虚与热多耳。

戴云：即初生小儿，头上骨未合而开者。

又方

四君子与四物，子母皆可服。有热加酒炒黄芩、连、生甘草煎服。外用帛束紧，用白敛末敷之。

小儿吐蛔虫。

以苦楝根为君，佐以二陈汤煎服。

小儿冬月吐蛔，多是胃寒、胃虚所致，钱氏白术散加丁香二粒。

【附方】

钱氏白术散

藿香　白术　木香　白茯苓　甘草　人参各一钱　干葛二钱

上为末，每一钱至二钱，水煎服。

小儿口噤。

治法用㗜鼻方。

郁金藜芦　瓜蒂

上为末，水调㗜之。

小儿秃头。

用白灰烧红，淬长流水令热，洗之，内又服酒制通圣散，除大黄，另用酒炒，入研为末，再用酒拌干，每服一钱，水煎频服。外又用胡荽子、伏龙尾即梁上灰尘、黄连、白矾为末，油调敷。

又方

松树厚皮烧灰　黄丹水飞，一两　寒水石一两，细研　白矾枯　黄连大黄各半两　白胶香熬，飞倾石上，三两　轻粉四盏。或云一分

上为末，熬熟油调敷疮上，须先洗了疮痂敷之佳。

又方　治小儿癞头，并身癞等证。

松皮烧灰　白胶香　枯矾　大黄　黄柏

上为末，用熟油调敷。

小儿头疮。

腊猪油半生半熟　雄黄　水银等分

上研和匀，洗净付疮上。

又方

川芎　酒片芩　酒白芍　陈皮半两　酒白术　酒归一两半　酒天麻苍术　苍耳七钱半　酒柏　酒粉草四钱　防风三钱

上为末，水荡起煎服，日四五次，服后睡片时。

又方　单治头疮。

松树皮厚者，烧炭，二两　白胶香熬沸倾石上，二两　黄丹一两，火飞　白

矾火飞,半两　黄芩　黄连　大黄各三钱　寒水石三钱　白芷　无名异炒,少许　木香少许,痛者用　轻粉

上为极细末,熬熟油调敷疮上,须洗净疮,去痂敷之佳。

又小儿疮。

猪牙皂角去皮　胡椒些少　枯矾　轻粉

上为末,樟脑、烛油搽七日。如樱桃脓窠去椒。

小儿脐肿汁出。

用枯白矾为末敷,或黄柏为末敷之。又,小儿脐不干,伏龙肝涂。

小儿天火丹,脐腹起者,赤溜不妨。

蚯蚓泥炒调敷。

小儿赤溜,主伤血热。

用生苄、木通、荆芥,苦药带表之类,外以芭蕉油涂患处,芒硝浓煎汁洗之。又方,鸡子清调伏龙肝,敷之。

小儿耳后月蚀疮。

黄连　枯白矾

上为末,敷之。

小儿鼻赤。

雄黄　黄丹

上同为末,无根水调敷之。又苍耳叶,酒蒸焙干,为末调服,最解食毒。又鼻下一道赤者,名曰䘌,以黄连末敷之。

辛夷膏　专治小儿鼻流清涕不止。

辛夷叶一两,洗净焙干　细辛　木通　白芷各半两　杏仁一两,去皮,研如泥　木香半两

上为细末,次用杏仁泥、羊骨髓、猪脂各一两,同诸药和匀,于瓦石器中熬成膏,赤黄色为度,于地上放冷,入脑、麝各一钱,拌匀涂囟门上,每用少许涂鼻中。

小儿变蒸,是胎毒散也。

乳儿疟疾痞块。

川芎二钱　生芐　白芍一钱半　陈皮　半夏　炒芩一钱　甘草二分

上作一服，姜三片，就煎下甲末半钱。

【点评】本节论述小儿病证，开篇即对小儿的病理特点进行了高度的概括，云"乳下小儿，常多湿热食积，痰热伤乳为病，大概肝与脾病多。小儿易怒，肝病最多，大人亦然。肝只是有余，肾只是不足"。常多湿热食积缘于小儿初生，脏腑娇嫩，脾胃功能不足，在小儿养护过程中，"惟务姑息，畏其啼哭，无所不与，积成痼疾"（《格致余论》语）。小儿肝气本有余，湿热食积郁久则生热生风，肝与脾病易见矣。同时，小儿凡遇不顺心的事，就以哭闹、发脾气表达，由情志因素导致火升风动。故小儿常见高热、惊风、抽搐等肝风内动之症，而曰肝病最多。小儿在生长发育过程中，生理上，既需要肝之阳气升发，又需要肝血的濡养，乙癸同源，精血互生，肾水充足，肾精化为肝血而养肝气；病理上，肝木之气有余，子盗母气，使肾水不足，精亏于下不能濡养肝木，所以表现为肝有余而肾不足。

本论为临床治疗小儿疾病提供了很好的警示作用，在临床用药时，既要考虑小儿脾虚易积，积而伤肝的小儿病理特点，又要注意小儿肝有余肾不足的生理病理特性。临证遣方用药应重调护肝气，养护肝阳，勿妄伐生生之气，同时也要顾护肾阴，使肾精化肝血而免使肝气太过。

明代医家万全受丹溪"肝只是有余，肾只是不足"的影响，提出了"肝常有余，脾常不足；心常有余，肺常不足，肾常虚"的观点，对后世探讨小儿生理病理及治疗小儿疾病等产生了重要的影响。

痘疮九十五

痘疮分气虚、血虚，用补。

气虚者人参、白术加解毒药，血虚者四物汤中加解毒药。凡痘疮初出之时，色白者，便用大补气血，参、术、芪、芎、升麻、干葛、草、木香、丁香、酒洗当归、白芍。若大便泻，加诃子、肉豆蔻、酒炒芩、连，名解毒散。但见红点，便忌葛根汤，恐发得表虚也。吐泻食少为里虚；不吐泻能食为里实。里实而补，则结痈毒。陷伏倒靥为表虚，灰白者亦表虚，或用烧人尿。红活绽凸为表实，表实而更复用表药，则反溃烂，不结痂。吐泻陷伏，二者俱见，为表里俱虚。黑陷甚者，亦用烧人尿，蜜水调服，出子和方。痘疮初出时，或未见时，人有患者，宜预服此药，多者令少，重者令轻，方以丝瓜近蒂三寸，连皮子烧灰存性，为末，沙糖拌，干吃。入朱砂末尤妙。痘疮分人清浊，就形气上取勇怯。黑陷二种，因气虚而毒气不能尽出者，酒炒黄芪、酒紫草、人参。颜色正者如上治。将欲成就，却色淡者，宜助血药，用当归、川芎、酒洗芍药之类，或加红花。将成就之际，却紫色者属热，用凉药解其毒，升麻、葛根、黄连、黄芩、桂枝、连翘之类，甚者犀角大解痘毒。炉灰白色，静者怯者，作寒看；勇者燥者，炌发者，作热看。痘疮，鼠粘子、连翘、山楂、甘草，此四味，始终必用之药。全白色将靥时，如豆壳者，盖因初起时，饮水多，其靥不齐，俗呼倒靥，不好，但服实表之剂，消息以大小便，如大便秘通大便，小便秘通小便。有初起，烦躁谵语，狂渴引饮，若饮水则后来靥不齐，急以凉药解其标，如益元散之类亦可服。痒塌者，于形色脉上分虚实，实则脉有力，气壮；虚则脉无力；气怯。轻者用淡蜜水调滑石末，以羽润疮上。虚痒者，以实表之剂，加凉血药。实痒，如大便不通者，以大黄寒凉之药，少许与之，下其结粪。疏则无毒，密则有毒，宜凉药解之，虽数十贴，亦不妨，无害眼之患。疮干者宜退火，湿者用泻湿。退火止用轻剂，荆芥、升麻、葛根之类；泻湿乃肌表间湿，宜用风药，白芷、防风之类。如痘疮伤眼，必用山栀、决明、赤芍、归尾、芩、连、防风、连翘、升麻、桔梗，作小剂末调服。如眼无光，过百日后，血气复自明。痘痈多是实毒，血热成痈，分上下用药，一日不可缓。已成脓必用凉药为主，赤芍、甘草节、连翘、桔梗。上引用升麻、葛根，下引用槟榔、牛膝，助以贝母、忍冬草、白芷、瓜蒌之类。大便燥用大黄，发寒热用黄芩、黄柏。痘疮黑属血热，凉血为主；白属气虚，补气为主。中黑陷而外白起得迟者，则相兼而治。初起时自汗不妨，盖湿热薰蒸而然故也。痘风分气血虚实，以日子守之，多带气血不足。虚则黄芪，生血活血之剂助之，略佐以风药；实则白芍为君，黄芩亦为君，佐以白芷、连翘、续断之类。若属寒，陈氏方可用。

入方

解痘疮毒。

丝瓜　升麻　酒芍药　生甘草　黑豆　山楂　赤小豆　犀角

上水煎服。

又方　治痘疮已出未出，皆可服。

朱砂

上为末，蜜水调服，多者可减，少者可无。

痘疮敷药：

贝母　南星　僵蚕　天花粉　寒水石_{最多}　白芷　草乌　大黄　猪牙皂角

上为末，醋调傅之。

【附录】小儿疮疹，大抵与伤寒相似，发时烦躁，脸赤唇红，身痛头疼，乍寒乍热，喷嚏呵欠，嗽喘痰涎，伤寒证候类有之。始发之时，有因伤风寒而得者，有因时气传染而得者，有因伤食呕吐而得者，有因跌扑惊恐蓄血而得者。或为窜眼、禁牙、惊搐如风之证，或口舌咽喉腹肚疼痛，或烦躁狂闷昏睡，或自汗，或下痢，或发热，或不发热，证候多端，卒未易辨，亦须以耳冷、骫冷、足冷验之。盖谓疮疹属阳，肾脏无证，耳与骫、足俱属于肾，故肾之所部独冷。疑似之间，或中或否，不若视其耳后，有红脉赤缕为真，于此可以稽验矣。调护之法，首尾俱不可汗下，但温凉之剂兼而济之，解毒和中安表而已。如欲解肌，干葛、紫苏可也。其或小儿气实，烦躁热炽，大便秘结，则与犀角地黄汤，或人参败毒散辈，又或紫草饮，多服亦能利之，故前说大便不通者，少与大黄，尤宜仔细斟酌之，慎之可也。若小便赤少者，分利小便，则热气有所渗而出。凡热不可骤遏，但轻解之，若无热则疮又不能发也。凡已发未发，并与紫苏饮为当。虚者益之，实者损之，冷者温之，热者平之。是为权度，借喻而言，亦如庖人笼蒸之法，但欲其松耳。如苟妄汗，则荣卫既开，转增疮烂；妄下则正气内脱，变而归肾，身体振寒，耳骫反热，眼合肚胀。其疮黑坏，十无一生。钱氏云：黑陷青紫者，百祥丸下之，不黑者，谨勿下。余知其所下者，泻膀胱之邪也。又云：下后身热气温，欲饮水者，可治。水谷不消，或寒战者，为逆。余知其脾强者，土可以治水也，百祥丸大峻，当以宣风散代之。泻后温脾，则用人参、茯苓、白术等分，厚朴、木香、甘草各半为妙。盖疮发肌肉，阳明主之，脾土一温，胃气随畅，独不可消胜已泄之肾水乎？此钱氏不刊之秘旨也。朱氏曰：疮疹已发未发，但不可疏转，此为大戒。又曰：疮疹首尾皆不可下，辄用利药，则毒气入里杀人。以此观之，疮疹证状，虽与伤寒相似，而疮疹治法，实与伤寒不同。伤寒所传，从表入里；疮疹所发，从里出表。盖毒根于里，若下之，则内气一虚，毒不能出，而返入焉，由是，土不胜水黑陷者有之；毒发于表，若汗之，则荣卫一虚，重令开泄，转增疮烂，由是，风邪乘间变证者有之。汗下二说，古人所深戒也。调解之法，活血调气，安表和中，轻清消毒，温凉之剂，二者得兼而已。温如当归、黄芪、木香辈，凉如前胡、干葛、升麻辈，佐之以川芎、芍药、枳壳、桔梗、羌活、木通、紫草、甘草之属，则可以调适矣。但小儿凡觉身热证似伤寒，若未经疮痘，疑似未明，且先与惺惺散、参苏饮，或人参羌活散辈，热甚则与升麻葛根汤、人参败毒散。疮痘已出，则少与化毒汤；出不快者，加味四圣散、紫草饮子、紫草木香汤、紫草木通汤，或快斑散、丝瓜汤；出太甚者，人参败毒散、犀角地黄汤。小便赤涩者，大连翘汤、甘露饮、麦门冬、五苓散；大便秘结，内烦外热者，小柴胡汤加枳壳最当，或少少四顺清凉饮。若咽喉痛者，大如圣汤、鼠粘子汤；喘满气壅者，麻黄黄芩汤；胸腹胀满者，枳壳桔梗汤、二陈加枳壳汤；烦渴者，甘草散、乌梅汤；下利呕逆者，木香理中汤、甘草干姜汤；陷入者，加味四圣散。更以胡荽酒，薄敷其身，厚敷其足，喷其衣服，并以厚绵盖之。若犹未也，独圣散入麝香，老酒调剂，或不用酒，则木香煎汤；若其疮已黑，乃可用钱氏宣风散加青皮主之。然而疮疹用药，固有权度，大小二便不可不通，其有大便自利，所下黄黑则毒气已减，不必多与汤剂，但少用化毒汤可也，或不用亦可。若大小二便一或闭焉，则肠胃壅塞，脉络凝滞，毒气无从而发泄，眼闭声哑，肌肉鳌然，不旋踵而告变矣。其坏疮者，一曰内虚泄泻，二曰外伤风冷，三曰变黑归肾。春夏为顺，秋冬为逆。凡痘疮初出之时，须看胸前，若稠密，急宜消毒饮加山楂、黄芩酒洗、紫草，减食加人参。凡痘疮初欲出时，发热鼻尖冷，呵欠咳嗽，面赤，方是痘出之候，便宜服升麻葛根汤加山楂、大力子。其疮稀疏而易愈。凡痘疮发热之时，便宜恶实子为末，蜜调，贴囟门上，免有患眼之疾。近世小儿痘疮，上党陈文中木香散、异功散，殊不知彼时立方之时，为运气在寒水司天，时令又值严冬大寒，为因寒气郁遏，痘疮不红绽，故用辛热之剂发之。今人不分时令寒热，一概施治，误人多矣。时值温热，山野农家贫贱之人，其或偶中也。

【附方】

犀角地黄汤

犀角一两　生苄二两　赤芍三分　牡丹皮一两

上咬咀，三岁儿，三钱水煎。

人参败毒散

人参　茯苓　甘草炙　前胡　川芎　羌活　独活　桔梗　柴胡已
上并去苗芦　枳壳麸炒，去穰。各半两

上为粗末，每服二钱，水一盏，姜二片，薄荷少许，煎温服。

紫草饮子

紫草一两

上剉细，百沸汤大碗沃之，盖定勿令气出，逐旋温服。紫草能导
大便，发出亦轻。

百祥丸

红牙大戟不以多少，阴干，浆水煮极软，去骨，日中曝干，复内
原汁中煮汁尽，焙为末，水丸如粟米大，每服一二十丸，研，赤脂麻
汤下，无时。

宣风散

槟榔二个　陈皮　甘草各半两　黑丑四两。半生半熟

上为末，每一钱，量大小与服，蜜汤调下。

惺惺散　治小儿风热，及伤寒时气，疮疹发热。

白茯苓　细辛　桔梗　栝楼根　人参　甘草炙　白术　川芎等分

上为末，每一钱，水煎，入薄荷三叶，同煎服。

参苏饮

前胡　人参　苏叶　干葛　半夏汤泡七次，姜汁制　茯苓　枳壳　陈
皮　甘草　桔梗

上剉，姜枣煎，微热服。

人参羌活散

羌活　独活　柴胡　人参　川芎　枳壳　茯苓各半两　前胡　北
梗　天麻　地骨皮　甘草炙。各二钱半

加麻黄、薄荷、葱白煎服。汗后尚热，宜服此，去麻黄加紫草。
如已见三五点，加紫草、陈皮、赤芍，使热退疮出亦轻。更调辰砂末
半钱，以制胎毒。

升麻葛根汤

干葛　升麻　白芍　甘草炙。各四两

上粗末，每服四钱，水一盏半，煎一盏，温服。

化毒汤　疮痘已发，以此消毒。

紫草茸半两　升麻　甘草

上剉散，每服二钱，糯米五十粒，同煎服。

加味四圣散

紫草　木通　黄芪　川芎　木香等分　甘草炙，减半

上为粗末，水煎。大便秘加枳壳，大便如常加糯米百粒。杨氏曰：糯米能解毒发疮。

紫草木香汤　治疮出不快，大便泄痢。

紫草　木香　茯苓　白术等分　甘草炙，少许

入糯米煎服。杨氏云：紫草能利大便，白术、木香佐之。

紫草木通汤

紫草　人参　木通　茯苓　糯米等分　甘草减半

上剉，煎二钱，温服。内虚大便利者，可入南木香，去紫草。

快斑散

紫草　蝉壳　人参　白芍各一分　木通一钱　甘草炙，半钱

上剉散，煎二钱，温服。

又方

紫草茸五钱　陈皮二钱　黄芪三钱　赤芍五钱　甘草炙，三钱

上剉，加糯米百粒煎，二岁已上服三钱，已下一钱，服后疮遍匀四肢，住服。

丝瓜汤

丝瓜连皮烧存性为末，汤调。杨氏云：发痘疮最妙。或加甘草、紫草。

大连翘汤

连翘　瞿麦　荆芥　木通　车前　当归　防风　柴胡　赤芍　滑

石　蝉蜕　甘草_{炙。各一钱}　黄芩　山栀子_{各半钱}

上剉，每服加紫草煎。

甘露饮子

生芐　熟芐　天门冬_{去心}　麦门冬_{去心}　枇杷叶_{去毛}　枳壳_{麸炒，去穰}黄芩　石斛　山茵陈　甘草_{炙。各等分}

上剉，每二钱，水一盏，煎八分，食后服。

五苓散_{见中暑类。}

小柴胡汤_{见疟类。}

四顺清凉饮

当归　赤芍　大黄_{虚者煨，实者生}　甘草

一方加陈皮、糯米煎。

如圣饮子

桔梗　甘草_生　鼠粘子_{炒。各二钱}　麦门冬_{三钱}

上末，竹叶煎二三钱。一方加荆芥、防风，重者竹沥同煎。

鼠粘子汤

鼠粘子_{炒，四钱}　荆芥穗_{二钱}　甘草_{一钱}　防风_{半钱}

上为细末，沸汤点服，去防风，名消毒散。

麻黄黄芩汤

麻黄_{三钱}　赤芍　黄芩_{各二钱半}　甘草_炙　桂枝_{各半钱}

上为粗末，煎。

桔梗枳壳汤

枳壳　桔梗_{各二两}　甘草_{炙，半两}

上剉，姜煎。

甘草散

甘草_炙　栝楼根_{等分}

上为末，煎服一钱。

乌梅汤

小黑豆　绿豆_{各一合}　乌梅_{二个}

上咬咀，新汲水一碗，煎取清汁，旋服。

木香理中汤 见寒类。

本方中加木香、甘草、干姜。

独圣散

牛蒡子炒，五钱 白僵蚕二钱半

上末，入紫草三茎煎，连进三服，其痘便出。

又方

穿山甲汤洗净，炒焦黄，为末，每服半钱，入麝少许，木香煎汤调下，或紫草煎汤，入红酒少许调。

犀角消毒饮①

恶实四两，炒 甘草炙，一两 防风半两 荆芥穗二两

上为末，煎紫草、糯米、元荽子汤调，食后临睡，日三。

【点评】痘疮之治，钱乙倡用寒凉，陈文中善用温热，而朱丹溪提出了"痘疮分气虚、血虚，用补"，均为后世医家所效仿。

丹溪提出的"用补"，是根据患者身体状况而言，据气虚或血虚的不同，给予不同的治疗方法。但痘疮的治疗还是以解毒为要，"气虚者人参、白术加解毒药，血虚者四物汤中加解毒药"，所选药物、组方也不离其宗。

论倒仓法九十六

倒仓法，治瘫劳蛊癞等证，推陈致新，扶虚补损，可吐可下。用黄色肥牡牛腿精肉二十斤或十五斤，顺取长流急水，于大锅内煮，候水耗少再添汤，不可用冷水，以肉烂成粗为度，滤去粗，用肉汤再熬如琥珀色。隔宿不吃晚饭，大便秘者，隔宿进神芎丸，不秘者不用。

---

① 犀角消毒饮：方中未列犀角，与方名不符，待考。

五更于密室不通风处,温服一钟,伺膈间药行,又续服至七八钟。病人不欲服,强再与之,必身体皮毛皆痛,方见吐下。寒月则重汤温之。病在上,欲吐多者,须紧服,又不可太紧,恐其不纳;病在下,欲利多者,须疏服,又不可太疏,恐其不达,临时消息。大抵先见下,方可使吐,须极吐下,伺其上下积俱出尽,在大便中见如胡桃肉状无臭气则止。吐利后或渴,不得与汤,其小便必长,取以饮病者,名曰轮回酒,与一二碗,非惟可以止渴,抑且可以涤濯余垢。睡一二日,觉饥甚,乃与粥淡食之,待三日后,始与少菜羹自养,半月觉精神焕发,形体轻健,沉疴悉安矣。大概中间饮至七八钟时,药力经涉经络骨节,搜逐宿垢,正邪宁不抵牾①,悉有急闷,似痛非痛,自有恶况,此皆好消息,邪不胜正,将就擒耳。尤须宁耐忍受,又于欲吐未吐、欲泄未泄交作,皆有恼恬意思,皆须欢喜乐受,一以静处之,此等有大半日景象,不先说知,使方寸了然,鲜有不张皇者矣。未行此法前一月,不可近妇人,已行此法半年,不可近妇人,五年不可吃牛肉。性急好淫,不守禁忌者,皆不可行此法。倒仓全在初起三钟慢饮最紧要,能行经隧中去。

法曰:肠胃为市,以其无物不有,而谷为最多,故曰仓。仓,积谷之室也。倒者,倾去积旧,而涤濯使之洁净也。经曰:胃为受盛之官。故五味入口,即入于胃,留毒不散,积聚既久,致伤冲和,诸病生焉。今用黄牡牛肉,其义至矣。夫牛,坤土也;黄,土之色也。以顺为德,而效法乎健以为功者,牡之用也。肉者,胃之乐也,熟而为液,无形之物也,横散入肉络,由肠胃而渗透,肌肤、毛窍、爪甲无不入也。积聚久则形质成,依附肠胃回薄曲折处,以为栖泊之窠旧,阻碍津液气血,熏蒸燔灼成病,自非剖肠刮骨之神妙,孰能去之,又

---

① 抵牾:抵触;矛盾。宋·胡仔《苕溪渔隐丛话前集·李谪仙》云:"二说辨证李白《蜀道难》非谓严武作,明白如此,则《新唐史》抵牾无疑。"

岂合勺铢两之丸散所能窃犯其藩墙①户牖②乎。夫牛肉全重厚和顺之性，润枯泽槁，岂有损也。其方出于西域之异人。人于中年后行一二次，亦却疾养寿之一助也。

【点评】倒仓法，又称为"清肠法""清仓法"，是通过清理胃肠道积滞而预防、治疗疾病的方法。该法最早记载于丹溪的《格致余论》，是丹溪受西域异人之方的启发所发明的用牛肉汤剂吐下的方法，可以治疗瘫痪、劳瘵、蛊胀、癫疾、无名奇病等，也可"人于中年后亦行一二次，亦却疾养寿之一助也"。

对于倒仓法，历代医家褒贬不一。韩懋效丹溪倒仓之意创制霞天膏（选纯黄肥泽无病之黄牯牛熬制而成），《韩氏医通》曰："此方即倒仓法，传自西域。有人指予投煎剂治痰，而逐推展之。""凡沉疴痼疾，癫狂风痫，痞积疮疡，一切有形之病及妇人癥瘕，皆用霞天膏投所宜煎剂，汗吐下攻去污败虫物"。有医家认为倒仓法不宜使用，如《续医说》曰："至如倒仓一法，且丹溪自云得之西域异人，……西域之人殊方，异域风气不同，禀赋亦异，此法岂可行东南柔弱之人乎！门人误录于劳瘵吐血门中为祸甚大。"而更多的医者认为倒仓法确是一种好方法，对胃肠内的积旧有很好的清除作用，治疗顽痰浊饮内积胃肠而引发的疾病甚效。只是在运用倒仓法时，应该考虑患者的身体状况，身体虚弱的患者不适合使用。

倒仓法作为一种治疗方法，目前临床应用较少，但作为一种防病治病的理念，值得医者进一步思考。现今，人们生活水平日益提高，饮食膏粱厚味日益增多，定期清理人体的"谷仓"，荡涤浊秽，确能起到很好的养生保健作用。

---

① 藩墙：篱落，垣墙。《列子·杨朱》云："虽殊方偏国，非齐土之所产育者，无不必致之，犹藩墙之物也。"
② 户牖：门窗。《老子》云："凿户牖以为室，当其无，有室之用。"

论吐法九十七

凡药能升动其气者皆能吐。如防风、山栀、川芎、桔梗、芽茶，以生姜汁少许，醋少许，入齑汁捣服，以鹅翎勾引之。附子尖、桔梗芦、人参芦、瓜蒂、藜芦、砒<small>不甚用</small>、艾叶、芽茶，此皆自吐之法，不用手探，但药但汤皆可吐。吐时先以布裙缚勒腰腹，于不通风处行此法。一法用萝卜子五合，擂，入浆水滤过，入清油、白蜜少许，旋半温，用帛紧束肚皮，然后服，以鹅翎探吐。其鹅翎，平时用桐油浸，皂角水洗，晒干待用。又法，用虾带壳半斤，入酱葱姜等料物煮汁，先吃虾，后饮汁，以鹅翎勾引即吐，必须紧勒肚腹。又法，苦参末、赤小豆末各一钱，齑汁调，重则宜用三钱。吐法取逆流水。益元散吐湿痰。白汤入盐方可吐。人参芦煎汤吐虚病。凡吐，先饮二碗，隔宿煎桔梗半两，陈皮二钱，甘草二钱。凡吐不止，麝香解藜芦、瓜蒂。葱白汤亦解瓜蒂。甘草总解百药。白水总解。

充按：三法中，惟涌剂为难用，有轻重卷舒之机，汗下则一定法也，故先生特注吐为详者，恐人不深造其理，徒仓皇颠倒，反有害于病耳。今总列诸法于此，使临病随机应变，披卷了然，不必搜检，而便于施治也。

【点评】吐法与倒仓法不同。倒仓是以祛除宿积、清理肠胃为目的，故以牛肉汤为吐下之剂，既可治疗肠胃积滞等病症，也可起到养生防病的作用。而吐法则是以升提壅滞之气机、放邪出路为宗旨，用"能升动其气"的药物，使郁于体内之邪有出路，壅滞之气机得以畅达。丹溪治疗杂病，用吐法者比比皆是，言"痰在膈上，必用吐法""升降不通，当以吐提其气，极是良法""吐法中就有发散之义焉"。

使用吐法治疗疾病必须注意以下几点：①吐法适用于素体壮实之人，凡体亏虚弱之人不宜用此法。《格致余论》曰："攻击之法，必其人充实，禀质本壮，乃可行也，否则邪去而正气伤，小病必重，重病必死。"②应用吐法应中病即止。吐法为劫剂，易耗伤人体的正气，用此法疗疾中病即止，不可过用，"量其虚实而吐之"。③应用后应注意顾护胃气。吐法容易损伤胃气，所以运用吐法后，要注意调养胃气，用稀粥自养，忌食不易消化的食物。

救急诸方九十八

鱼骨鲠，用砂糖、白炭皮末、紫苏叶、滑石末和丸，含口中，津液咽下，骨自下。

蕈毒，用木香、青皮等分，作汤饮之。

众药毒，用五倍子二两重，研细用，无灰酒调服。毒在上即吐，在下即泻。

解一切毒，用粉草五两重，细切，微炒，捣细，量病人吃得多少酒，取无灰酒，一处研，去粗温服，须臾大吐泻，毒亦随去。虽十分渴，不可饮水，饮水难救。

解九里蜂，用皂角钻孔，贴在蜂叮处，就皂荚孔上，用艾灸三五壮即安。

天蛇头，用落苏即金丝草、金银花藤、五叶紫葛、天荞麦切碎，用十分好醋浓煎，先熏后洗。

又方 用人粪杂黄泥捣之，裹在患处即安。

又方 用扑蛇烧为炭存性，地上出火毒，研为细末，用香油调敷。如洗只用井花水。

天火带，用白鳝泥烧研细，香油敷之。

又方　雄鸡毛及鹅毛烧灰敷之，用香油调。

治蜈蚣全蝎伤，方同九里蜂灸法。

治一切蛇咬，用金线重楼，水磨少许敷咬处，又为细末，酒调饮。

又方　柏树叶、鱼胎草、皱面草、草决明，一处研细，敷咬处佳。

中牛马肉毒，方同解一切毒法。

狗咬，以紫苏口嚼碎涂之。

风狗咬，取小儿胎发炒新香附、野菊花研细，酒调服，尽醉。

拾遗杂论九十九

小便黄用黄柏。涩者、数者，或加泽泻。又云小便不利，黄柏、知母为君，茯苓、泽泻为使。若湿热流注下焦，小便赤黄兼之涩滞，用黄柏、泽泻甚当。若禀受甚壮，酒食过度，寡欲无虑之人，小便涩滞不利，茎中痛甚，却不宜用寒凉药并渗利之药，只宜升麻、柴胡、羌活、甘草梢，服后却用鹅翎探而入，呕吐数十声，其小便自通。若是下焦无血，小便涩数而赤，宜四物加黄柏、知母、牛膝、甘草梢。

凡用引经药，正药六两，引经药只可用半两。

白蜡属金，禀收敛坚凝之气，外科之要药，生肌止血定痛，接骨续筋补虚，与合欢树皮同入长肌肉膏药，用之神效。

凡制玄明粉，朴硝一斤，萝卜一斤，同煮萝卜熟为度，取出，用白皮纸滤在瓷器中，露一宿收之，冬月可制。

凡治上升之气，大概用香附、黄连、黄芩、山栀。

凡补中气药，必多服而效迟，劫药必速效，如汗下之法。

白芍药酒浸炒，与白术同用则补脾，与川芎同用则泻肝，与参术同用则补气。能治血虚腹痛，余腹痛皆不可用。

凡面黑人不可多服黄芪，以其气实而补之也。面白人不可多发散，以其气虚而又亏之也。面白人不可饮酒，以酒耗血故也。气实人因服黄芪过多喘者，用三拗汤以泄其气。

用椒叶升起胃气之后，胸中满闷，旧有痰之故，以二陈加白术、香附、炒曲。

二陈汤治浊，加升提之药，能使大便润而小便长。

腰曲不能伸者，针人中妙。

恶寒久病，亦可解郁。

中焦有食积与痰而生病者，胃气不虚，卒不便死。

人有病，面皮上忽见红点者多死。

凡治病，必先问平日起居饮食如何。

气属阳，无寒之理，上升之气觉恶寒者，亢则害承乃制故也。

人卧则气浮于肺。

凡治病，必先固正气。

升降浮沉即顺之，此必先岁气，毋伐天和。

寒热温凉则逆之，以寒治热之法。

凡看脉，如得恶脉，当覆手取，如与正取同，乃元气绝，必难治矣。如与正取不同者，乃阴阳错综，未必死。

弦坚之脉，虽是有积，亦带阴虚，脉无水不软之意。脉紧指者，其气大虚，多死，峻补气，无水，参、术、归之类。形脱者，必补气，参、术。面白补气，肥人补气。

针法浑是泻而无补，妙在押死其血气则不痛，故下针随处皆可。

灸法有补火、泻火。若补火，艾焫至肉；若泻火，不要至肉，便扫除之，用口吹风主散。

点三里穴，随意依古法点，但跌阳脉不应即是穴，盖三里属阳明经也。

灸疮不收口，用黄连、甘草节、白芷、黄丹、香油煎膏贴。

一妇人十九岁，气实，多怒事不发，一日忽大叫而欲厥，盖痰闭于上，火起于下而上冲，始用香附五钱，生甘草三钱，川芎七钱，童便、姜汁煎服，又用青黛、人中白、香附末为丸，稍愈不除，后用大吐乃安。吐后用导痰汤，加姜炒黄连、香附、生姜煎，下龙荟丸。

狐臭用硇砂、密陀僧、明矾、铜青、白附子、辰砂为末，先以皂角水洗二三次，后敷上，不过三次全好。又方，加黄丹、水银，用白梅肉为丸，擦之。又方，飞黄丹、密陀僧、枯矾，以蒸饼蘸药擦之。

治赤游风，用二蚕砂炒研细，用剪刀草根自然汁调匀，先涂腹了，却涂患处，须留一面出处，患处移动为效。剪刀草即野茨菇。

金钗石斛，每二钱洗净，生姜一片，擂细，水荡起，煎沸去粗，食前饮之，补脾清肺甚妙。

酒风多搔，用白术半两，人参二钱半，甘草三钱，陈皮、苍术、天麻细切，酒浸白芍一钱，酒浸防风、川芎一钱半，若小便多，加五味子。上为末，作丸服。

秘方一百

清六丸　治三焦湿，止泄泻，产后腹痛，并自利者，以补脾补血药送之。治血痢效。

六一散—料　红曲炒，半两

上为末，陈仓米饭丸，并不单用，与他丸同行。又加五灵脂一两，名灵脂丸，能行血。

参萸丸　治湿而带气者，湿热甚者用之为向导，上可治酸，下可治自利。

六一散—料　吴茱萸—两，制

上为末，饭丸。若去茱萸加干姜半两，名温青丸，治痢效。

固肠丸见妇人类。

补脾丸 有脾虚而恶汤药者，制此丸，用汤吞，省口苦而易于从也。

白术半斤　苍术三两　茯苓　陈皮各三两　芍药半两

上为末，粥糊丸，加润下丸，可作催生用。上热甚者加清金丸尤妙。与此药必无产患。

白术丸

白术一两　芍药半两

冬月不用芍药，加肉豆蔻，泄者炒丸服。上为末，粥丸。一方枯矾、半夏各一钱半。

润肠丸 能润血燥大便不通。

麻子仁　当归　桃仁　生芐　枳壳各一两

上为末，蜜丸。

回令丸 泻肝火，行湿为之反佐，开痞结，治肝邪，可助补脾药。

黄连六两　茱萸一两

上为末，粥丸。一方名左金丸。治肺火，茱萸或半两，水丸，白汤下。

抑青丸 泻肝火。方见胁痛类。

龙荟丸 泻肝火治胁痛。方见胁痛类。

清金丸 泻肺火热嗽。方见嗽类。

清化丸 治热嗽。方见嗽类。

咽酸方 方见吞酸类。

黄连清化丸

黄连一两　吴茱萸浸炒，一钱　桃仁二十四个，研　陈皮半两　半夏一两半

上为末，神曲糊丸绿豆大，每服百丸，姜汤下。

加减补阴丸

熟芐八两　菟丝子四两，盐酒浸一宿　当归三两，酒浸　白芍三两，炒

锁阳三两，酥炙　杜仲二两，炒　牛膝四两，酒浸　破故纸　枸杞一两半　虎骨二两，酥炙　龟板一两，酥炙　黄柏二两，炒　山药　人参　黄芪各二两
冬加干姜一两

上为末，猪骨髓入蜜丸桐子大，空心服一百丸，盐汤下。

又方

白术　白芍　人参　莲肉　知母　黄柏等分

上为末，糊丸，朱砂为衣，服法如前。

清膈丸

黄芩半斤，酒浸，炒黄　南星四两，生用　半夏汤洗七次

上为末，姜糊丸。

宽中丸　治胸膈痞闷，停滞饮食。

山楂不以多少，蒸熟晒干

上为末，作丸服。

温清丸　治翻胃，伐肝邪。

干姜一两　滑石　甘草各二两

上为末，丸服。

大安丸　脾经消导之药。

山楂二两　神曲炒　半夏　茯苓各一两　陈皮　萝卜子　连翘各半两
白术二两

上为末，粥糊丸服。

上丹溪秘撰方，已散于各类甚多，如阿魏丸、保和丸、小胃丹、越鞠丸、大补丸、参术饮、束胎丸、达生散等，及诸秘法，不及一一重录，姑举此数方，以表其用药之旨。大抵治法，以气血痰为主，凡病血虚四物，气虚四君子，有痰二陈，酌量轻重，加入主病引经之药，一循活法，不执专方，学者推此求之，则达其蹊径矣。

附　录

故丹溪先生朱公石表辞

宋太史濂 撰

　　丹溪先生既卒，宗属失其所倚藉①，井邑②失其所依凭，嗜学之士失其所承事③，莫不彷徨遥慕，至于洒涕。濂闻之，中心尤摧，咽不自胜。盖自加布于首④，辄相亲于几杖间⑤，订义质疑，而求古人精神心术之所寓，先生不以濂为不肖，以忘年交遇之，必极言而无所隐，故知先生之深者，无逾于濂也。方欲聚厥事行⑥，为书以传来世，而先生之子玉汝、从子嗣泩，忽蹐⑦濂门，以先生从弟无忌所为状，请为表以勒⑧诸墓上，濂何敢辞。

---

　　①　倚藉：犹倚赖，依靠。《明史·太祖纪一》云："然念林儿势盛可倚藉，乃用其年号以令军中。"

　　②　井邑：故里。唐·张说《唐故赠齐州司马陆公神道碑》云："路艰寇阻，兵危势急，公独颠沛致丧，归其井邑。"

　　③　承事：治事；受事。《左传·成公十二年》云："百官承事，朝而不夕。"

　　④　加布于首：古代男子20岁行冠礼。《礼仪》云："某将加布于某之首。"这里指宋濂自己20岁时。

　　⑤　相亲于几杖间：是说宋濂与丹溪间友谊甚深，交往十分亲近。几杖，老人居则凭几，行则携杖。古时常用以表示敬老。也说明丹溪此时年事渐高。

　　⑥　事行：行事，做事。《荀子·王制》云："立身则从佣俗，事行则遵佣故。"

　　⑦　蹐：后脚紧接着前脚，用极小的步子走路。《说文》释："蹐，小步也。"这里形容谦恭而进。

　　⑧　勒：雕刻。《礼记·月令》云："孟冬，命工师效功，物勒工名，以考其诚。"注：刻名于器，以备考验。

先生讳震亨，字彦修，姓朱氏。其先出于汉槐里令云之后，居平陵，至晋永兴中，临海太守泛，始迁今婺之义乌。子孙蝉联，多发闻①于世，郡志家乘②载之为详。当宋之季，有东堂府君者，讳良祐，懿③然君子人也，盖以六经为教，以弘④其宗，府君生某，某生迪功郎桂，迪功生乡贡进士环，先生之大父⑤也。父讳元，母某氏。先生受资爽朗，读书即了大义，为声律之赋，刻烛而成，长老咸器之，已而弃去，尚侠气，不肯出人下，乡之右族⑥咸陵之，必风怒电激求直于有司⑦，上下摇手相戒，莫或轻犯。时乡先生文懿许公，讲道东阳八华山中，公上承考亭⑧朱子四传之学，授受分明，契证真切，担簦⑨而从之者，亡虑数百人。先生叹曰：丈夫所学，不务闻道，而唯侠是尚，不亦惑乎？乃抠衣⑩往事焉。先生之年，盖已三十六矣。公为开明天命人心之秘，内圣外王之微，先生闻之，自悔昔之沉冥颠隮⑪，汗下如雨，由是日有所悟，心扃⑫融廓，体肤如觉增长，每宵挟册坐至四鼓⑬，潜验默察，必欲见诸实践，抑其疏豪，归于粹夷⑭，

---

① 发闻：犹闻名，传扬名声。

② 郡志家乘：郡志：为地方志的一种。家乘：即家谱：又称族谱、宗谱等。

③ 懿：美德。《尔雅》释："懿，美也。"

④ 弘：扩充，光大。《尔雅》释："弘，大也。"

⑤ 大父：即祖父。

⑥ 右族：豪门大族。

⑦ 有司：指官吏。《三国演义》："陛下可将彼家属送有司问罪。"

⑧ 考亭：在今福建建阳西南。相传五代南唐时黄子稜筑，以望其父（考）墓，因名望考亭，简称考亭。南宋朱熹晚年居此，建沧洲精舍。宋理宗为崇祀朱熹，于淳祐四年（1244）赐名考亭书院。此后因以"考亭"称朱熹。

⑨ 担簦（dēng 灯）：簦，带炳之斗笠，伞伴。担簦，背着伞，奔走，跋涉。清·江藩《汉学师承记序》载："担簦追师，不远千里。"

⑩ 抠衣：把衣服提起来，是古代表示恭敬的举动。《礼记·曲礼上》载："毋践履、毋踏席，抠衣趋隅，必慎唯诺。"

⑪ 隮（jī 几）：坠落。《书·微子》载："今尔无指，告予颠隮。"

⑫ 扃（jiōng 炯）：从外面关门的闩、钩等。《说文解字》释："外闭之关也。"

⑬ 鼓：更的代称。古代夜间击鼓报更，故变更的代称。四更大约为凌晨的 1～3 点。

⑭ 粹夷：纯洁平和。

理欲之关，诚伪之限，严辨确守，不以一毫苟且自恕。如是者数年，而其学坚定矣。岁当宾兴①，先生应书秋闱②，幸沾一命，以验其所施，再往，再不利，复叹曰：不仕固无义，然得失则有命焉。苟推一家之政，以达于乡党州间，宁非仕乎？先是，府君置祭田三十余亩，合为一区，嗣人递司穑事③，以陈时荐。然有恒祭而无恒所，先生乃即适意亭遗址，建祠堂若干楹，以奉先世神主，岁时行事，复考朱子家礼，而损益其仪文，少长咸在，执事有恪，深衣大带，以序就列，宴私④洽比⑤，不愆于礼。适意亭者，府君所造，以延徐文清公之地，先生弗忍其废，改创祠堂之南，俾诸子姓肄习其中。包银之不下，州县承之，急如星火，一里之间，不下数十姓，民莫敢与辨。先生所居里，仅上富氓二人。郡守召先生，自临之曰：此非常法，君不爱头乎？先生笑曰：守为官，头固当惜，民不爱也，此害将毒子孙，必欲多及，民愿倍输吾产当之。守虽怒，竟不能屈。县有暴丞，好诇渎鬼神，欲修岱宗祠以徼福，惧先生莫己与，以言尝之曰：人之生死，岳神实司之，欲治其宫，孰敢干令？先生曰：吾受命于天，何庸媚土偶为生死计耶？且岳神无知则已，使其有知，当此俭岁，民食糠核不饱，能振吾民者，然后降之福耳，卒罢其事。赋役无艺，胥吏高下其手，以为民奸。先生集同里之人谓曰：有田则科徭⑥随之，君等入胥吏饵而护相倾，非策之上也，宜相率以义，絜⑦其力之朒⑧赢而敷之。

---

① 宾兴：科举时代，地方官设宴招待应举之士，谓之宾兴。这里指到了应举考期。

② 秋闱：指秋试。元·黄溍《试院同诸公为主试官作》诗："右辖升庸日，秋闱献艺初。"

③ 穑事：农事。《书经·汤誓》载："我后不恤我众，舍我穑事而割正夏。"

④ 宴私：公余闲暇的时候。《文选·颜延之·陶征士诔》载："念昔宴私，举觞相诲。"

⑤ 洽比：融洽；亲近。《诗·小雅·正月》诗："洽比其邻，昏姻孔云。"

⑥ 科徭：科征徭役。《宋史·儒林传三·程大昌》载："六和塔寺僧以镇潮为功，求内降给赐所置田产仍免科徭，大昌奏：'僧寺既违法置田，又移科徭于民，奈何许之！'"

⑦ 絜：用绳子计量圆筒型物体的粗细。这里引申为衡量。

⑧ 朒：不足。《九章算术》第七章为"盈不足"。刘徽注："盈者谓之朓，不足者为之朒。"

众翕然从。每官书下，相依如父子，议事必先集。若苛敛①之至，先生即以身前，辞气恳款，上官多听，为之损裁。县大夫劝耕于乡，将有要于民，先生惧其临境，邪幅②扉屦③，往迎于道左。大夫惊曰：先生何事乃尔耶？先生曰：民有役于官，礼固应尔。大夫曰：劝耕善乎？先生曰：私田不烦官劝，第公田生青刍④耳。是时圭田赋重，种户多逃亡，故先生以此为风。大夫一笑而去。乡有蜀墅塘，周围凡三千六百步，溉田至六千亩而赢，堤坏而水竭，数以旱告，先生倡民兴筑，置坊庸，凿为三窦，时其浅深而舒泄之，民食其利。后十年，山水暴至，堤又坏，先生命再从子漳力任其事，以嗣其成。县令长或问决狱得失，先生必尽心为之开导。东阳郭氏父子三人，虐殴小民几毙，又贯针鳅腹，逼使吞之。事移义乌鞫问⑤，当其子父皆死。先生曰：原其故杀之情，亦一人可偿尔。一子从父之令，宜从末减，若皆杀之，无乃已重乎？事上从先生议。张甲行小径中，适李乙荷任器来，几中甲目，甲怒拳其耳而死。甲乙皆贫人，甲又有九十之亲。先生曰：贳⑥甲罪则废法，狥⑦法甲必瘐死⑧，亲无以养亦死，乙尸暴于道，孰为藏之？不若使竟其葬薶⑨，且慰其亲，徐来归狱，服中刑耳。或曰：甲或逃奈何？先生曰：若以诚待之，必不尔也。县如先生言，

---

① 苛敛：滥征赋税。清·昭连《啸亭杂录·关税》载："日加苛敛，以致商贾倾家荡产。"

② 邪幅：古代缠裹足背至膝的布。《诗·小雅·采菽》云："赤芾在股，邪幅在下。"郑玄笺："邪幅，如今行縢也，偪束其胫，自足至膝，故曰在下。"

③ 屦：用麻、葛等制成的单底鞋。《说文》释："屦，履也。"段注："今时所谓履者，自汉以前皆名屦。"

④ 青刍：新鲜的草料。

⑤ 鞫问：审讯。鞫，通"鞫"。宋·沈括《梦溪笔谈·官政二》载："收付所司鞫问，果奸人杀其夫，妇人与闻其谋。"

⑥ 贳(shì 是)：赦免，宽纵。《汉书·张敞传》载："因贳其罪。"

⑦ 狥：《字汇》释："俗徇字。"顺从的意思。

⑧ 瘐(yǔ 宇)死：古代指犯人在监狱中因饥寒而死，后来也泛指在监狱中病死。

⑨ 葬薶：葬埋。《汉书·贾仙传》载："为葬埋之侈至于此，使其后世，曾不得蓬颗蔽冢而托葬焉。"

后会赦免。细民有斩先生丘木①者，先生讯②之，民弗服，先生闻于县，将逮之。人交让民曰：汝奈何犯仁人耶？民曰：计将安出？人曰：先生，长者也，急舁③木还之，当尔贷④。民从之，先生果置而不问。先生客吴妙湛院，尼刻木作人形，以为厌蛊，馆客陈庚得之，欲发其事，尼惧甚，先生知之，以计绐⑤陈出，碎其木刻，陈归怒且詈⑥，先生徐曰：君乃士人，获此声于吴楚间，甚非君利，傥乏金，吾财可通用，勿忧也。尼后辇⑦金帛为谢，先生叱而去。方岳重臣及廉访使者，闻先生名，无不愿见，既见无不欲交章⑧荐之，先生皆力辞，唯民瘼⑨吏弊，必再三蹙额⑩告之，不啻亲受其病者。覃怀郑公持节浙东，尤敬先生，以尊客礼礼之，众或不乐，竞短其行于公，公笑曰：朱聘君盛举诸公之长，而诸公顾反短之，何其量之悬隔耶？皆惭不能退。初，先生壮龄时，以母夫人病脾，颇习医，后益研磨之，且曰：吾既穷而在下，泽不能至远，其可远者，非医将安务乎？时方盛行陈师文、裴宗元所定大观二百九十七方，先生独疑之，曰：用药如持衡，随物重轻而为前却，古方新证，安能相值乎？于是，寻师而订其说，渡涛江走吴，又走宛陵，走建业，皆不能得，复回武林。有以罗司徒知悌为告者，知悌字子敬，宋宝祐中寺人，精于医，得金士刘完素之学，而旁参于李杲、张从正二家，然性倨⑪甚，先生谒焉，

---

① 丘木：植于墓地以庇兆域的树木。《礼记·曲礼下》载："君子虽贫……为宫室不斩于丘木。"

② 讯：审问。《说文》释："讯，问也。"

③ 舁：抬。《三国志·魏志·钟繇传》载："虎贲舁上殿。"

④ 贷：饶恕，宽恕。《宋史·刑法志》载："每具狱上闻，辄贷其死。"

⑤ 绐：欺骗。《史记·高祖本纪》载："（高祖）乃绐为谒曰：贺钱万。实不持一钱。"

⑥ 詈（lì 力）：骂。《说文》释："詈，骂也。"

⑦ 辇：古时用人拉或推的车。《说文》释："辇，挽车也。"

⑧ 交章：谓官员交互向皇帝上书奏事。唐·韩愈《唐故秘书少监赠绛州刺史独孤府君墓志铭》载："君与起居舍人李约交章指摘，事以不行。"

⑨ 瘼：病，疾苦。《说文》释："瘼，病也。"

⑩ 蹙额：不高兴或全神贯注时的皱眉头。《孟子·梁惠王》载："举疾首蹙頞而相告。"

⑪ 倨：傲慢。《汉书·汲黯传》载："为人性倨少礼"。

十往返不能通。先生志益坚，日拱立于其门，大风雨不易。或告罗曰：此朱彦修也，君居江南而失此士，人将议君后矣。罗遽修容见之，一见如故交，为言学医之要，必本于《素问》《难经》，而湿热相火为病最多，人罕有知其秘者。兼之长沙之书详于外感，东垣之书详于内伤，必两尽之，治疾方无所憾，区区陈、裴之学，泥之且杀人。先生闻之，夙疑为之释然。学成而归，乡之诸医，始皆大惊，中而笑且排，卒乃大服相推尊，愿为弟子。四方之疾迎候者无虚日，先生无不即往，虽雨雪载途，亦不为止。仆夫告痡①，先生谕之曰：疾者度刻如岁，而欲自逸耶。窭②人求药无不与，不求其偿，其困厄无告者，不待其招，注药往起之，虽百里之远弗惮也。江浙省臣往讨闽寇，深入瘴地，遂以病还钱塘，将北归，先生脉之曰：二十日死。使道经三衢时召吾，可使还燕，然亦不能生之也。如期卒于姑苏驿。权贵人以微疾来召，危坐中庭，列三品仪卫于左右。先生脉已，不言而出，或追问之，先生曰：三月后当为鬼，犹有骄气耶。及死，其家神先生之医，载粟为寿，先生辞之。一少年病热，两颧火赤，不能自禁，躁走于庭，将蹈河，先生曰：此阴证也。制附子汤饮之。众为之吐舌，饮已，其疾如失。先生治疗，其神中若此甚多，门人类证有书，兹不详载。先生孤高如鹤，挺然不群，双目有小大轮，日出明，虽毅然之色不可凌犯，而清明坦夷，不事表襮③，精神充满，接物和粹，人皆乐亲炙之，语言有精魄，金锵铦铿，使人侧耳耸听，有蹶然兴起之意，而于天人感应殃庆类至之说，尤竭力戒厉，反覆不厌，故其教人也，人既易知，昏明强弱，皆获其心。老者则爱慈祥，幼者则乐恭顺，莫不皆知忠信之为美，固未能一变至道，去泰去甚，有足观

---

① 痡(pū 仆)：疲劳致病。《诗·周南·卷耳》载："我仆痡矣。"孔颖达疏引炎曰："痡，人疲不能行之病"。
② 窭(jù 巨)：贫穷，贫寒。《尔雅》释："窭，贫也。"
③ 表襮(bó 伯)：暴露。《新唐书》载："将务持重，岂宜自表襮为贼饵哉！"

者，或有小过，深掩密覆，唯恐先生之知。凡先生杖履①所临，人随而化。浦阳郑太和，十世同居，先生为之喜动颜面，其家所讲冠婚丧祭之礼，每咨于先生而后定。盖先生之学，稽诸载籍，一以躬行为本，以一心同天地之大，以耳目为礼乐之原，积养之久，内外一致，夜寐即平昼②之为，暗室即康衢③之见。汲汲孜孜，耄④而弥笃，每见夸多斗靡⑤之士，辄语之曰：圣贤一言，终身行之弗尽矣，以为多？至于拈英摘艳之辞，尤不乐顾，且以吾道蟊贼目之，及自为文，率以理为宗，非有关于纲常治化，不轻论也。居室垣墉⑥，敦尚俭朴，服御唯大布宽衣，仅取蔽体，藜羹糗⑦饭，安之如八珍，或在豪大姓家，当其肆筵设席，水陆之羞⑧，交错于前，先生正襟默坐，未尝下箸⑨。其清修苦节，能为人之所不能为，而于世上所悦者，澹然无所嗜，惟欲闻人之善，如恐失之，随闻随录，用为世劝。遇有不顺轨则者，必诲其改，事有难处者，又导之以其方。晚年识见尤卓，尝自括苍还，道过永康，谓人曰：青田之民嚚悍⑩，值此法弛令乖之时，必依险阻啸聚为乱，已而果然。又尝告亲友曰：吾足迹所及广矣，风俗

---

① 杖履：年长者拄杖而行，故以杖履为对尊长的敬称。唐·李商隐《赠华阳宋真人兼寄清都刘先生诗》云："不因杖履逢周史，徐甲何曾有此身？"
② 平昼：白天，正午。
③ 康衢：四通八达的大路。《尔雅·释宫》云："四大谓之衢，五达谓之康。"
④ 耄：老。《礼·曲礼》云："八十、九十曰耄。"
⑤ 夸多斗靡：以学识丰富、辞藻华丽相夸耀。
⑥ 垣墉：墙。《书·梓材》载："若作室家，既勤垣墉，惟其涂塈茨。"
⑦ 糗：炒熟的米或面等。《说文》释："糗，熬米麦也。"
⑧ 羞：进献的食品。
⑨ 箸(zhù 助)：筷子。
⑩ 嚚(yín 银)悍：愚蠢而蛮横。《明史·解缙传》载："椎埋嚚悍之夫，阘茸下愚之辈，朝捐刀镊，暮拥冠裳，左弃筐篚，右绾组符。"

浇漓①甚，垂髫②之童，亦能操狡谋罔上③，天怒已极，必假手歼之，盍④力善以延其胤⑤乎？时方承平，闻者咸笑先生之迂。言未几，天下大乱，空村无烟，火动百余里。先生所著书，有《宋论》一卷，《格致余论》若干卷，《局方发挥》若干卷，《伤寒论辨》若干卷，《外科精要发挥》若干卷，《本草衍义补遗》若干卷，《风水问答》若干卷，凡七种，微文奥义，多发前人之所未明。先生尝曰：义理精微，礼乐制度，吾门师友论著已悉，吾可以无言矣。故其所述，独志于医为多。先生生于至元辛巳十一月二十八日，卒于至正戊戌六月二十四日。濒卒无他言，独呼嗣汩，谓曰：医学亦难矣，汝谨识之。言讫，端坐而逝，享年七十有八。娶戚氏，道一书院山长象祖之女，先三十五年卒。子男二：嗣衍、玉汝。嗣衍亦先三年卒。女四，适⑥傅似翁、蒋长源、吕文忠、张思忠。孙男一，文楷。女二，一适丁榆，一尚幼。其年十一月日，始葬先生于某山之原，卒后之五月也。先生所居曰丹溪，学者尊之而不敢字，故因其地称之曰丹溪先生云。夫自学术不明于天下，凡圣贤防范人心，维持世道之书，往往割裂摭拾，组织成章，流为哗世取宠之具。间有注意遗经，似若可尚，又胶于训诂之间，异同纷拿，有如聚讼。其视身心，皆藐然若不相关，此其知识反出于不学庸人之下。嗟嘻！秦汉以来，则或然矣。然而灵豸⑦不鸣，

---

① 浇漓：人情、风俗淡薄。

② 垂髫：亦作"垂龆"。指儿童或童年。髫，儿童垂下的头发。晋·陶潜《桃花源记》载："黄发垂髫，并怡然自乐。"

③ 罔上：欺骗君上。《后汉书·杨震传》载："帝发怒，遂收考诏狱，结以罔上不道。"

④ 盍（hé 何）：何不，表示反问或疑问。《玉篇》释："盍，何不也。"

⑤ 胤（yìn 印）：后代。《说文》释："胤，子孙相承续也。"

⑥ 适：女子出嫁。《玉篇》释："适，女子出嫁。"

⑦ 灵豸（zhì 至）：灵豸又称獬豸，任法兽，古代神话传说中的异兽，善辨曲直，见人争斗即以角触不直者，因而也称直辨兽，触邪。当人们发生冲突或纠纷的时候，独角兽能用角指向无理的一方，甚至会将罪该万死的人用角抵死，令犯法者不寒而栗。

孽狐之妖弗息；黄钟①不奏，瓦缶之音日甚。天开文运，濂洛②奋兴，远明凡圣之绪，流者遏而止之，胶者释而通之，一期闿廓③其昏翳，挽回其精明而后已。至其相传，唯考亭集厥大成，而考亭之传，又唯金华之四贤，续其世胤之正，如印印泥，不差毫末，此所以辉连景接④而芳猷⑤允著也。先生少负任侠之气，不少屈挠，及闻道德性命之说，遽变之而为刚毅，所以局量弘而载任重，痞寐先哲，唯日不足，民吾同胞之念，须臾莫忘，虽其力或弗支，苟遇惠利少足以濡物，必委蛇⑥周旋，求尽其心，应接之际，又因人心感发之机，而施仁义之训，触类而长，开物成化。所谓风雨霜露，无非君子之教者，要亦不可诬也。致思于医，亦能搜隐抉秘，倡期南方之绝学，婴痎⑦之家倚以为命。先生一布衣耳，其泽物有如此者，使其得位于朝，以行其道，则夫明效大验，又将何如哉？呜呼！先生已矣，其山崎渊澄之色，井洁石贞之操，与其不可传者，弗能即矣。徒因其遗行而诵言之，见闻不博，恶能得十一于千百之间哉！虽然，舍是又无足以求先生者，敢摭⑧状之概叙而为之铭曰：

濂洛有作，性学复明。考亭承之，集厥大成。化覃荆扬，以及闽粤。时雨方行，区萌毕达。世胤之正，实归金华。绵延四叶，益烨其葩。辟诸上尊，置彼逵路。随其志分，不爽其度。有美君子，欲振其奇。血气方刚，畴能侮予。七尺之驱，忍令颠越。壮龄已逾，亟更其

---

① 黄钟：乐器名。器大声宏，具有校正音律之效。

② 濂洛：北宋理学的两个学派。"濂"指濂溪周敦颐；"洛"指洛阳程颢、程颐。明·徐渭《送通府王公序》载："其他支裔不可胜数，濂洛所不敢轻，而关汾所不能窥也。"

③ 闿(kǎi 凯)廓：消除。闿，开。《汉书·匈奴传上》载："今欲与汉闿大关。"廓，清除。

④ 辉连景接：辉景：光彩，色泽。比喻光彩连续还断。

⑤ 芳猷：犹美德。明·宋濂《渊颖先生碑》载："信一代之伟人，足以播芳猷于弗朽者也。"

⑥ 委蛇：蜿蜒曲折的样子。《楚辞·屈原·离骚》云："驾八龙之婉婉兮，载云旗之委蛇。"

⑦ 痎：热病，泛指病。

⑧ 摭(zhí 执)：拾取，摘取。《法言·问明》云："摭我华而不食我实。"

辙。更之伊何？我笈有书。负而东游，以祛所疑。非刻非厉，曷图曷究。岂止惜阴，夜亦为昼。昔离其罿①，今廓其矇。始知人心，与宇宙同。出将用世，时有不利。孚惠家邦，庶亨厥志。勤我祠事，以帅其宗。况有诗书，以陶以硥②。以畅其施，期寿夫物。苟躬可捐，我岂遑恤③。仁义之言，绳绳勿休。昭朗道真，释除欲仇。上帝有赫，日注吾目。天人之交，间不容粟。听者耸然，如闻巨镛④。有声铿鍧⑤，无耳不聪。旁溢于医，亦绍绝躅。开阐玄微，功利尤博。敛其豪英，变为毅弘。所以百为，度越于人。呫呫世儒，出入口耳。竞藻斗华，枘门殊轨。以经为戏，此孰甚焉。不有躬行，其失曷镵。世涂方冥，正资扬燎。梦梦者天，使埋其耀。精神上征，定为长庚。与造化游，白光焞焞。表德幽墟，遵古之义。金曰允哉，是词无愧。

【点评】宋濂（1310—1381），初名寿，字景濂，号潜溪，别号龙门子、玄真遁叟等，祖籍金华潜溪（今浙江义乌），后迁居金华浦江（今浙江浦江），元末明初著名政治家、文学家、史学家、思想家，被明太祖朱元璋誉为"开国文臣之首"，学者称其为太史公、宋龙门。朱丹溪与宋濂交谊颇深，常互相讨论质疑各种问题，"先生不以濂为不肖，以忘年交，遇之必报言而无所隐，故知先生之深者，无踰于濂也"。丹溪离世，"濂闻之，中心尤摧，咽不自胜"，受其子玉汝、从子嗣汜等请，书此石表辞以表心意。

本石表辞详细叙述了朱丹溪的籍贯、世家、师承、亲朋，以

---

① 罿（chōng 充）：一种捕鸟的网，鸟入网后，能自动将鸟罩住。《诗·王风·兔爰》载："雉离于罿。"

② 硥（lóng 龙）：古同"砻"。磨。《荀子·性恶》载："钝金必将待砻厉然后利。"

③ 遑（huáng 黄）恤：惊恐。遑通"惶"，恐惧。恤，惊恐貌。枚乘《七发》云："徒观水力之所到，则恤然足以骇矣。"

④ 镛（yōng 佣）：大钟，古代的一种乐器。

⑤ 铿鍧（kēng hōng 坑轰）：形容声音洪亮或出语有力。《文选·班固〈东都赋〉》云："钟鼓铿鍧，管弦烨煜。"李周翰注："铿鍧，声也。"

及其在儒学、医学上的成就，尤其是对朱丹溪高尚的品德、行医过程中自觉践行医德之仁的品性进行了高度赞赏。"理欲之关，诚伪之限，严辨确守，不以一毫苟且自恕"，表明丹溪对自己严格要求，所以"长老咸器之""窭人求药，无不与，不求其偿，其困厄无告者，不待其招，注药往起之，虽百里之远弗惮也"，体现了其对病人的仁心厚德。

此《故丹溪先生朱公石表辞》与下戴良的《丹溪翁传》共为研究朱丹溪生平事迹的珍贵文献。

丹溪翁传

戴九灵良撰

丹溪翁者，婺之义乌人也，姓朱氏，讳震亨，字彦修，学者尊之曰丹溪翁。翁自幼好学，日记千言。稍长，从乡先生治经，为举子业。后闻许文懿公得朱子四传之学，讲道八华山，复往拜焉。益闻道德性命之说①，宏深粹密，遂为专门。一日，文懿谓曰：吾卧病久，非精于医者，不能以起之。子聪明异常人，其肯游艺于医乎？翁以母病脾，于医亦粗习，及闻文懿之言，即慨然曰：士苟精一艺，以推及物之仁，虽不仕于时，犹仕也。乃悉焚弃向所习举子业，一于医致力焉。时方盛行陈师文、裴宗元所定大观二百九十七方，翁穷昼夜是习，既而悟曰：操古方以治今病，其势不能以尽合。苟将起度量、立规矩、称权衡，必也《素》《难》诸经乎。然吾乡诸医，鲜克知之者。遂治装出游，求他师而叩之。乃渡浙河，走吴中，出宛陵，抵南徐，达建业，皆无所遇。及还武林，忽有以其郡罗氏告者。罗名知悌，字

---

① 道德性命之说：指程朱的"性理之学"，本于程颐"性即理也"一句。

子敬，世称太无先生，宋理宗朝寺人，学精于医，得金刘完素之再传，而旁通张从正、李杲二家之说。然性褊①甚，恃能厌事，难得意。翁往谒焉，凡数往返不与接。已而求见愈笃，罗乃进之，曰：子非朱彦修乎？时翁已有医名，罗故知之。翁既得见，遂北面②再拜以谒，受其所教。罗遇翁亦甚欢，即授以刘、张、李诸书，为之敷扬三家之旨，而一断于经，且曰：尽去而旧学，非是也。翁闻其言，涣焉无少凝滞于胸臆。居无何③，尽得其学以归。乡之诸医泥陈、裴之学者，闻翁言，即大惊而笑且排，独文懿喜曰：吾疾其遂瘳矣乎！文懿得末疾，医不能疗者余十年，翁以其法治之，良验。于是，诸医之笑且排者，始皆心服口誉。数年之间，声闻顿著。翁不自满足，益以三家之说推广之。谓刘、张之学，其论脏腑气化有六，而于湿、热、相火三气致病为最多，遂以推陈致新泻火之法疗之，此固高出前代矣。然有阴虚火动，或阴阳两虚，湿热自盛者，又当消息而用之。谓李之论饮食劳倦，内伤脾胃，则胃脘之阳不能以升举，并及心肺之气，陷入中焦，而用补中益气之剂治之，此亦前人之所无也。然天不足于西北，地不满于东南。天，阳也；地，阴也。西北之人，阳气易于降；东南之人，阴火易于升。苟不知此，而徒守其法，则气之降者固可愈，而于其升者亦从而用之，吾恐反增其病矣。乃以三家之论，去其短而用其长，又复参之以太极之理，《易》《礼记》《通书》《正蒙》诸书之义，贯穿《内经》之言，以寻其指归。而谓《内经》之言火，盖与太极动而生阳，五性感动之说有合；其言阴道虚，则又与《礼记》之养阴意同。因作相火及阳有余阴不足二论，以发挥之。其论相火有曰阳动而变，阴静而合，而生水火木金土。然火有二焉，曰君火，曰相火。君火者，人火也；相火者，天火也。火内阴而外阳，主乎动者

---

① 褊（biǎn 扁）：狭小，狭隘。《三国志·吕布传》载："然卓性刚而褊。"

② 北面：谓拜人为师；行弟子敬师之礼。《汉书·于定国传》载："定国乃迎师学《春秋》，身执经，北面备弟子礼。"

③ 无何：不多时；不久。《史记·越王勾践世家》载："居无何，则致赀累巨万。"

也，故凡动皆属火。以名而言，形质相生，配于五行，故谓之君；以位而言，生于虚无，守位禀命，故谓之相。天生物恒于动，人有此生，亦恒于动。然其所以恒于动者，皆相火助之也。见于天者，出于龙雷则木之气，出于海则水之气也，具于人者寄于肝肾二部，肝属木而肾属水也。胆者肝之府，膀胱者肾之府，心胞络者肾之配，三焦以焦言，而下焦司肝肾之分，皆阴而下也。天非此火不能生，人非此火不能以有生。天之火虽出于木，而皆本乎地。故雷非伏、龙非蛰、海非附于地，则不能鸣、不能飞、不能波也。鸣也，飞也，波也，动而为相火者也。肝肾之阴，悉具相火，人而同乎天也。或曰相火，天人所同，东垣何以指为元气之贼。又谓火与元气不两立，一胜则一负，然则如之何而可使之无胜负乎？曰：周子曰：神发知矣。五性感动而万事出，五者之性，为物所感，不能不动。谓之动者，即《内经》五火也。相火易动，五性厥阳之火又从而扇之，则妄动矣。火既妄动，则煎熬真阴，阴虚则病，阴绝则死。君火之气，《经》以暑与热言之，而相火之气，则以火言，盖表其暴悍酷烈，有甚于君火也，故曰相火元气之贼。周子曰：圣人定之以中正仁义而主静。朱子亦曰：必使道心常为之主，而人心每听命焉。此善处乎火者也。人心听命于道心，而又能主之以静，彼五火将寂然不动，而相火者，惟有扶助造化，而为生生不息之运用尔，夫何元气之贼哉！或曰：《内经》相火注，言少阴少阳矣，未尝言及厥阴太阳，而吾子言之何也？曰：足太阳少阴，东垣尝言之，治以炒柏，取其味辛，能泻水中之火。戴人亦言胆与三焦，肝与胞络，皆从火治，此历指龙雷之火也。余以天人之火皆生于地，如上文所云者，实广二公之意耳。或曰：《内经》言火者非一，往往于六气中见之，而言脏腑者未之有也。二公岂他有所据耶？曰：《经》以百病皆生于风寒暑湿燥火之动而为变者。岐伯历指病机一十九条，而属火者五，此非相火为病之出于脏腑者乎？考之《内经》，诸热瞀瘛，则属之火；诸狂躁越，则属之火；诸病胕肿，痛酸惊骇，则属之火。又《原病式》曰：诸风掉眩，属于肝火之动也；诸风膹郁病痿，属于肺火之升也；诸湿肿满，属于脾火之胜也；诸痛痒疮疡，属于心火之用也。是皆火之为病，出于脏腑者然也。噫！以陈无择之通达，犹以暖识论君火，日用之火论相火，是宜后人之聋瞽哉！其论阳有余阴不足，有曰：人受天地之气以生，天之阳气为气，地之阴气为血。然气常有余，而血常不足，何为其然也？天，大也，为阳，而运于地之外；地，居天之中为阴，而天之大气举之。日，实也，属阳，而运于月之外；月，缺也，属阴，而禀日之光以为明者也。则是地之阴已不胜夫天之阳，月之阴亦不敌于日之阳，天地日月尚然，而况于人乎？故人之生，男子十六岁而精通，女子十四岁而经行。是有形之后，犹有待于乳哺水谷之养，而后阴可与阳配成乎人，而为人之父母。古人必近三十、二十而后嫁娶者，可见阴气之难于成，而古人之善于保养也。钱仲阳于肾有补而无泻，其知此意者乎？又按《礼记》注曰：人惟五十，然后养阴者有以加。《内经》年至四十，阴气自半，而起居衰矣。男子六十四岁而精绝，女子四十九岁而经断。夫以阴气之成，止为三十年之运用，而竟已先亏，可不知所保养也。《经》曰：阳者，天也，主外；阴者，地也，主内。故阳道实阴道虚，斯言岂欺我哉！或曰：远取诸天地日月，近取诸男女之身，曰有余，曰不足，吾已知之矣。人在气交之中，今欲顺阴阳之理而为摄养之法，如之何则可？曰：主闭藏者肾也，司疏泄者肝也，二脏皆有相火，而其系上属于心。心，君火也，为物所感，则易于动，心动则相火翕然而随。圣贤教人收心养心，其旨深矣。天地以五行更迭衰旺而成四时，人之五脏六腑，亦应之而衰旺。四月属巳，五月属午，为火不旺。火为肺金之夫，火旺则金衰；六月属未，为土大旺，土为水之夫，土旺则水衰。况肾水尝藉肺金为母，以补助其不足。古人于夏月，必独宿而淡味，兢兢业业，保养金水二脏，正嫌火土之旺尔。《内经》又曰：冬藏精者，春不病温。十月属亥，十一月属子，正元气潜伏闭藏，以养其本然之真，而为来春升动发生之本。若于此时，不恣欲以自戕，至春升之际，根本壮实，气不轻浮，尚何病之可言哉！于是，翁之医益闻，四方以病来迎者，遂辐辏①于道，翁咸往赴之。其所治病凡几，病之状何如，施何良方，饮何药而愈，自前至今，验者何人，何县里、主名，得诸见闻，班班可纪。浦江郑义士病滞下，一夕忽昏扑，目上视，溲注而汗泻。翁诊之，脉大无伦，即告曰：此阴虚阳暴绝也，盖得之病后酒且内，然吾能愈之。急命治人参膏，而且促灸其气海。顷之手动，又顷而唇动。及参膏成，三饮之苏矣。其后服参膏尽数斤，病已。天台周进士病恶寒，虽暑亦必以绵蒙其首，服附子数百，增剧。翁诊之，脉滑而数，即告曰：此热甚而反寒也。乃以辛凉之剂，吐痰一升许，而蒙首之绵减半，仍用防风通圣饮之，愈。周固喜甚。翁曰：病愈后，须淡食以养胃，内观以养神，则水可生，火可降，否则附毒必发，殆不可救。彼不能然，后告疽发背死。浙省平章南征闽粤还，病反胃，医以为可治。翁诊其脉，告曰：公之病不可言也。即出，独告其左右曰：此病得之惊后而使内，火木之邪相挟，气伤液亡，肠胃枯损。食虽入而不化，食既不化，五脏皆无所禀，去此十日死。果如言。郑义士家一少年，秋初病热，口渴而妄语，两颧火赤，医作大热治。翁诊之，脉弱而迟，告曰：此作劳后病温，惟当服补剂自已。今六脉皆搏手，必凉药所致，竟以附子汤啜之，应手而瘥。浙东宪幕傅氏子，病妄语，时若有所见，其家妖②之。翁切其脉，告曰：此病痰也。然脉虚弦而沉数，盖得之当暑饮酸，又大惊。傅曰：然，尝夏因劳而甚渴，恣饮梅水一二升，又连得惊数次，遂病。翁以治痰补虚之剂处之，旬浃愈。里人陈时叔，病胀腹如斗，医用利药转加。翁诊之，脉数而涩，告曰：此得之嗜酒。嗜酒则血伤，血伤则脾土之阴亦伤，胃虽受谷，不能以转输，故阳升阴降而否矣。陈曰：某以嗜酒，前后溲见血者有年。翁用补血之剂投之验。权贵人以微疾来召，见翁至，坐中堂自如。翁诊其脉，不与言

① 辐辏：集中；聚集。《管子·任法》载："群臣修通辐凑以事其主，百姓辑睦听令道法以从其事。"

② 妖：迷信的人指异于常态而害人的东西。《左传·庄十四年》载："人弃常则妖兴。"

而出。使诘之，则曰：公病在死法中，不出三月，且入鬼录，顾犹有骄气耶！后果如期死。一老人病目无见，使来求治。翁诊其脉微甚，为制人参膏饮之，目明如常。时后数日，翁复至，忽见一医在庭炼礞石，问之，则已服之矣。翁愕然曰：此病得之气大虚，今不救其虚，而反用礞石，不出夜必死。至夜参半，气奄奄不相属而死。一男子病小便不通，医治以利药，益甚。翁诊之，右寸颇弦滑，曰：此积痰病也，积痰在肺。肺为上焦，而膀胱为下焦，上焦闭则下焦塞，譬如滴水之器，必上窍通而后下窍之水出焉。乃以法大吐之，吐已病如失。一妇人病不知，稍苏，即号叫数四而复昏。翁诊之，肝脉弦数而且滑，曰：此怒心所为，盖得之怒而强酒也。诘之，则不得于夫，每遇夜，引满自酌解其怀。翁治以流痰降火之剂，而加香附以散肝分之郁，立愈。一女子病不食，面北卧者且半载，医告术穷。翁诊之，肝脉弦出左口，曰：此思男子不得，气结于脾故耳。叩之，则许嫁，夫入广且五年。翁谓其父曰：是病惟怒可解。盖怒之气击而属木，故能冲其土之结，今第触之使怒耳。父以为不然。翁入而掌其面者三，责以不当有外思，女子号泣大怒，怒已进食。翁复潜谓其父曰：思气虽解，然必得喜，则庶不再结。乃诈以夫有书，旦夕且归，后三月，夫果归，而病不作。一妇人产后，有物不上如衣裙，医不能喻。翁曰：此子宫也，气血虚故随子而下。即与黄芪、当归之剂，而加升麻举之，仍用皮工之法①，以五倍子作汤洗濯，皱其皮。少选②，子宫上。翁慰之曰：三年后可再生儿，无忧也。如之。一贫妇，寡居病癫，翁见之恻然，乃曰：是疾世号难治者，不守禁忌耳。是妇贫而无厚味，寡而无欲，庶几可疗也。即自具药疗之，病愈。后复投四物汤数百，遂不发动。翁之为医，皆此类也。盖其遇病施治，不胶于古方，而所

---

① 皮工之法：皮工以五倍子浸水鞣制生皮，使其性柔如革。朱氏仿皮工以五倍子煎汤浸洗脱垂之子宫，令其收缩，乃取五倍子收敛之功。

② 少选：一会儿；不多久。《吕氏春秋·音初》载："覆以玉筐，少选，发而视之，燕遗二卵，北飞，遂不反。"高诱注："少选，须臾。"

疗皆中，然于诸家方论．则靡所不通。他人靳靳①守古，翁则操纵取
舍，而卒与古合。一时学者咸声随影附，翁教之亹亹②忘疲。一日，
门人赵良仁问太极之旨，翁以阴阳造化之精微与医道相出入者论之，
且曰：吾于诸生中，未尝论至于此，今以吾子所问，故偶及之，是盖
以道相告，非徒以医言也。赵出，语人曰：翁之医，其始橐籥③于此
乎！罗成之自金陵来见，自以为精仲景学。翁曰：仲景之书，收拾于
残篇断简之余，然其间或文有不备，或意有未尽，或编次之脱落，或
义例之乖舛，吾每观之，不能以无疑，因略摘疑义数条以示。罗尚未
悟。乃遇治一疾，翁以阴虚发热而用益阴补血之剂疗之，不三日而
愈。罗乃叹曰：以某之所见，未免作伤寒治。今翁治此，犹以芎归之
性辛温，而非阴虚者所宜服，又况汗下之误乎！翁春秋既高，乃徇张
翼等所请，而著《格致余论》《局方发挥》《伤寒辨疑》④《本草衍义补
遗》《外科精要新论》⑤诸书，学者多诵习而取则焉。翁简悫⑥贞良，刚
严介特⑦，执心以正，立身以诚，而孝友之行，实本乎天质。奉时祀
也，订其礼文而敬涖之；事母夫人也，时其节宣以忠养之。宁歉于
己，而必致丰于兄弟；宁薄于己子，而必施厚于兄弟之子。非其友不
友，非其道不道。好论古今得失，慨然有天下之忧。世之名公卿多折

---

① 靳靳：固执；坚持。宋严羽《答出继叔临安吴景仙书》载："李杜复生，不易吾言矣，
而吾叔靳靳疑之，况他人乎？"
② 亹(wěi 伟)亹：勤勉不倦貌。《汉书·张敞传》载："今陛下游意於太平，劳精于政
事，亹亹不舍昼夜。"
③ 橐籥(tuó yuè 驼月)：喻指本源。《隋书·经籍志一》载："其教有适，其用无穷，
实仁义之陶钧，诚道德之橐籥也。"
④ 《伤寒辨疑》：宋濂《故丹溪先生朱公石表辞》作《伤寒论辨》，证之《玉机微义》诸书，
当以宋濂所记为是。
⑤ 《外科精要新论》：宋濂《故丹溪先生朱公石表辞》作《外科精要发挥》，证之《玉机微
义》诸书，当以宋濂所记为是。
⑥ 悫(què 却)：诚实，谨慎。《说文》释："悫，谨也。"
⑦ 介特：孤高，不随流俗。《后汉书·马融传》载："察淫侈之华誉，顾介特之实功。"
李贤注："介特谓孤介特立也。"

节①下之，翁每直陈治道，无所顾忌。然但语及荣利事，则拂衣而起。与人交，一以三纲五纪为去就。尝曰：天下有道，则行有枝叶；天下无道，则辞有枝叶。夫行，本也；辞，从而生者也。苟见枝叶之辞，去本而末是务，辄怒溢颜面，若将浼②焉。翁之卓卓如是，则医又特一事而已。然翁讲学行事之大方③，已具吾友宋太史濂所为翁墓志，兹故不录，而窃录其医之可传者为翁传，庶使后之君子得以互考焉。

论曰：昔汉严君平，博学无不通，卖卜成都。人有邪恶非正之问，则依蓍龟④为陈其利害。与人子言，依于孝；与人弟言，依于顺；与人臣言，依于忠。史称其风声气节，足以激贪而厉俗。翁在婺，得学道之源委，而混迹于医。或以医来见者，未尝不以葆精毓神⑤开其心。至于一语一默，一出一处，凡有关于伦理者，尤谆谆训诲。使人奋迅感慨激厉之不暇。左丘明有云：仁人之言，其利博哉！信矣。若翁者，殆古所谓直谅多闻之益友⑥，又可以医师少之哉？

【点评】戴良（1317—1383），金华浦江人，字叔能，因居于金华九灵山下，故晚年号九灵山人。元末与同学宋濂、王祎、胡翰等并称婺州四先生，在当时的文坛上有着很高的声誉，也是元末未入明的浙东著名诗人，著有《九灵山房集》30卷行世。朱丹溪是戴良之兄士尧，其侄思恭、思温两代人的业师，且丹溪是许谦弟子，戴良是许谦弟子柳贯的弟子，可谓师出同门，只不过是两代人。戴良早年也有习医之好，他说："予早岁好读古书，而于

---

① 折节：屈己下人。《管子·霸言》载："折节事疆以避罪，小国之形也。"
② 浼：沾污；玷污。《说文》释："浼，污也。"
③ 大方：见识广博或有专长的人。《庄子·秋水》载："吾长见笑于大方之家。"
④ 蓍(shī 失)龟：蓍草与大龟，均为古人卜筮时所用，故用以指占卜。
⑤ 葆精毓神：指保养精神。葆，通"保"；毓，养育。
⑥ 直谅多闻之益友：语出《论语·季氏》："友直，友谅，友多闻，益矣。"谅，诚信。直谅，好朋友应具有正直信实的条件。

医家自《素问》《难经》《灵枢》《甲乙》之外，得汉张长沙《伤寒论》，爱其文奥意古，读之穷日夕不能休。"戴良曾学医于朱丹溪，对丹溪十分了解并敬佩。本《丹溪翁传》选自《九灵山房集》卷十，较为全面地记述了朱丹溪的生平事迹和医学理论。文中介绍了朱丹溪的学医经历，阐述了"阳常有余，阴常不足""相火易动"的学术观点，并通过实际病例介绍，阐明了丹溪临证辨证论治的特点及其高尚的医德医风。本传记对于全面了解朱丹溪起到很好的启示作用。

上杨楚玉类集心法。中间水肿、虚肿、痛风、肢节痛、麻木、妇人小便不通等证，文多重出，又取别论附于其间。虽能补其缺略，不免混淆难别，致丹溪主病之旨不明。王季璇因正论及附论中方未备载，又作附录。如梦遗椿树根丸、淋证六味地黄丸、妇人三补丸等，不录丹溪原方，却于他书取方名相同增入，药味与病悬隔。充恐用者不察反致有误，今以丹溪原论考订遗误，录于症首，次附戴元礼辨证，次录正方，以见正法不杂。其附论不去，题曰附录，用存编者之意也。复尽载附论中方，题曰附方，恐人妄去取也。庶几明白，又增入外科倒仓等法，以翼其未备，观者详焉。

成化庚子花朝日程充识

【点评】此论道出程充编撰《丹溪心法》之意。本次点评，乃以程充考证丹溪原论所述为原则，后人所集之附录部分则不加评述，以正丹溪之心法而广丹溪之学也。

方名索引